临床实用急危重症系列丛书

U0255140

急危重症临床护理

主　编　史铁英

副主编　卢建文　张春艳　齐香玉

编　者（按姓氏笔画排序）：

于　涛	王一晓	王大伟	王红微	王梓芳	卢丽君
刘　洋	刘　瑶	刘琳琳	吕怿南	齐丽娜	孙　莉
孙石春	朱旭芳	李　东	李　涛	李艳娇	宋春利
张　彤	张轶姝	张黎黎	胡　更	姜桐桐	赵　漫
高　冉	郝　雪	董　慧	蔡英杰	潘峻岩	

中国协和医科大学出版社

图书在版编目（CIP）数据

急危重症临床护理／史铁英主编．—北京：中国协和医科大学出版社，2018.1

（临床实用急危重症系列丛书）

ISBN 978 - 7 - 5679 - 0690 - 7

Ⅰ.①急…　Ⅱ.①史…　Ⅲ.①急性病 - 护理 ②险症 - 护理　Ⅳ.①R472.2

中国版本图书馆 CIP 数据核字（2017）第 241075 号

临床实用急危重症系列丛书

急危重症临床护理

主　　编：史铁英

策划编辑：吴桂梅

责任编辑：李　宜

出版发行：中国协和医科大学出版社

（北京东单三条九号　邮编 100730　电话 65260431）

网　　址：www.pumcp.com

经　　销：新华书店总店北京发行所

印　　刷：北京玺诚印务有限公司

开　　本：710×1000　1/16 开

印　　张：30

字　　数：470 千字

版　　次：2018 年 1 月第 1 版

印　　次：2018 年 1 月第 1 次印刷

定　　价：79.00 元

ISBN 978 - 7 - 5679 - 0690 - 7

前 言

急危重症患者的护理是护理工作的重点和难点。近年来急诊医学的飞速发展，急危重症疾病研究的不断深入，使急危重症护理工作成为当前临床护理工作中的一项艰巨而又重要的任务，急救应对能力已然成为衡量医护人员工作质量的重要指标。且现代急救理念的更新，各种新的急救治疗仪器、监测仪器的更新问世，新的救护技术和监测技术层出不穷，这些都对医务人员提出了更高的要求。临床护士不仅要有扎实的基本医学知识和护理理论，还需要丰富的护理实践经验并不断借鉴他人的宝贵经验，不断更新知识，指导自己的护理实践活动，为急危重症患者提供优质护理，提高救治成功率，降低死亡率和致残率，最大限度地减低疾病和损伤带来的痛苦，维护急危重症患者的身心舒适。

目前，急危重症护理已经成为高职高专护理专业教育中非常重要的专业课程。全面介绍急诊领域的知识和管理要求，以及循证医学研究的最新成果，具有很强的临床指导意义。本书内容遵循"生命第一，时效为先"的急救理念，介绍了急危重症护理的基本理论、基本知识，更注重救护技能的培养，关注现代急危重症护理发展的前沿知识，做到急救理论与救护技能相并行，使读者能够熟悉和掌握各种急救知识和技能、急救原则和思维过程，培养急救意识与应变能力，做到以人为本，充分体现了现代医疗教学全新的观点和思想，使其更适应临床需要，趋向实用。

本书主要内容包括急危重症护理概述、院前急救、院内急救、重症监护、创伤、休克、急性中毒、意外伤害患者的护理，以及内科、外科、妇产

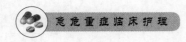

科、儿科急危重症护理，将各专科急危重症护理中的重点和实际工作经验进行了总结、归纳，突出与之相应的护理措施，使读者可直接借鉴运用于自己的工作中。

本书适合临床各急危重症护理人员使用，也是急诊室、ICU 等护士的案头必备参考书。同时也可供护理进修人员、护理专业学生学习提高和阅读参考。

由于编者水平有限，书中难免存在疏漏或未尽之处，恳请广大读者批评指正。

编　者
2017 年 10 月

目　录

第一章　急危重症护理概述 …………………………………… 1

　第一节　急危重症护理的概念和范畴 ……………………… 1

　第二节　急危重症护理的原则和内容 ……………………… 3

　第三节　急危重症护理人员应具备的基本素质 …………… 6

第二章　院前急救 ……………………………………………… 9

　第一节　概述 ………………………………………………… 9

　第二节　院前急救现场评估 ……………………………… 14

　第三节　院前急救护理 …………………………………… 15

　第四节　现场紧急抢救技术 ……………………………… 17

第三章　院内急救 …………………………………………… 27

　第一节　急诊科的设置与布局 …………………………… 27

　第二节　急诊科的任务与护理工作特点 ………………… 29

　第三节　急诊护理工作流程 ……………………………… 31

　第四节　急诊科主要制度 ………………………………… 36

第四章　重症监护 …………………………………………… 42

　第一节　ICU 的设置与管理 ……………………………… 42

　第二节　ICU 规章制度 …………………………………… 49

　第三节　监护内容与监护分级 …………………………… 61

第五章　创伤 ·· 64

第一节　概述 ·· 64

第二节　多发伤、复合伤 ································ 73

第六章　休克 ·· 84

第一节　概述 ·· 84

第二节　休克的急救与护理 ························ 90

第七章　急性中毒 ·· 96

第一节　概述 ·· 96

第二节　急性一氧化碳中毒的救护 ·········· 104

第三节　有机磷杀虫药中毒的救护 ·········· 107

第四节　急性酒精中毒的救护 ·················· 112

第五节　急性镇静催眠药物中毒的救护 ····· 114

第八章　意外伤害患者的护理 ·················· 118

第一节　中暑 ·· 118

第二节　淹溺 ·· 122

第三节　电击伤 ·· 126

第九章　内科急危重症护理 ······················ 130

第一节　呼吸系统急危重症 ······················ 130

第二节　消化系统急危重症 ······················ 148

第三节　泌尿系统急危重症 ······················ 166

第四节　内分泌系统急危重症 ·················· 172

第五节　神经系统急危重症 ······················ 189

第六节　循环系统急危重症 ······················ 207

　　第七节　血液系统急危重症 ………………………………… 227

第十章　外科急危重症护理 ………………………………… 236

　　第一节　神经外科急危重症 ………………………………… 236

　　第二节　胸部外科急危重症 ………………………………… 251

　　第三节　腹部外科急危重症 ………………………………… 269

　　第四节　泌尿外科急危重症 ………………………………… 279

第十一章　妇产科急危重症护理 …………………………… 292

　　第一节　妇科急腹症 ………………………………………… 292

　　第二节　女性生殖系统急性炎症 …………………………… 309

　　第三节　妊娠急危重症 ……………………………………… 316

　　第四节　妊娠期急危重并发症 ……………………………… 329

　　第五节　分娩期急危重并发症 ……………………………… 341

　　第六节　异常产褥急危重症 ………………………………… 353

　　第七节　功能失调性子宫出血 ……………………………… 359

　　第八节　计划生育急症 ……………………………………… 363

第十二章　儿科急危重症护理 ……………………………… 368

　　第一节　呼吸系统急危重症 ………………………………… 368

　　第二节　消化系统急危重症 ………………………………… 381

　　第三节　泌尿系统急危重症 ………………………………… 385

　　第四节　神经系统急危重症 ………………………………… 390

　　第五节　心血管系统急危重症 ……………………………… 403

　　第六节　血液系统急危重症 ………………………………… 411

　　第七节　感染性急危重症 …………………………………… 419

　　第八节　其他急危重症 ……………………………………… 427

第十三章　常用救护技术 ···················· 435

第一节　人工气道技术 ···················· 435

第二节　动、静脉穿刺置管术 ···················· 450

第三节　创伤止血、包扎、固定、搬运 ···················· 456

第一章　急危重症护理概述

第一节　急危重症护理的概念和范畴

一、急危重症医学的概念和历史

急危重症医学的概念和历史	概念	急危重症医学是研究危及生命的急危重症状态的发生、发展规律及其诊治方法的临床学科，是医学进步的重要标志之一，其发展极大地提高了急危重症患者的抢救成功率。急危重症患者的特征是在发病过程中呈多系统序贯发生的功能异常，该学科注重疾病的病理、生理演变过程和治疗的整体性、连续性，应用先进的诊断、检测、监护和治疗设备与技术，对病情进行连续、动态的定性和定量观察，通过有效的干预措施，对患者进行积极的抢救治疗
	历史	急危重症医学是一门新兴的临床医学。20 世纪 60 年代，电子医疗仪器（如心电监护仪、除颤器、人工呼吸机、血液透析机等）开发并迅速应用于临床，重症监护病房 (ICU) 的建立以及美国急诊医学会和危重病医学会的成立，促进了世界急危重症医学的发展。 我国 20 世纪 80 年代成立了急危重症医学专业，1986 年成立了中华急诊医学专业委员会，2005 年成立中国危重症医学专业委员会。从此，急危重症医学在我国得到迅速发展

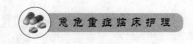

二、急危重症护理的范畴

急危重症护理是一门综合性的跨学科的护理学科，其任务、功能和职责等方面具有独立性、综合性与协作性。它的研究范畴比较广泛，主要包括：院前急救、院内急诊救护、急危重病救护、意外伤害急救、急性中毒处理、突发事件救护、急危重症护理教育和科研及人才培训等。

1. 院前急救

院前急救是指急危重症伤病员进入医院前的医疗救护，包括现场呼救、现场救护、转送和途中监护等环节，是急救医疗服务体系的首要环节。

2. 院内急诊科救护

院内急诊科救护是指医院急诊科（室）的医护人员接收经院前急救后、现场第一目击者、伤病员家属送来的或用其他方法到医院救治的各种急诊伤病员，对其进行抢救治疗和护理，并根据病情变化，对患者做出出院、留院观察、立即手术、收住专科病房或收住 ICU 的决定。是院前急救的延续，是急救医疗服务体系的第二个重要环节。

3. 急危重病室救护（intensive care unit, ICU）

急危重病室救护是指受过专门培训的医护人员，在备有先进监护设备和急救设备的复苏室、抢救室、急诊监护室（emergency intensive care unit, EICU），对收治的各类危重病伤病员，运用各种先进的医疗技术，现代化的监护和抢救设备，对其实施集中的加强治疗和护理，从而使伤病员度过危险期，是现代医疗水平的体现，是急救医疗服务体系的第三个重要环节。

4. 意外伤害急救

意外伤害发生时，如何对意外伤害（烧伤、中暑、淹溺等）进行现场急救和医院救护。

5. 急性中毒处理

研究和诊治各类急性中毒是急危重症护理的重要内容。毒物范围很广，包括工业毒物、农药、医用药物、家用杀虫剂等。在我国，城市急诊伤病员中 5% 是与急性中毒有关，在农村每年 10 万人以上死于农药中毒。由于每年世界上成千上万种各类新化学产品的不断出现，各国的工业化加强和环境污染的加重，中毒已成为危害人民健康的一个重要因素。

6．突发事件救护

突发事件救护是指当突发灾难（如地震、火灾等）时，对众多受灾的伤病员采取有效地救治及减灾免难的急救措施。

7．急危重症护理教育和科研及人才培训

建立有效的现代化急救呼救和通讯系统，配备各种救护伤病员的抢救设备和交通工具，通过多种教育形式，组织现有护理人员学习急救医学，有计划地组织急救医学讲座，规范化培训急救专业人员，加强急危重症护理的教学工作，开展急危重症护理科学研究及情报、信息交流工作，以提高其整体素质和急救水平等都是急危重症科学管理的内容。

第二节　急危重症护理的原则和内容

一、急危重症护理原则

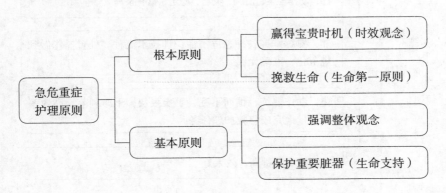

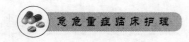
二、急危重症护理特点、方法与内容

1．及时有效救护

病情危重，危及生命，变化急骤，及时有效的救护往往是抢救成功的关键。

2．高效率、强预见性

需要动态监测，细致观察和采取针对性强的积极治疗措施，要求护理工作效率高，预见性强。

3．高素质护理队伍

工作紧张繁忙，责任重大，要有高度的责任心和良好的独立思维能力。因此，必须有一支热爱专业、掌握多学科急救知识与技能的高素质的护理队伍。

4．思维方法

急危重症护理的思维方法是分清轻、重、缓、急。准确判断患者是否存在危及生命的情况，并立即解除。优先处理患者目前最紧急、最严重的问题。处理好整体与局部的矛盾。

5．服从结论

实践上要服从循证医学和护理的结论，遵循必然、肯定的规律，运用确切、有把握的操作技术。

6．急救和护理技术娴熟

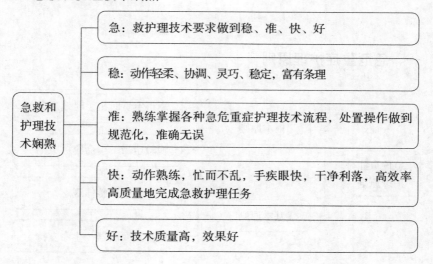

急救和护理技术娴熟

急：救护理技术要求做到稳、准、快、好

稳：动作轻柔、协调、灵巧、稳定，富有条理

准：熟练掌握各种急危重症护理技术流程，处置操作做到规范化，准确无误

快：动作熟练，忙而不乱，手疾眼快，干净利落，高效率高质量地完成急救护理任务

好：技术质量高，效果好

7. 各环节配合

全力抢救急危重患者的救护过程需要集中优势的诊疗、护理力量和精诚合作的团队精神，并争取院内有关部门的合作，保证各环节救护工作的衔接和开展。

8. 敏锐精细的观察技术和应急能力

敏锐的观察技术和应急能力是提高抢救成功率的基础。当患者病情不稳定时，护士有目的、有计划地主动对病情，尤其是转瞬即逝的变化进行周密监视，采取果断的护理、救治措施，赢得抢救和治疗时机，使患者转危为安。

9. 重视心理护理

急危重患者面对"死亡威胁"，常惊恐不安。抢救实施过程中，工作要忙而不乱，动作敏捷轻巧，增加患者的安全感。要给予他们最积极的鼓励，有利于提高抢救的成功率。要注意保护性医疗，不能用语言或非语言形式流露无法抢救的信息，尽量守护在患者床旁，减轻或消除患者的心理压力。

10. 掌握与患者沟通的技巧

对病势严重、极度衰弱或使用呼吸机治疗等情况而不能言语或暂时失去语言能力的患者，应善于从其面部表情、体态、眼神、手势等形体语言中理解其情感活动与需要，以便及时实施正确护理，减轻患者痛苦，帮助其度过生命的危机阶段，增强其战胜疾病的信心。

11. 掌握与患者家属沟通的技巧

要重视患者家属的需要和作用，逐次将患者病情、预后以及需要配合的问题等说明，争取其合作，以利于患者康复。同时向患者家属介绍寻求社会救助的渠道和信息。

12. 加强基础护理

急危重患者生活不能自理，对环境的适应能力差，因此要做好口腔、眼睛和皮肤的护理，采取舒适体位，排痰吸痰，保持气道通畅，促进排泄等。保持室内温度湿度适宜，空气新鲜，环境清洁安静。

13. 严格执行规程和制度

急危重患者病情复杂、抵抗力低、易交叉感染，要严格执行无菌技术操作规程和消毒隔离制度。

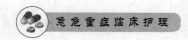

14. 做好病情详细记录

记录要客观、及时、真实、字迹工整、无遗漏、不带主观性，做什么记什么。

记录重点

- 意识状态、瞳孔直径、对光反射、四肢反射、肢体活动状况等

- 血压、心率、心律、中心静脉压、肺毛细血管楔压；周围循环情况、皮肤色泽、温度和湿度

- 呼吸型态、呼吸频率、脉搏血氧饱和度、吸氧条件、氧合情况，血液气体分析结果、呼吸机参数

- 出入液量，尿量、颜色、比重

- 血、尿、便三大常规，肝肾功能、心肌酶、肌钙蛋白、血糖、电解质等重要检验的结果

- 各项抢救操作及患者反应，各项治疗措施及效果。

- 各种引流管是否通畅，引流液的量、性状和颜色，注意单位时间内量的变化

- 现有静脉通道，输血、输液种类，滴入、泵入速度，以及反应等

- 体温、药物过敏史、护理操作等

第三节　急危重症护理人员应具备的基本素质

一、高度的责任心和同情心

急危重症护理工作的特征决定了从事急危重症护理工作者应具备高尚的

医疗道德、高度的责任心和同情心，工作中的任何疏忽，都可能带来生命的代价。对患者要有深切的同情心、社会责任感和救死扶伤的人道主义精神，树立时间就是生命的观念，具有急救意识和应变能力。

二、渊博的知识和精湛的救护技能

急危重症护理工作涉及内、外、妇、儿等临床各科，且病情变化复杂迅速，因此急危重症护理人员必须具有扎实的医学基础理论和专业理论知识，识记与急危重症护理相关的知识；具有敏锐的观察力和准确的判断力；具有较强的分析能力和解决问题的能力；具有丰富的临床经验与精湛娴熟的急救技能操作，能熟练地对伤病员进行救护，从而保证抢救工作的顺利进行。

三、良好的身体素质和心理素质

急危重症护理工作的紧急性和突发性，要求急危重症护理工作者必须注意锻炼身体，做到身心健康，才能胜任长途跋涉和颠簸、伤员搬运等急救工作的需要。同时应保持良好的精神、心理状态和稳定的情绪，掌握人际交流、沟通的技巧，与患者和家属建立协调的合作关系。特别是面对突发事件的大批危重伤病员的急救，更要具有处变不惊、有条不紊、忙而不乱的应急能力。

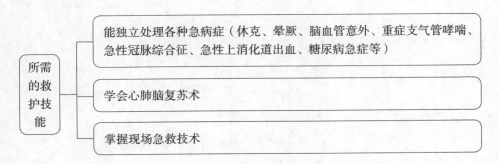

所需的救护技能
- 能独立处理各种急病症（休克、晕厥、脑血管意外、重症支气管哮喘、急性冠脉综合征、急性上消化道出血、糖尿病急症等）
- 学会心肺脑复苏术
- 掌握现场急救技术

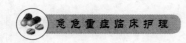

所需的救护技能

熟练使用输液泵，呼吸器，多种生理监护仪，血糖仪及分析血气报告等

能开展气道开放技术、电除颤、深静脉置管、动脉穿刺、洗胃术等

知道急危重症伤病员心理护理要点及沟通技巧

掌握突发事件的急救及应急预案

第二章　院前急救

第一节　概　　述

院前急救是急诊医学最初和最重要的一环，是后面一切工作的前提。其目的在于在急危重症发病初期给予及时有效的现场抢救，维持患者生命，阻止或减轻患者继续遭受疾病或伤害，减低其痛苦，并快速安全地护送到医院做进一步的救治，为院内急救赢得时间、创造条件，降低急危重症患者的病死率和致残率。

一、院前急救的任务

提供有组织、快速、高效的救护行动，抢救生命、减轻伤员痛苦、避免加重伤情和减少并发症，正确迅速地把伤病员转送到医院。

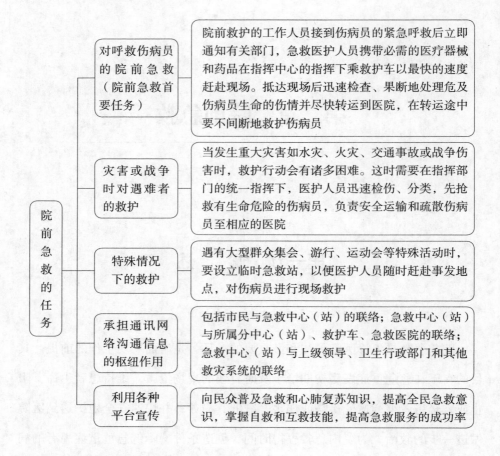

	对呼救伤病员的院前急救（院前急救首要任务）	院前救护的工作人员接到伤病员的紧急呼救后立即通知有关部门，急救医护人员携带必需的医疗器械和药品在指挥中心的指挥下乘救护车以最快的速度赶赴现场。抵达现场后迅速检查、果断地处理危及伤病员生命的伤情并尽快转运到医院，在转运途中要不间断地救护伤病员
院前急救的任务	灾害或战争时对遇难者的救护	当发生重大灾害如水灾、火灾、交通事故或战争伤害时，救护行动会有诸多困难。这时需要在指挥部门的统一指挥下，医护人员迅速检伤、分类，先抢救有生命危险的伤病员，负责安全运输和疏散伤病员至相应的医院
	特殊情况下的救护	遇有大型群众集会、游行、运动会等特殊活动时，要设立临时急救站，以便医护人员随时赶赴事发地点，对伤病员进行现场救护
	承担通讯网络沟通信息的枢纽作用	包括市民与急救中心（站）的联络；急救中心（站）与所属分中心（站）、救护车、急救医院的联络；急救中心（站）与上级领导、卫生行政部门和其他救灾系统的联络
	利用各种平台宣传	向民众普及急救和心肺复苏知识，提高全民急救意识，掌握自救和互救技能，提高急救服务的成功率

二、院前急救的特点

1. 社会性强、随机性强

院前急救活动涉及社会各个方面，使院前急救跨出了纯粹的医学领域，伤病员何时呼救，重大事故或灾害何时发生具有随机性。当成批伤病员出现时，有时会让医务工作者措手不及。

2. 时间紧急

不管是危重伤病员，还是急诊伤病员，均需紧急救治，树立"时间就是生命"的观念，做到一有"呼救"必须立即出动，一到现场立即抢救，抢救后根据病情立即运送或就地监护治疗。

3．流动性大

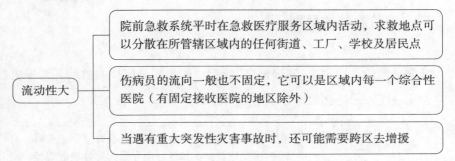

流动性大
- 院前急救系统平时在急救医疗服务区域内活动，求救地点可以分散在所管辖区域内的任何街道、工厂、学校及居民点
- 伤病员的流向一般也不固定，它可以是区域内每一个综合性医院（有固定接收医院的地区除外）
- 当遇有重大突发性灾害事故时，还可能需要跨区去增援

4．急救环境条件差

院前急救的环境较差，危险的现场险情未除可能会造成人员再伤亡，不能久留，马路街头围观的群众拥挤嘈杂，狭窄的地方难以操作，暗淡的光线不易分辨，运送的途中车辆颠簸、震动和马达声常使听诊难以进行，触诊和问诊也受影响。

5．病种多样且病情复杂

院前急救的伤病员涉及临床各科，常是未经筛选的急症和危重症伤病员，需在短时间内进行初步诊断和紧急处理。

6．对症治疗为主

院前急救常在缺医少药、无齐备的抢救器械和药品下进行，无充足时间和良好的条件作鉴别诊断，确诊非常困难，只能对症治疗为主，机动灵活地在伤病员周围寻找代用品，就地取材，为伤病员赢得抢救时机。

7．体力劳动强度大

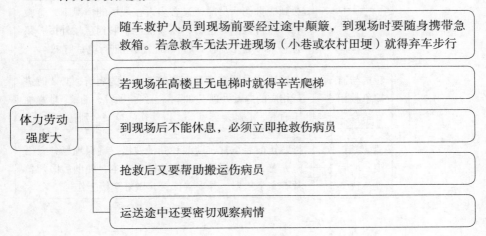

体力劳动强度大
- 随车救护人员到现场前要经过途中颠簸，到现场时要随身携带急救箱。若急救车无法开进现场（小巷或农村田埂）就得弃车步行
- 若现场在高楼且无电梯时就得辛苦爬梯
- 到现场后不能休息，必须立即抢救伤病员
- 抢救后又要帮助搬运伤病员
- 运送途中还要密切观察病情

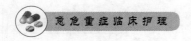

三、院前急救的原则

院前急救的总原则是经院外急救能存活的伤病员应优先救治。为了更好地完成这一任务，还必须遵守以下 6 条原则：

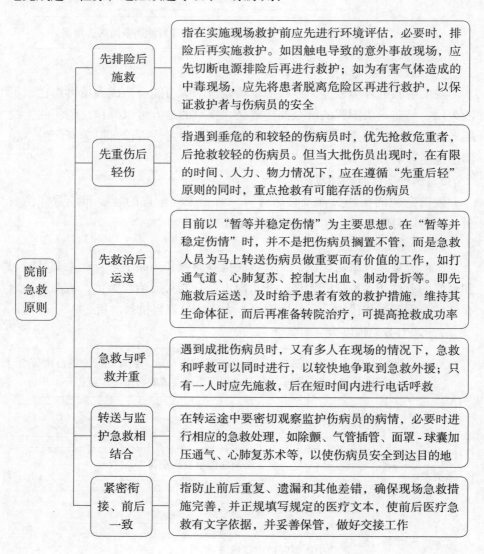

院前急救原则

先排险后施救
指在实施现场救护前应先进行环境评估，必要时，排险后再实施救护。如因触电导致的意外事故现场，应先切断电源排险后再进行救护；如为有害气体造成的中毒现场，应先将患者脱离危险区再进行救护，以保证救护者与伤病员的安全

先重伤后轻伤
指遇到垂危的和较轻的伤病员时，优先抢救危重者，后抢救较轻的伤病员。但当大批伤员出现时，在有限的时间、人力、物力情况下，应在遵循"先重后轻"原则的同时，重点抢救有可能存活的伤病员

先救治后运送
目前以"暂等并稳定伤情"为主要思想。在"暂等并稳定伤情"时，并不是把伤病员搁置不管，而是急救人员为马上转送伤病员做重要而有价值的工作，如打通气道、心肺复苏、控制大出血、制动骨折等。即先施救后运送，及时给予患者有效的救护措施，维持其生命体征，而后再准备转院治疗，可提高抢救成功率

急救与呼救并重
遇到成批伤病员时，又有多人在现场的情况下，急救和呼救可以同时进行，以较快地争取到急救外援；只有一人时应先施救，后在短时间内进行电话呼救

转送与监护急救相结合
在转运途中要密切观察监护伤病员的病情，必要时进行相应的急救处理，如除颤、气管插管、面罩-球囊加压通气、心肺复苏术等，以使伤病员安全到达目的地

紧密衔接、前后一致
指防止前后重复、遗漏和其他差错，确保现场急救措施完善，并正规填写规定的医疗文本，使前后医疗急救有文字依据，并妥善保管，做好交接工作

四、伤情分类

根据病史或伤情，将伤病员分为四类：

Ⅰ类 （第一优先处理）	初检发现有危及生命的病情（生命体征不稳定，窒息、昏迷、休克、淹溺、触电、大面积烧伤等），经急救处理后能存活
Ⅱ类 （次优先处理）	病情虽严重（两处以上肢体骨折、肢体离断、大出血、骨盆骨折、肢体严重挤压伤），但经适当紧急救治，伤情能稳定
Ⅲ类 （延期处理）	非重症轻伤病员（能行走，或仅有一处骨折或软组织挫伤）
Ⅳ类 （濒死处理）	死亡（呼吸、心跳停止，各种反射消失，瞳孔散大固定者）

对应按照国际统一的标准对伤病员进行检伤分类，分别用红、黄、绿、黑4种不同颜色标识。分类时应依"先危后重再轻"的原则进行，分类应快速、准确、无误。对轻症或重症伤病员在不影响急救处理的情况下，将其放置成最安全舒适的体位：平卧位头偏向一侧或屈膝侧卧位。这种体位可以使伤病员最大程度地放松，且可以保持呼吸道通畅，防止发生误吸。疑有颈椎或脊柱、骨盆骨折者则宜平卧于硬担架床上。

现场有10人以上伤病员应配发识别卡（挂在伤病员左胸的衣服上）：

红色卡（优先处理）	危重伤（最危急）
黄色卡（次优先处理）	重伤（紧急）
绿色卡（第三优先处理）	轻伤（不太紧急）
黑色卡	死亡

卡片上项目包括：伤病员姓名或编号、初步诊断。使参加抢救的医护人员按分类识别卡进行相应的处理。

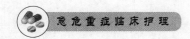

第二节　院前急救现场评估

一、现场评估

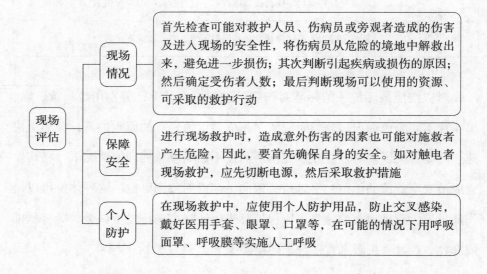

现场评估

现场情况｜首先检查可能对救护人员、伤病员或旁观者造成的伤害及进入现场的安全性，将伤病员从危险的境地中解救出来，避免进一步损伤；其次判断引起疾病或损伤的原因；然后确定受伤者人数；最后判断现场可以使用的资源、可采取的救护行动

保障安全｜进行现场救护时，造成意外伤害的因素也可能对施救者产生危险，因此，要首先确保自身的安全。如对触电者现场救护，应先切断电源，然后采取救护措施

个人防护｜在现场救护中，应使用个人防护用品，防止交叉感染，戴好医用手套、眼罩、口罩等，在可能的情况下用呼吸面罩、呼吸膜等实施人工呼吸

二、病情判断

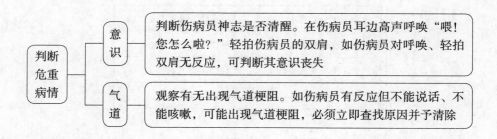

判断危重病情

意识｜判断伤病员神志是否清醒。在伤病员耳边高声呼唤"喂！您怎么啦？"轻拍伤病员的双肩，如伤病员对呼唤、轻拍双肩无反应，可判断其意识丧失

气道｜观察有无出现气道梗阻。如伤病员有反应但不能说话、不能咳嗽，可能出现气道梗阻，必须立即查找原因并予清除

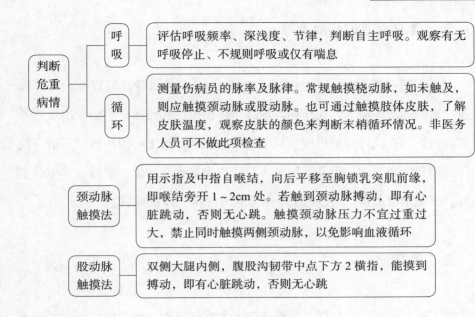

判断危重病情
- 呼吸：评估呼吸频率、深浅度、节律，判断自主呼吸。观察有无呼吸停止、不规则呼吸或仅有喘息
- 循环：测量伤病员的脉率及脉律。常规触摸桡动脉，如未触及，则应触摸颈动脉或股动脉。也可通过触摸肢体皮肤，了解皮肤温度，观察皮肤的颜色来判断末梢循环情况。非医务人员可不做此项检查

颈动脉触摸法：用示指及中指自喉结，向后平移至胸锁乳突肌前缘，即喉结旁开 1～2cm 处。若触到颈动脉搏动，即有心脏跳动，否则无心跳。触摸颈动脉压力不宜过重过大，禁止同时触摸两侧颈动脉，以免影响血液循环

股动脉触摸法：双侧大腿内侧，腹股沟韧带中点下方 2 横指，能摸到搏动，即有心脏跳动，否则无心跳

第三节　院前急救护理

一、给予安全、舒适的体位

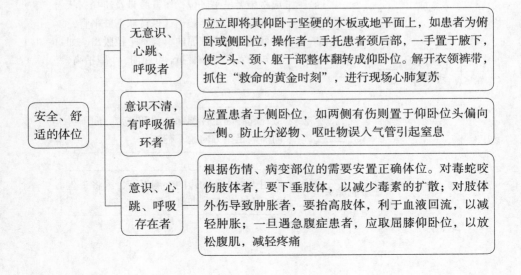

安全、舒适的体位
- 无意识、心跳、呼吸者：应立即将其仰卧于坚硬的木板或地平面上，如患者为俯卧或侧卧位，操作者一手托患者颈后部，一手置于腋下，使之头、颈、躯干部整体翻转成仰卧位。解开衣领裤带，抓住"救命的黄金时刻"，进行现场心肺复苏
- 意识不清，有呼吸循环者：应置患者于侧卧位，如两侧有伤则置于仰卧位头偏向一侧。防止分泌物、呕吐物误入气管引起窒息
- 意识、心跳、呼吸存在者：根据伤情、病变部位的需要安置正确体位。对毒蛇咬伤肢体者，要下垂肢体，以减少毒素的扩散；对肢体外伤导致肿胀者，要抬高肢体，利于血液回流，以减轻肿胀；一旦遇急腹症患者，应取屈膝仰卧位，以放松腹肌，减轻疼痛

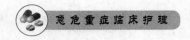

二、建立有效的静脉通路

对需要建立静脉通路的伤病员，有条件的均选用静脉留置针，可保障快速、通畅的液体输入，在伤病员烦躁、体位改变和转运中不易滑出血管外或刺破血管。在院外救护中医生只下达口头医嘱，护士必须执行"三清一核对"的用药原则，即：听清、问清、看清药物名称、浓度、剂量，并与医生核对，避免用错药物。用过的空安瓿瓶暂时保留，以便核对。

三、暴露

对于猝死、创伤、烧伤及骨折等患者的现场急救，要掌握松解或去除患者衣、裤、鞋和头盔的护理技巧。

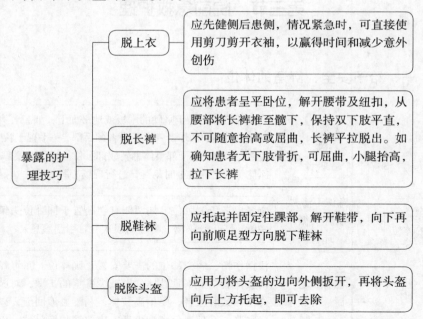

四、现场救护要点

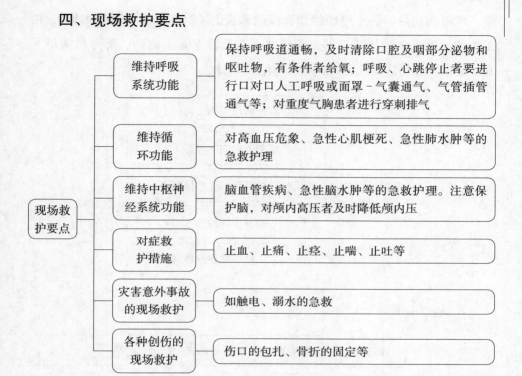

现场救护要点	维持呼吸系统功能	保持呼吸道通畅，及时清除口腔及咽部分泌物和呕吐物，有条件者给氧；呼吸、心跳停止者要进行口对口人工呼吸或面罩－气囊通气、气管插管通气等；对重度气胸患者进行穿刺排气
	维持循环功能	对高血压危象、急性心肌梗死、急性肺水肿等的急救护理
	维持中枢神经系统功能	脑血管疾病、急性脑水肿等的急救护理。注意保护脑，对颅内高压者及时降低颅内压
	对症救护措施	止血、止痛、止痉、止喘、止吐等
	灾害意外事故的现场救护	如触电、溺水的急救
	各种创伤的现场救护	伤口的包扎、骨折的固定等

第四节　现场紧急抢救技术

一、现场心肺复苏术（cardiopulmonary resuscitation, CPR）

心肺复苏（CPR）是针对呼吸停止、心脏停搏的患者所采取的抢救措施，即用心脏按压或其他方法形成暂时的人工循环并恢复心脏自主搏动和血液循环；用人工呼吸恢复自主呼吸，达到复苏和挽救生命的目的。心肺复苏是一个连续的、系统的急救技术，各时期应紧密结合，不间断进行。

1. 复苏体位

发现伤病员倒地后，判断其意识丧失、心跳骤停、呼吸停止或喘息样呼吸，应将伤病员仰卧于坚硬的地面或硬床板上（卧软床者背部垫木板），摆正体位，使头、颈、躯干平直无扭曲，双手置于躯干两侧。解开伤病员上衣、腰带。如伤病员俯卧时，则采用俯卧翻身法。

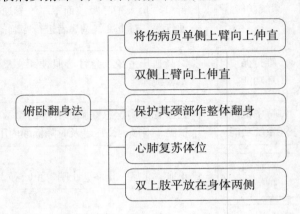

俯卧翻身法
- 将伤病员单侧上臂向上伸直
- 双侧上臂向上伸直
- 保护其颈部作整体翻身
- 心肺复苏体位
- 双上肢平放在身体两侧

2. 胸外心脏按压

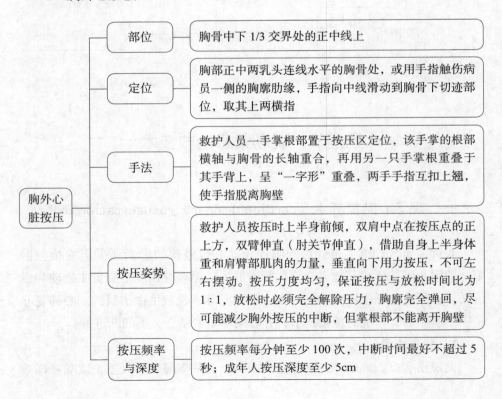

胸外心脏按压

部位	胸骨中下 1/3 交界处的正中线上
定位	胸部正中两乳头连线水平的胸骨处，或用手指触伤病员一侧的胸廓肋缘，手指向中线滑动到胸骨下切迹部位，取其上两横指
手法	救护人员一手掌根部置于按压区定位，该手掌的根部横轴与胸骨的长轴重合，再用另一只手掌根重叠于其手背上，呈"一字形"重叠，两手手指互扣上翘，使手指脱离胸壁
按压姿势	救护人员按压时上半身前倾，双肩中点在按压点的正上方，双臂伸直（肘关节伸直），借助自身上半身体重和肩臂部肌肉的力量，垂直向下用力按压，不可左右摆动。按压力度均匀，保证按压与放松时间比为1：1，放松时必须完全解除压力，胸廓完全弹回，尽可能减少胸外按压的中断，但掌根部不能离开胸壁
按压频率与深度	按压频率每分钟至少 100 次，中断时间最好不超过 5 秒；成年人按压深度至少 5cm

3. 开放气道

用拇指压其下唇齿使口张开，认真查看口腔。口腔有内容物者应将其头偏一侧，戴上手套，一手拇指压其下排牙，另一手指伸入口腔迅速清除口鼻内的黏痰、污泥、土块、呕吐物等异物，以利于呼吸道通畅，再使伤病员头后仰将气道打开。

仰头举颏法（无颈椎外伤者）	用一手的小鱼际压伤病员的前额，另一手示指与中指并拢顶住伤病员下颏将下颌骨上提，使下颌角与耳垂的连线和地平面垂直
双手托颌法（疑有脊柱损伤者）	双手放置在伤病员头部的两侧并握紧其两侧下颌角，边牵引边用力举起下颌。紧闭双唇者，可用拇指把口唇分开

4. 人工呼吸

人工呼吸	救护人员一手的小鱼际压伤病员前额使其头后仰，并以拇指和示指捏紧鼻翼，防止气体从鼻孔逸出
	另一手托起下颌，通常呼吸下，用双唇包严伤病员口唇周围，缓慢持续将气体吹入（吹气时间约1秒）至胸廓升起，每次吹气量500～600ml（伤病员胸廓抬起），用眼余光观察伤病员胸部是否起伏，以确定吹气是否有效
	吹气完毕，抢救人员头转一侧再吸新鲜空气，并立即松开捏鼻的拇指和示指，让伤病员胸廓自行回缩将气排出，如此重复吹气2次，人工呼吸频率10～12次/分

5. 胸外心脏按压与人工呼吸的比率

胸外心脏按压与人工呼吸的比率	现场施救以每分钟至少100次的频率胸外心脏按压30次后，再以每分钟10～12次的频率进行口对口（口对鼻，或口对口鼻）人工呼吸2次，胸外心脏按压中断时间应在10秒之内
	2分钟不间断地完成5个周期后，重新评估伤病员的呼吸、循环征象（10秒内完成）
	仍无呼吸、无脉搏，继续以30：2的比例实施心肺复苏

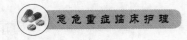

二、现场止血

1. 现场止血的分类

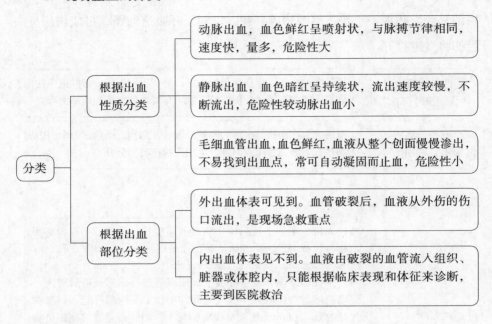

分类
- 根据出血性质分类
  - 动脉出血，血色鲜红呈喷射状，与脉搏节律相同，速度快，量多，危险性大
  - 静脉出血，血色暗红呈持续状，流出速度较慢，不断流出，危险性较动脉出血小
  - 毛细血管出血，血色鲜红，血液从整个创面慢慢渗出，不易找到出血点，常可自动凝固而止血，危险性小
- 根据出血部位分类
  - 外出血体表可见到。血管破裂后，血液从外伤的伤口流出，是现场急救重点
  - 内出血体表见不到。血液由破裂的血管流入组织、脏器或体腔内，只能根据临床表现和体征来诊断，主要到医院救治

2. 失血的表现

失血的表现
- 血液是维持生命的重要物质，成年人血容量占体重的 7%～8%，即 4000～5000ml。一个成年人失血量为总血量的 10%（400～500ml）时，可没有明显的症状
- 失血量为总血量的 20%（800～1000ml）时，会出现头晕，面色、口唇苍白，皮肤出冷汗，手脚冰冷、无力，呼吸急促，脉搏快而微弱、血压下降、少尿等症状
- 短期内出血量达总血量的 40%（1500～2000ml）时，会引起大脑供血不足，出现视物模糊、口渴、头晕、神志不清或焦躁不安，甚至出现危及生命的昏迷、休克、死亡

3.用物及止血方法

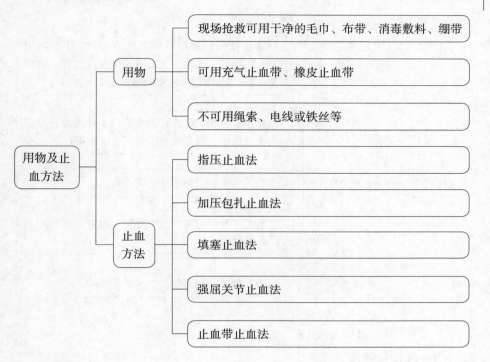

用物及止血方法
- 用物
  - 现场抢救可用干净的毛巾、布带、消毒敷料、绷带
  - 可用充气止血带、橡皮止血带
  - 不可用绳索、电线或铁丝等
- 止血方法
  - 指压止血法
  - 加压包扎止血法
  - 填塞止血法
  - 强屈关节止血法
  - 止血带止血法

三、现场包扎

包扎在外伤救护中应用最广，使用的器材最简便。

1.包扎目的

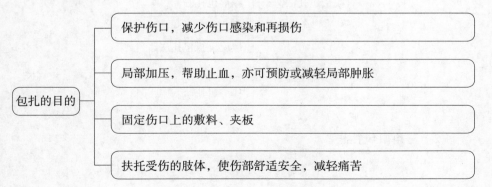

包扎的目的
- 保护伤口，减少伤口感染和再损伤
- 局部加压，帮助止血，亦可预防或减轻局部肿胀
- 固定伤口上的敷料、夹板
- 扶托受伤的肢体，使伤部舒适安全，减轻痛苦

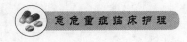
2．包扎用物

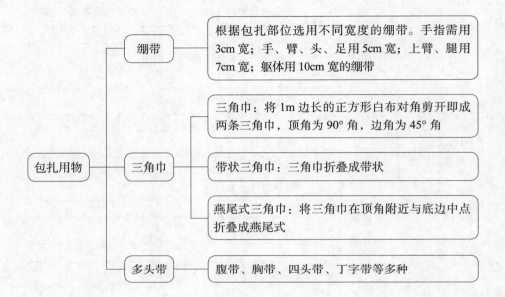

包扎用物 ┬ 绷带 ── 根据包扎部位选用不同宽度的绷带。手指需用 3cm 宽；手、臂、头、足用 5cm 宽；上臂、腿用 7cm 宽；躯体用 10cm 宽的绷带

├ 三角巾 ┬ 三角巾：将 1m 边长的正方形白布对角剪开即成两条三角巾，顶角为 90° 角，边角为 45° 角

│   ├ 带状三角巾：三角巾折叠成带状

│   └ 燕尾式三角巾：将三角巾在顶角附近与底边中点折叠成燕尾式

└ 多头带 ── 腹带、胸带、四头带、丁字带等多种

3．现场包扎方法

（1）绷带包扎法

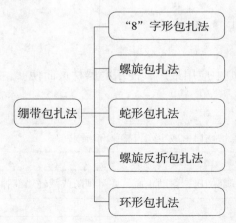

绷带包扎法 ┬ "8" 字形包扎法
├ 螺旋包扎法
├ 蛇形包扎法
├ 螺旋反折包扎法
└ 环形包扎法

（2）三角巾包扎法

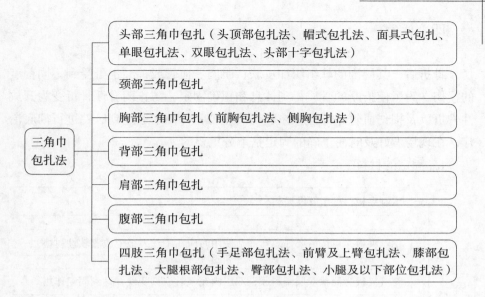

（3）三角巾悬臂带

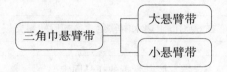

（4）多头带包扎法

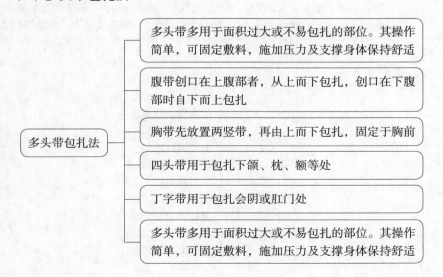

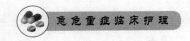

四、固定

骨折后，其周围的软组织如皮肤、肌肉、血管或神经也可受到不同程度的损伤，为了使折断的骨质得到休息和正确固定，防止闭合性骨折变为开放性骨折以及损伤血管、神经，减轻伤员痛苦，并便于运送到医院进行彻底治疗，在现场做好及时而正确的固定是十分重要的。

1. 固定的材料

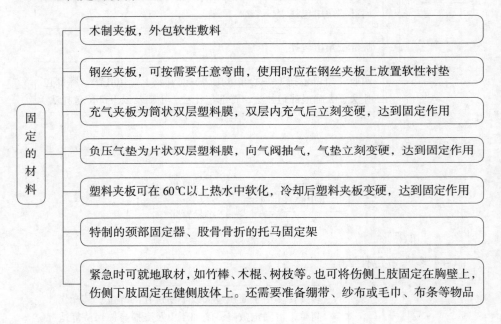

固定的材料
- 木制夹板，外包软性敷料
- 钢丝夹板，可按需要任意弯曲，使用时应在钢丝夹板上放置软性衬垫
- 充气夹板为筒状双层塑料膜，双层内充气后立刻变硬，达到固定作用
- 负压气垫为片状双层塑料膜，向气阀抽气，气垫立刻变硬，达到固定作用
- 塑料夹板可在60℃以上热水中软化，冷却后塑料夹板变硬，达到固定作用
- 特制的颈部固定器、股骨骨折的托马固定架
- 紧急时可就地取材，如竹棒、木棍、树枝等。也可将伤侧上肢固定在胸壁上，伤侧下肢固定在健侧肢体上。还需要准备绷带、纱布或毛巾、布条等物品

2. 固定的方法

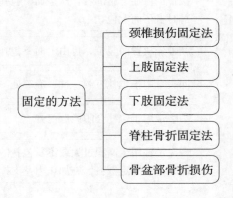

固定的方法
- 颈椎损伤固定法
- 上肢固定法
- 下肢固定法
- 脊柱骨折固定法
- 骨盆部骨折损伤

五、搬运、转送

现场搬运能及时、迅速、安全将伤员搬至安全地带，防止再负伤，是急救医学不可分割的重要部分，规范、科学的搬运对伤病员的抢救、治疗和预后都是至关重要的。

1. 徒手搬运

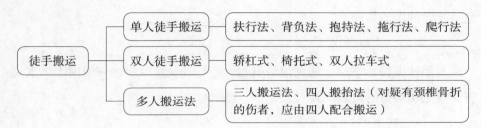

2. 担架搬运转送法

担架搬运是较平稳、舒适，轻便耐用，不受地形、道路限制，无论是短距离转运还是长途转送，都为最常用的转送伤病员工具，但速度慢、体力消耗大，并受气候条件的影响。

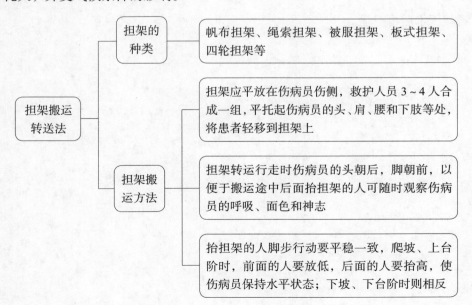

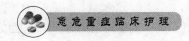

3．救护车转送

救护车转送是伤病员重要的运输工具之一。少数伤病员因长途转运易发生晕车，出现恶心、呕吐，加重病情。救护车在行车中要防止颠簸，危重伤员可采取仰卧位，颅脑损伤和呕吐患者头应偏向一侧，以免呕吐物引起窒息。转送过程中要严密观察伤情，注意伤员面色、表情、呼吸深浅、呕吐物和分泌物、伤口敷料污染程度等并予处理。同时要确保各种管道通畅，做好危重患者的生活护理。

4．轮船、快艇转送

轮船速度慢，平稳，遇风浪易引起晕船。汽艇速度快，一般用于洪水灾害时运送伤病员的运输工具。

5．飞机转送

飞机运输具有效率高等特点，但上升时，空气含氧量下降，湿度及气压低，对肺部疾病、腹部手术及气管切开伤病员不利。一般将伤员横放，休克者头朝向机尾，以免飞行中加重脑缺氧。颅脑外伤致颅内高压者应在骨片摘除减压后再空运。脑脊液漏伤病员要多层纱布保护，腹部外伤有腹胀者行胃肠减压术后再空运。

第三章　院内急救

第一节　急诊科的设置与布局

一、设置与布局原则

　　医院急诊科接治的多是突发性急危重症患者，一切医疗护理过程均以"急"为中心，所以布局要从应急出发。急诊科应独立或相对独立成区，位于医院的一侧或前部，标志必须醒目，有明显的指路牌，夜间有指路灯，便于寻找。

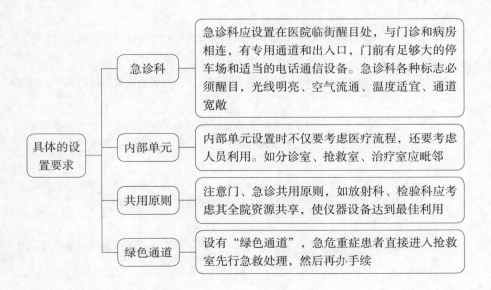

具体的设置要求	急诊科	急诊科应设置在医院临街醒目处，与门诊和病房相连，有专用通道和出入口，门前有足够大的停车场和适当的电话通信设备。急诊科各种标志必须醒目，光线明亮、空气流通、温度适宜、通道宽敞
	内部单元	内部单元设置时不仅要考虑医疗流程，还要考虑人员利用。如分诊室、抢救室、治疗室应毗邻
	共用原则	注意门、急诊共用原则，如放射科、检验科应考虑其全院资源共享，使仪器设备达到最佳利用
	绿色通道	设有"绿色通道"，急危重症患者直接进入抢救室先行急救处理，然后再办手续

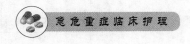

二、设置与布局

急诊科是医院24小时对外开放的窗口，应相对独立，方便急诊患者就诊、抢救和病情观察。空间安排应便于急危重患者的接送以及担架、车床的出入。

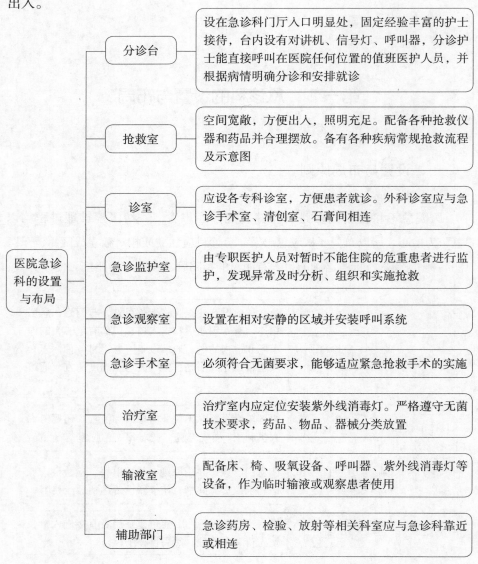

	分诊台	设在急诊科门厅入口明显处，固定经验丰富的护士接待，台内设有对讲机、信号灯、呼叫器，分诊护士能直接呼叫在医院任何位置的值班医护人员，并根据病情明确分诊和安排就诊
	抢救室	空间宽敞，方便出入，照明充足。配备各种抢救仪器和药品并合理摆放。备有各种疾病常规抢救流程及示意图
	诊室	应设备专科诊室，方便患者就诊。外科诊室应与急诊手术室、清创室、石膏间相连
医院急诊科的设置与布局	急诊监护室	由专职医护人员对暂时不能住院的危重患者进行监护，发现异常及时分析、组织和实施抢救
	急诊观察室	设置在相对安静的区域并安装呼叫系统
	急诊手术室	必须符合无菌要求，能够适应紧急抢救手术的实施
	治疗室	治疗室内应定位安装紫外线消毒灯。严格遵守无菌技术要求，药品、物品、器械分类放置
	输液室	配备床、椅、吸氧设备、呼叫器、紫外线消毒灯等设备，作为临时输液或观察患者使用
	辅助部门	急诊药房、检验、放射等相关科室应与急诊科靠近或相连

第二节　急诊科的任务与护理工作特点

一、急诊科的任务

急诊科作为医院临床学科的一线科室，担负着重要的医疗任务。

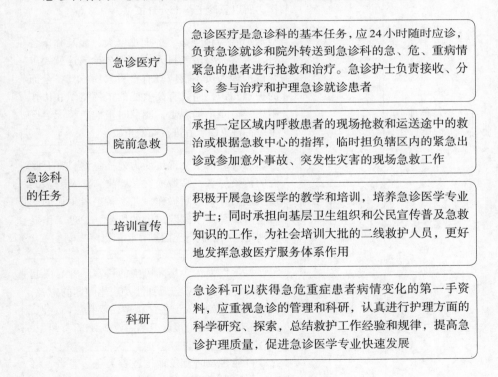

急诊医疗	急诊医疗是急诊科的基本任务，应24小时随时应诊，负责急诊就诊和院外转送到急诊科的急、危、重病情紧急的患者进行抢救和治疗。急诊护士负责接收、分诊、参与治疗和护理急诊就诊患者
院前急救	承担一定区域内呼救患者的现场抢救和运送途中的救治或根据急救中心的指挥，临时担负辖区内的紧急出诊或参加意外事故、突发性灾害的现场急救工作
培训宣传	积极开展急诊医学的教学和培训，培养急诊医学专业护士；同时承担向基层卫生组织和公民宣传普及急救知识的工作，为社会培训大批的二线救护人员，更好地发挥急救医疗服务体系作用
科研	急诊科可以获得急危重症患者病情变化的第一手资料，应重视急诊的管理和科研，认真进行护理方面的科学研究、探索，总结救护工作经验和规律，提高急诊护理质量，促进急诊医学专业快速发展

急诊科的任务

二、急诊科护理工作特点

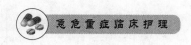

急诊科护理工作特点

急
就诊患者发病急、病情变化快、来势凶猛，甚至危及生命，所以一切急诊工作应突出一个"急"字，分秒必争，迅速处理，必须牢固树立"生命第一，时效为先"的理念

忙
急诊是医院中急重症患者最集中、就诊人数多、抢救和管理任务最重的科室，是所有急诊患者入院治疗的必经之路。急诊患者就诊有很大的随机性，可控性小，尤其是发生意外灾害、传染性疾病流行时，要承担大批伤病员的抢救工作，所以急诊工作十分繁忙

多学科性
急诊患者病种复杂，护理难度大，涉及临床各科，常常需要多专科人员协作会诊，这就要求急诊护理人员不仅应具有全科素质，具备全面的护理知识，而且有高效能的指挥组织和协作制度，树立全局观念，能及时正确熟练配合医生对各科急诊患者进行高效抢救

易感染性
急诊患者病情重，抵抗能力差；急诊科常有隐性的传染患者，易造成交叉感染；涉及较多的侵入性治疗和诊断操作，在挽救患者生命的同时也增加了发生医院感染的机会。护理工作要特别注意严格执行无菌操作和消毒隔离制度

工作环境特殊性
急诊科工作繁忙，是高风险的科室。容易引起医疗纠纷，也常常会遇到涉及法律问题的患者，护理人员要实行人道主义精神，要有法律意识，提高警惕，及时上报保卫部门或上级部门

社会性强
急诊科能否及时有效地抢救各类急诊患者，将直接影响患者对医院的信赖程度。因此要求急诊护士不仅要具备高超的急救护理技术，还要有全心全意为患者服务的职业道德，同时还要做好当地卫生部门、急救中心、救护大队以及兄弟医院间的协调工作，建立良好的合作关系

第三节 急诊护理工作流程

一、急诊接诊

接诊是指医护人员到达医院急诊科的患者，以最短的时限、最熟练的医学技巧，对病情做出一个较明确的判断。

二、急诊分诊

1. 分诊定义

是指对病情种类和严重程度进行简单、快速地评估与分类，确定就诊的优先次序，使患者在恰当的时间、区域获得最优的治疗和护理的过程，亦称为分流。是在综合各种因素的基础上，最大限度地合理利用医疗资源，使最大数量的患者获得及时有效救治的决策过程。

2. 分诊种类

不同地区医疗机构所采用的分诊的方法不同，概括来说，可分为三大类：

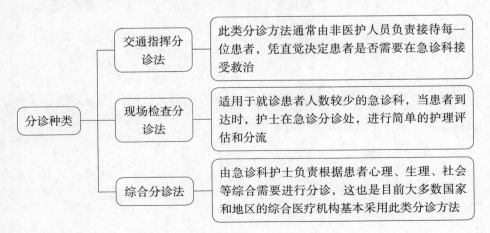

分诊种类	交通指挥分诊法	此类分诊方法通常由非医护人员负责接待每一位患者，凭直觉决定患者是否需要在急诊科接受救治
	现场检查分诊法	适用于就诊患者人数较少的急诊科，当患者到达时，护士在急诊分诊处，进行简单的护理评估和分流
	综合分诊法	由急诊科护士负责根据患者心理、生理、社会等综合需要进行分诊，这也是目前大多数国家和地区的综合医疗机构基本采用此类分诊方法

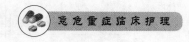

3．收集资料

分诊护士要注意患者主诉，并要用眼、耳、鼻、手进行辅助分析判断，对患者强调的症状和体征进行分析，但不宜作诊断。

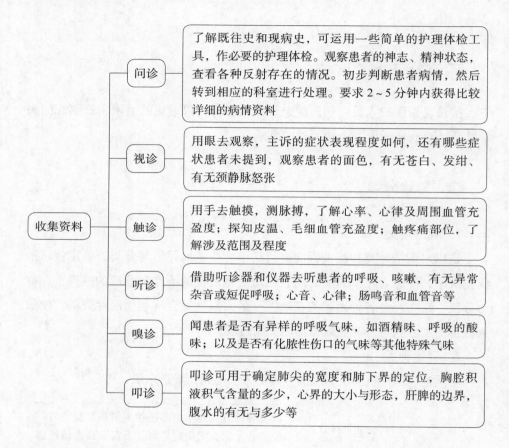

收集资料

问诊：了解既往史和现病史，可运用一些简单的护理体检工具，作必要的护理体检。观察患者的神志、精神状态，查看各种反射存在的情况。初步判断患者病情，然后转到相应的科室进行处理。要求2~5分钟内获得比较详细的病情资料

视诊：用眼去观察，主诉的症状表现程度如何，还有哪些症状患者未提到，观察患者的面色，有无苍白、发绀、有无颈静脉怒张

触诊：用手去触摸，测脉搏，了解心率、心律及周围血管充盈度；探知皮温、毛细血管充盈度；触疼痛部位，了解涉及范围及程度

听诊：借助听诊器和仪器去听患者的呼吸、咳嗽，有无异常杂音或短促呼吸；心音、心律；肠鸣音和血管音等

嗅诊：闻患者是否有异样的呼吸气味，如酒精味、呼吸的酸味；以及是否有化脓性伤口的气味等其他特殊气味

叩诊：叩诊可用于确定肺尖的宽度和肺下界的定位，胸腔积液积气含量的多少，心界的大小与形态，肝脾的边界，腹水的有无与多少等

4．分诊技巧

首先要热情问候来诊患者和家属，主动介绍自己，询问哪里不适，了解就诊原因。临床上常用分诊技巧如下。

1．SOAP公式

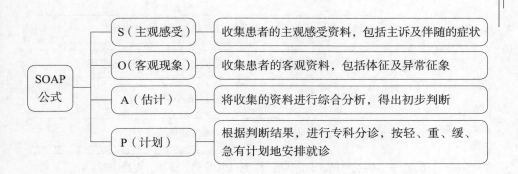

2. PQRST 公式

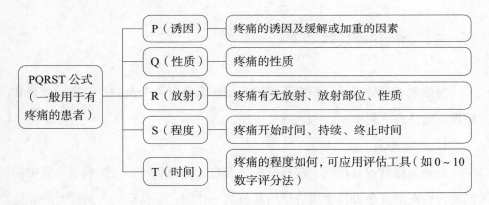

5. 患者的分类与就诊顺序

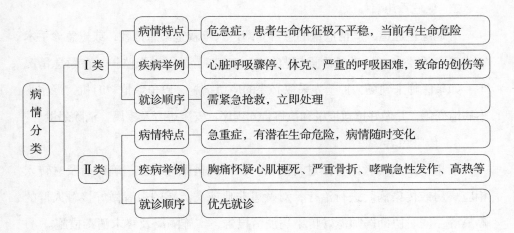

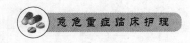
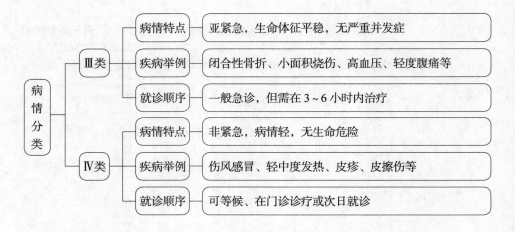

病情分类

Ⅲ类
- 病情特点 —— 亚紧急，生命体征平稳，无严重并发症
- 疾病举例 —— 闭合性骨折、小面积烧伤、高血压、轻度腹痛等
- 就诊顺序 —— 一般急诊，但需在3~6小时内治疗

Ⅳ类
- 病情特点 —— 非紧急，病情轻，无生命危险
- 疾病举例 —— 伤风感冒、轻中度发热、皮疹、皮擦伤等
- 就诊顺序 —— 可等候、在门诊诊疗或次日就诊

三、急诊护理处理

急诊患者经分诊后，根据不同的病情和病种，给予及时、合理的处置和护理，应注意下列事项。

1. 一般患者

专科急诊就诊处理后，视病情将患者收入专科病房、急诊观察室或带药离院，应向离院患者及家属讲解用药目的、作用、不良反应、换药时间和注意事项等。

2. 急危重患者

开通绿色通道，病情危重的患者立即进入抢救室紧急抢救，或进急诊手术室实施急诊手术，后进急诊重症监护室（EICU）进行加强监护。在紧急情况下，如果医师未到场，护士先采取必要的应急措施，以争取抢救时机，严密观察病情变化，并做好抢救记录和执行告知程序，安慰患者及家属，消除恐惧。

3. 传染患者

疑患传染病患者应将其进行隔离，医护人员做好防护，确诊后及时转入相应病房或传染病院进行治疗，对疑患非典或禽流感的患者做好接触人群的隔离等，同时协助医师做好传染病疫情报告，实施隔离及终末消毒措施。

4．成批伤病员

遇到重大自然灾害导致成批伤病员就诊时，护士除积极参加抢救外，同时进行协调，尽快分流处理伤病员，并及时通知上级部门，调配医护人员参加抢救，启动相应应急预案。此外注意没有呻吟、反应迟钝的患者，往往病情较重易于疏漏。

5．涉及法律问题的伤病员处理方法

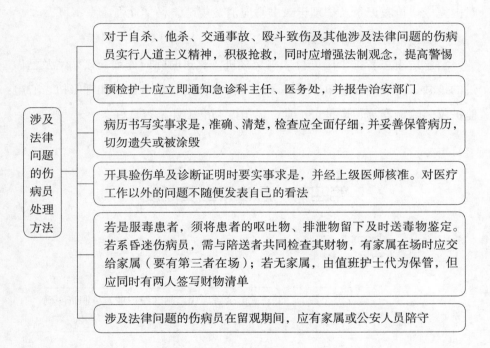

涉及法律问题的伤病员处理方法

- 对于自杀、他杀、交通事故、殴斗致伤及其他涉及法律问题的伤病员实行人道主义精神，积极抢救，同时应增强法制观念，提高警惕
- 预检护士应立即通知急诊科主任、医务处，并报告治安部门
- 病历书写实事求是，准确、清楚，检查应全面仔细，并妥善保管病历，切勿遗失或被涂毁
- 开具验伤单及诊断证明时要实事求是，并经上级医师核准。对医疗工作以外的问题不随便发表自己的看法
- 若是服毒患者，须将患者的呕吐物、排泄物留下及时送毒物鉴定。若系昏迷伤病员，需与陪送者共同检查其财物，有家属在场时应交给家属（要有第三者在场）；若无家属，由值班护士代为保管，但应同时有两人签写财物清单
- 涉及法律问题的伤病员在留观期间，应有家属或公安人员陪守

6．患者转运处理

对病重者需要辅助检查、急诊住院、转 ICU 及去急诊手术室或转院，应在病情平稳时进行；凡病情危重转运途中可能加重病情或死亡危险者，应先留观急诊治疗或观察待病情稳定后，再行搬运或转院、转诊；转运途中必须有医护人员监护陪送，备常规急救药品和氧气袋、简易人工呼吸器等，并将患者病情及特殊处理经过向相关科室医护人员交代，做好交接登记手续并双方签字。

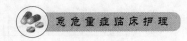

7．清洁、消毒处理

按规定要求做好用物、场地、空间清洁消毒以及排泄物的处理。

8．各项处理记录

应注意法律问题保护患者和自己，及时做好各项记录。执行口头医嘱时，应复述一次，经双重核对后方可用药（尤其是超常规用药情况下），抢救时未开书面医嘱或未做记录，抢救后应及时补开医嘱，准确记录并在 6 小时内完成。抢救记录及护理记录书写应清楚规范，科学性强，真实可靠。

9．急诊危重患者的交班

对急危重患者护士应进行床头交接班，交班时除应详细交接病情及已做过的抢救、处置和注意事项外，还应交接有关抢救设备仪器如呼吸机、心电监护仪、除颤器等转运是否正常，灵敏度和准确性是否良好。

第四节　急诊科主要制度

一、常规工作制度

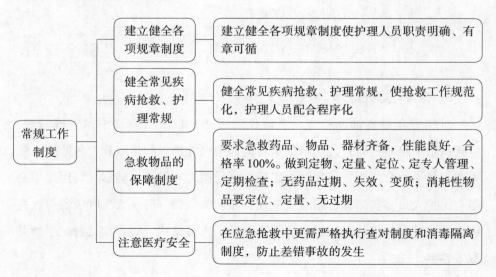

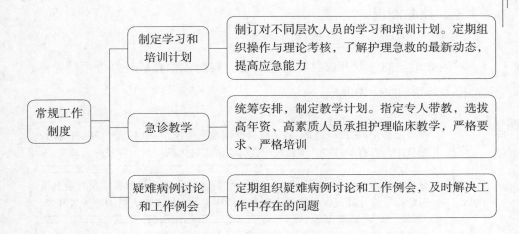

```
                    ┌─────────────┐   ┌────────────────────────────────────┐
                    │  制定学习和  │   │ 制订对不同层次人员的学习和培训计划。定期组│
                    │  培训计划    │───│ 织操作与理论考核，了解护理急救的最新动态，│
                    └─────────────┘   │ 提高应急能力                        │
                    │                 └────────────────────────────────────┘
  ┌─────────┐       │                 ┌────────────────────────────────────┐
  │         │       ┌─────────────┐   │ 统筹安排，制定教学计划。指定专人带教，选拔│
  │ 常规工作 │───────│  急诊教学    │───│ 高年资、高素质人员承担护理临床教学，严格要│
  │ 制度     │       └─────────────┘   │ 求、严格培训                        │
  │         │       │                 └────────────────────────────────────┘
  └─────────┘       │                 ┌────────────────────────────────────┐
                    ┌─────────────┐   │ 定期组织疑难病例讨论和工作例会，及时解决工│
                    │ 疑难病例讨论 │───│ 作中存在的问题                      │
                    │ 和工作例会   │   └────────────────────────────────────┘
                    └─────────────┘
```

二、首诊负责制度

```
            ┌────────────────────────────────────────────────────┐
            │ 第一次接诊的医护人员和科室为首诊医护人员和首诊科室，首诊医│
        ────│ 护人员对患者的检查、诊断、治疗、抢救、转院和转科等工作负责│
            └────────────────────────────────────────────────────┘
            ┌────────────────────────────────────────────────────┐
            │ 首诊医护人员须详细询问病史，进行体格检查、必要的辅助检查和│
        ────│ 处理，并认真记录病历。对诊断明确的患者应积极治疗或提出处理│
            │ 意见；对诊断尚未明确的患者应在对症治疗的同时，应及时请上级│
            │ 医护人员或有关科室医护人员会诊                      │
            └────────────────────────────────────────────────────┘
  ┌─────┐   ┌────────────────────────────────────────────────────┐
  │ 首诊 │   │ 首诊医护人员下班前，应将患者移交接班医护人员，把患者的病情│
  │ 负责 │───│ 及需注意的事项交待清楚，并认真做好交接班记录          │
  │ 制度 │   └────────────────────────────────────────────────────┘
  └─────┘   ┌────────────────────────────────────────────────────┐
            │ 对急、危、重患者，首诊医护人员应采取积极措施负责实施抢救及│
            │ 护理。如为非所属专业疾病或多科疾病，应组织相关科室会诊或报│
        ────│ 告医院主管部门组织会诊。危重症患者如需检查、住院或转院者，│
            │ 首诊医护人员应陪同或安排医护人员陪同护送；如接诊医院条件所│
            │ 限，需转院者，首诊医护人员应与所转医院联系安排后再予转院  │
            └────────────────────────────────────────────────────┘
            ┌────────────────────────────────────────────────────┐
            │ 首诊医护人员在处理患者，特别是急、危、重患者时，有组织相关│
        ────│ 人员会诊、决定患者收住科室等医疗行为的决定权，任何科室、任│
            │ 何个人不得以任何理由推诿或拒绝                      │
            └────────────────────────────────────────────────────┘
```

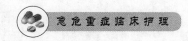

三、抢救制度

对生命垂危的患者开放急救绿色通道，实行先抢救后补办手续的原则，各类检查处置均应优先进行。

抢救制度

设备应齐全，制度应严格。各类仪器保证性能良好，一律不准外借随时备用。抢救中，各有关科室必须积极配合。患者需转入病房时，应及时收容

急诊抢救由主治医师以上医师负责，住院医师值班抢救患者要及时请上级医师指导诊疗或报告科主任，抢救中指挥者为在场工作人员中职务最高者

不得对危重急症以诊断不明、经济问题等理由延缓抢救

在联系有关科室协同抢救或联系收住入院时，不应放松对患者的抢救

抢救工作中遇有困难时，应及时请示上级医生。一切抢救工作应做好记录

抢救过程中，应根据实际病情向家属或陪护人员说明病情危重的原因、程度及预后，以取得必要的理解和配合，并签署病危通知单

各种急救药物的安瓿、输液空瓶、输血空瓶等均应集中放在一起，以便统计与查对，避免医疗差错

遇有大批需抢救的患者同时就诊时，应立即报科主任及院领导

患者经抢救后，应根据情况留在监护室或观察室进一步处理，待病情稳定后送有关科室继续治疗

抢救室除工作人员外，一切非工作人员未经许可禁止入内。抢救室物品使用后要及时清理、补充，保持整齐清洁

对已住院治疗的急救患者要定期追踪随访，不断总结抢救经验

如需要搬移患者，须充分考虑到病情及生命体征的稳定与否，以及患者家属或陪护人对病情了解、理解程度。必要时应对此作书面记录

自动出院患者家属应在病历上签字，值班医师酌情书写一份病情介绍由家属带出院

四、急诊观察室制度

1. 观察对象

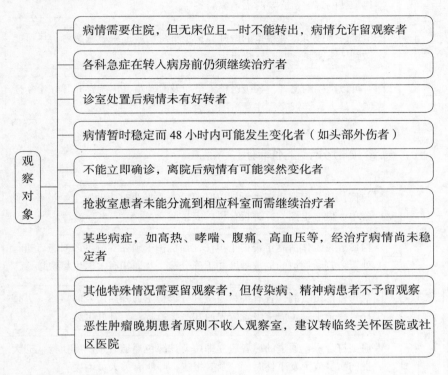

观察对象

- 病情需要住院，但无床位且一时不能转出，病情允许留观察者
- 各科急症在转入病房前仍须继续治疗者
- 诊室处置后病情未有好转者
- 病情暂时稳定而 48 小时内可能发生变化者（如头部外伤者）
- 不能立即确诊，离院后病情有可能突然变化者
- 抢救室患者未能分流到相应科室而需继续治疗者
- 某些病症，如高热、哮喘、腹痛、高血压等，经治疗病情尚未稳定者
- 其他特殊情况需要留观察者，但传染病、精神病患者不予留观察
- 恶性肿瘤晚期患者原则不收入观察室，建议转临终关怀医院或社区医院

2. 急诊观察室制度

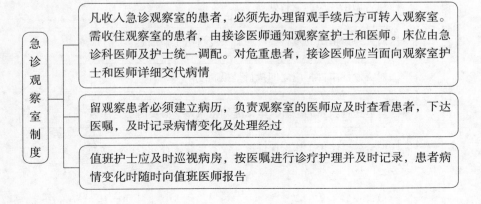

急诊观察室制度

- 凡收入急诊观察室的患者，必须先办理留观手续后方可转入观察室。需收住观察室的患者，由接诊医师通知观察室护士和医师。床位由急诊科医师及护士统一调配。对危重患者，接诊医师应当面向观察室护士和医师详细交代病情
- 留观察患者必须建立病历，负责观察的医师应及时查看患者，下达医嘱，及时记录病情变化及处理经过
- 值班护士应及时巡视病房，按医嘱进行诊疗护理并及时记录，患者病情变化时随时向值班医师报告

急诊观察室制度

- 留观察时间一般为 24 小时，最多 5 天，特殊情况例外
- 值班医师或负责观察室的医师应及时向危重患者的家属交代病情，取得家属的理解，必要时需请家属签字
- 值班医师或负责观察室的医师、护士下班前应巡视一遍患者，尽可能做到床头交班，并写好交班记录
- 对可以离院的患者，各级医护人员应及时动员其离院，并开好诊断证明、处方，详细交代注意事项

五、急诊预检分诊工作制度

急诊预检分诊工作制度

- 热情接待，根据患者主诉辅以必要检查，需要时协助医生给患者开化验单、做心电图，并进行分科，安排就诊
- 检诊分诊工作由高年资护士担任，预检护士须在 5 分钟内对患者进行处置，判断病情的危重程度并正确分诊，及通知有关医生尽快接诊
- 执行首诊负责制，各有关科室接到分诊护士通知后应及时接诊。办理挂号登记手续（危重患者应先通知医生抢救，后补办手续）
- 遇到符合绿色通道的患者应立即按急诊绿色通道管理制度执行。遇大批伤病员或突发事件时，应及时报告，呼叫有关人员增援
- 认真接待和处理，按病情的轻重缓急决定送入诊室或抢救室，对危重患者做出相应的急救处理
- 对无急诊值班的专科要呼叫有关专科医生参加急诊
- 对突发性事件，应立即执行呈报制度
- 对需送抢救室的患者，电话通知抢救室，必要时护送患者
- 配合各科医生工作，保证诊室设备良好，补充各诊室物品

六、急诊医嘱处理程序

| 一般医嘱处理程序 | 常规急诊医嘱处理需医生填写医嘱单，护士按照医嘱执行治疗，执行医嘱后双签名。在药品使用前要检查药品质量，有无变质、混浊、沉淀、絮状物等。查看药物名称、批号及有效期，不符合要求者不得使用。如对医嘱有疑问，应问清后再执行，交接班时要交代清楚 |

| 抢救时医嘱处理程序 | 抢救时，以医生下达口头医嘱为主，空闲时或抢救后补记，护士听到口头医嘱时，应复述一遍，准备的药品应由二人核对后方可执行，并保留药瓶以便核对。致敏药物使用前应严格询问过敏史，做好药物过敏试验，使用毒麻药品时应反复核对，所有抢救用药都要详细记录 |

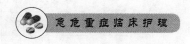

第四章　重症监护

第一节　ICU 的设置与管理

一、概述

重症监护病房（ICU）是集中各有关专业的知识和技术，利用先进的医疗设施对急危重患者和大手术后患者的生理功能进行严密监测，并根据病情变化随时实施相应的诊断、治疗、护理等措施，以挽救患者生命的专门单位。

1. ICU 的特点

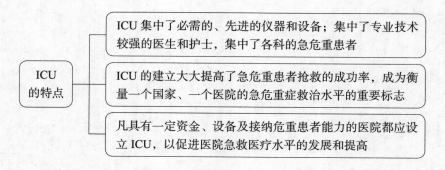

ICU 的特点

ICU 集中了必需的、先进的仪器和设备；集中了专业技术较强的医生和护士，集中了各科的急危重患者

ICU 的建立大大提高了急危重患者抢救的成功率，成为衡量一个国家、一个医院的急危重症救治水平的重要标志

凡具有一定资金、设备及接纳危重患者能力的医院都应设立 ICU，以促进医院急救医疗水平的发展和提高

2. ICU 的分类

综合性 ICU：主要收治不同专科的急危重症患者，其优点在于能合理使用卫生资源，因地制宜地处理各种情况及应急大规模抢救事件

ICU 的分类

专科性 ICU：负责诊治某一专科的急危重患者，如心脏病 ICU（CCU）、呼吸科 ICU（RCU）、神经外科 ICU（NICU）、外科 ICU（SICU）、儿科 ICU（PICU）、急诊 ICU（ECU）等。由于各专科 ICU 建立在专科病房之中，由本专科优秀的医生和护士负责管理，因此，其专业水平和连贯性比较好

3. ICU 的床位数

可根据医院的大小、功能及专业特点的不同设置。ICU 的床位数，取决于医院患者的来源，包括患者的总数和需要接受加强监护的危重患者的比例。一般来说现代综合性医院 ICU 床位应占全院总床位的 2% ~ 8%；专科医院（神经外科、心脏外科等）的 ICU 床位比例可达 10% ~ 15%。根据医疗需求，每个 ICU 管理单元以 8 ~ 12 张床位为宜；床位使用率以 65% ~ 75% 为宜，超过 80% 则认为 ICU 的床位数不能满足医院的临床需要，应该扩大规模。

二、ICU 的设置

1. ICU 的模式

由于医院的规模和条件不同，目前的 ICU 存在有多种模式。

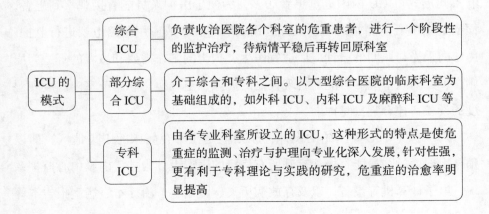

ICU 的模式

综合 ICU：负责收治医院各个科室的危重患者，进行一个阶段性的监护治疗，待病情平稳后再转回原科室

部分综合 ICU：介于综合和专科之间。以大型综合医院的临床科室为基础组成的，如外科 ICU、内科 ICU 及麻醉科 ICU 等

专科 ICU：由各专业科室所设立的 ICU，这种形式的特点是使危重症的监测、治疗与护理向专业化深入发展，针对性强，更有利于专科理论与实践的研究，危重症的治愈率明显提高

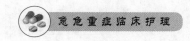

2．ICU 的规模

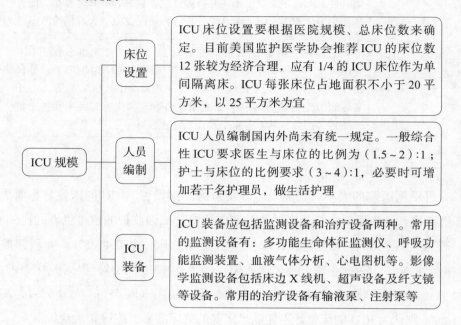

ICU 规模	床位设置	ICU 床位设置要根据医院规模、总床位数来确定。目前美国监护医学协会推荐 ICU 的床位数 12 张较为经济合理，应有 1/4 的 ICU 床位作为单间隔离床。ICU 每张床位占地面积不小于 20 平方米，以 25 平方米为宜
	人员编制	ICU 人员编制国内外尚未有统一规定。一般综合性 ICU 要求医生与床位的比例为（1.5～2）:1；护士与床位的比例要求（3～4）:1，必要时可增加若干名护理员，做生活护理
	ICU 装备	ICU 装备应包括监测设备和治疗设备两种。常用的监测设备有：多功能生命体征监测仪、呼吸功能监测装置、血液气体分析、心电图机等。影像学监测设备包括床边 X 线机、超声设备及纤支镜等设备。常用的治疗设备有输液泵、注射泵等

3．ICU 的具体设置

（1）ICU 的位置：ICU 收治的各类危重症患者，可来自于急诊室、手术室、术后恢复室或医院内其他科室，一般以比邻手术室为宜，以便于收治和抢救患者。此外，急诊室和 ICU 之间应有便于危重症患者转运的通道。

（2）ICU 的整体设计：ICU 的布局要从抢救工作的需要和实际出发，可有不同形式。ICU 内因危重患者居多，为便于医护人员能直接观察到患者，面向护士中心监测站的墙壁最好选用玻璃间隔，或应用闭路电视进行监护。ICU 内采光与照明的设计应以适宜医生、护士的工作需要和患者的舒适为原则。ICU 内病室应尽可能配备现代化的通风、空气净化和调节室内温度和湿度的设备，挂有醒目时钟。

（3）护士中心监测站的设计：原则上是在所有病床的中央地区，即以稍高出地面的、最能直接观察到所有病床的扇形设计为佳。内设中心监护系统、电子计算机等设备，以及存放病历夹、医嘱本、治疗本、病室报告本等各类监护记录表格的设施。

（4）辅助间的设置：包括 ICU 的护士及医生办公室、休息室、中心监测站、手术室等。储藏室应宽敞些，备有一个有床的小房间，供患者的亲属留住或休息。办公室应备有供讨论医疗或教学问题用的设备。小手术室用于紧急气管切开、开胸止血、心包减压或安装起搏器。工作人员所用场所应设在 ICU 洁净区的外面。

4. 设备的配置

（1）基本设备

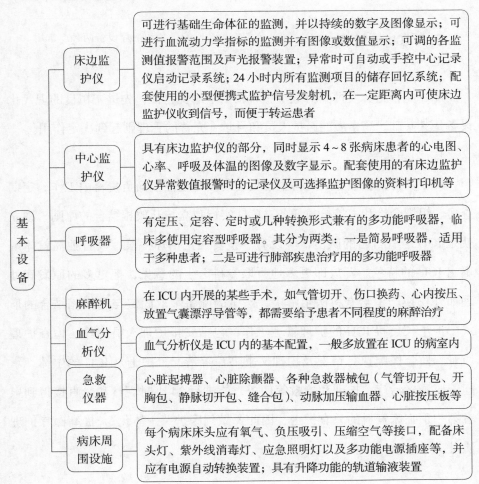

基本设备	床边监护仪	可进行基础生命体征的监测，并以持续的数字及图像显示；可进行血流动力学指标的监测并有图像或数值显示；可调的各监测值报警范围及声光报警装置；异常时可自动或手控中心记录仪启动记录系统；24 小时内所有监测项目的储存回忆系统；配套使用的小型便携式监护信号发射机，在一定距离内可使床边监护仪收到信号，而便于转运患者
	中心监护仪	具有床边监护仪的部分，同时显示 4～8 张病床患者的心电图、心率、呼吸及体温的图像及数字显示。配套使用的有床边监护仪异常数值报警时的记录仪及可选择监护图像的资料打印机等
	呼吸器	有定压、定容、定时或几种转换形式兼有的多功能呼吸器，临床多使用定容型呼吸器。其分为两类：一是简易呼吸器，适用于多种患者；二是可进行肺部疾患治疗用的多功能呼吸器
	麻醉机	在 ICU 内开展的某些手术，如气管切开、伤口换药、心内按压、放置气囊漂浮导管等，都需要给予患者不同程度的麻醉治疗
	血气分析仪	血气分析仪是 ICU 内的基本配置，一般多放置在 ICU 的病室内
	急救仪器	心脏起搏器、心脏除颤器、各种急救器械包（气管切开包、开胸包、静脉切开包、缝合包）、动脉加压输血器、心脏按压板等
	病床周围设施	每个病床床头应有氧气、负压吸引、压缩空气等接口，配备床头灯、紫外线消毒灯、应急照明灯以及多功能电源插座等，并应有电源自动转换装置；具有升降功能的轨道输液装置

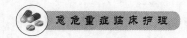

（2）特殊设备：不同疾病的重危患者所需的特殊设备和仪器不尽相同。例如，急性心肌梗死伴有心源性休克者，或心脏外科术后伴有心功不全者，在药物治疗无效时，均应尽早行主动脉内球囊反搏术（intra-aortic ballon pump, IABP），或应用左心辅助循环装置进行循环支持；急性肺功能衰竭患者常需要使用体外膜式肺氧合（extra corpored membrane oxygenation, ECMO）装置进行治疗。此外，腹膜透析和血液透析设备、小型移动式床边 X 线机、超声设备及纤维气管镜等特殊设备应根据医院实际情况来进行配置。

三、ICU 的管理

ICU 能否充分发挥其对危重患者救治上的优越性，先进、精良的现代化设备是其基础，高素质的医护人员和科学、完善的管理则起到决定作用。

1．组织领导

ICU 实行院长领导下的科主任负责制，科主任全面负责科内工作，定期查房、组织会诊和主持抢救任务。ICU 实行独立与开放相结合的原则，独立就是 ICU 应有自己的队伍，应设有一整套强化治疗手段，没有独立就体现不出 ICU 的特色。开放即更多地听取专科医生的意见，把更多的原发病处理如外伤换药留给专科医生解决。医生的配备采取固定与轮换相结合的形式。护士长负责 ICU 的护理管理工作，包括安排护理人员工作、检查护理质量、监督医嘱执行情况及护理文书书写等情况。护士是 ICU 的主体，承担着监测、治疗、护理和抢救等任务，能进行 24 小时观察和最直接得到患者第一手临床资料的只有护士，因此要做到医护"一体化"，提高医疗护理质量。

2. 护理人员

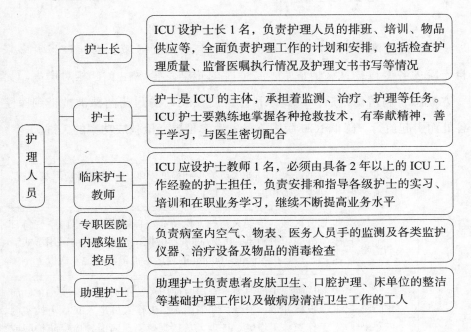

护理人员	护士长	ICU 设护士长 1 名，负责护理人员的排班、培训、物品供应等，全面负责护理工作的计划和安排，包括检查护理质量、监督医嘱执行情况及护理文书书写等情况
	护士	护士是 ICU 的主体，承担着监测、治疗、护理等任务。ICU 护士要熟练地掌握各种抢救技术，有奉献精神，善于学习，与医生密切配合
	临床护士教师	ICU 应设护士教师 1 名，必须由具备 2 年以上的 ICU 工作经验的护士担任，负责安排和指导各级护士的实习、培训和在职业务学习，继续不断提高业务水平
	专职医院内感染监控员	负责病室内空气、物表、医务人员手的监测及各类监护仪器、治疗设备及物品的消毒检查
	助理护士	助理护士负责患者皮肤卫生、口腔护理、床单位的整洁等基础护理工作以及做病房清洁卫生工作的工人

3. 收治对象

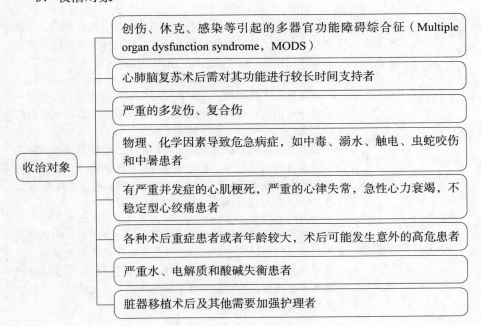

收治对象	创伤、休克、感染等引起的多器官功能障碍综合征（Multiple organ dysfunction syndrome，MODS）
	心肺脑复苏术后需对其功能进行较长时间支持者
	严重的多发伤、复合伤
	物理、化学因素导致危急病症，如中毒、溺水、触电、虫蛇咬伤和中暑患者
	有严重并发症的心肌梗死，严重的心律失常，急性心力衰竭，不稳定型心绞痛患者
	各种术后重症患者或者年龄较大，术后可能发生意外的高危患者
	严重水、电解质和酸碱失衡患者
	脏器移植术后及其他需要加强护理者

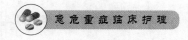

四、ICU 感染的控制

ICU 是院内感染的高发区，也是细菌高度耐受区域。因 ICU 患者多来自于院内各专科，且病情危重，致使院内感染发生率在 ICU 相对增高。另一方面患者病情稳定后，回到原科室，使在 ICU 的耐药菌株被携带到医院各处而引起流行。降低 ICU 院内感染发生率是提高抢救成功率的关键。

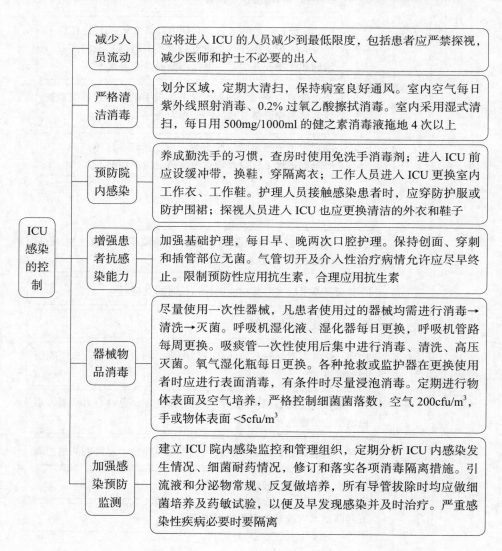

ICU 感染的控制	减少人员流动	应将进入 ICU 的人员减少到最低限度，包括患者应严禁探视，减少医师和护士不必要的出入
	严格清洁消毒	划分区域，定期大清扫，保持病室良好通风。室内空气每日紫外线照射消毒、0.2% 过氧乙酸擦拭消毒。室内采用湿式清扫，每日用 500mg/1000ml 的健之素消毒液拖地 4 次以上
	预防院内感染	养成勤洗手的习惯，查房时使用免洗手消毒剂；进入 ICU 前应设缓冲带，换鞋，穿隔离衣；工作人员进入 ICU 更换室内工作衣、工作鞋。护理人员接触感染患者时，应穿防护服或防护围裙；探视人员进入 ICU 也应更换清洁的外衣和鞋子
	增强患者抗感染能力	加强基础护理，每日早、晚两次口腔护理。保持创面、穿刺和插管部位无菌。气管切开及介入性治疗病情允许应尽早终止。限制预防性应用抗生素，合理应用抗生素
	器械物品消毒	尽量使用一次性器械，凡患者使用过的器械均需进行消毒→清洗→灭菌。呼吸机湿化液、湿化器每日更换，呼吸机管路每周更换。吸痰管一次性使用后集中进行消毒、清洗、高压灭菌。氧气湿化瓶每日更换。各种抢救或监护器在更换使用者时应进行表面消毒，有条件时尽量浸泡消毒。定期进行物体表面及空气培养，严格控制细菌菌落数，空气 200cfu/m^3，手或物体表面 <5cfu/m^3
	加强感染预防监测	建立 ICU 院内感染监控和管理组织，定期分析 ICU 内感染发生情况、细菌耐药情况，修订和落实各项消毒隔离措施。引流液和分泌物常规、反复做培养，所有导管拔除时均应做细菌培养及药敏试验，以便早发现感染并及时治疗。严重感染性疾病必要时要隔离

第二节 ICU 规章制度

一、ICU 管理制度

ICU 病房的高效运转依赖于科学的管理，完善的制度是科学管理的有效手段和保证，必须建立健全各项规章制度。

```
┌─────────┐
│  ICU    │──── 护士在科主任领导下，由护士长负责管理
│  管理    │
│  制度    │──── 护士衣着统一规范，严格控制非本室人员的出入
└─────────┘
         ──── 护士严格遵守各项规章制度及执行各项医疗护理操作常规

         ──── 护士对患者实行 24 小时连续动态监测，并详细记录生命体征及病
              情变化。急救护理措施准确及时

         ──── 各种医疗护理文件书写规范，记录完整、整洁

         ──── 严格执行查对制度，杜绝差错隐患，确保患者安全

         ──── 做好病房的消毒隔离及清洁卫生工作，防止院内交叉感染

         ──── 仪器、设备应指定专人负责管理、定期保养，处于完好备用状态

         ──── 物品定位、定量、定人保管，未经护士长允许不得外借或移出 ICU

         ──── 及时向家属提供确切病情，并给予支持和安慰，创造条件鼓励他们
              亲近患者
```

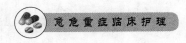

二、ICU护理人员工作制度

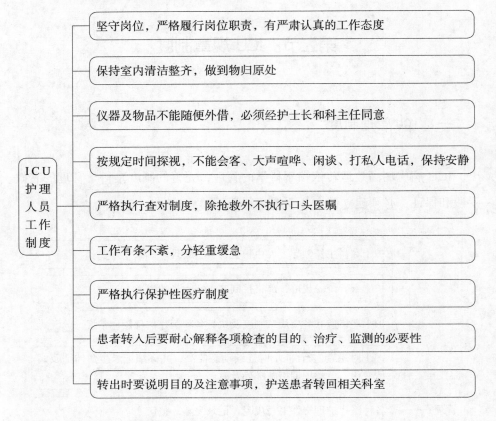

ICU护理人员工作制度
- 坚守岗位，严格履行岗位职责，有严肃认真的工作态度
- 保持室内清洁整齐，做到物归原处
- 仪器及物品不能随便外借，必须经护士长和科主任同意
- 按规定时间探视，不能会客、大声喧哗、闲谈、打私人电话，保持安静
- 严格执行查对制度，除抢救外不执行口头医嘱
- 工作有条不紊，分轻重缓急
- 严格执行保护性医疗制度
- 患者转入后要耐心解释各项检查的目的、治疗、监测的必要性
- 转出时要说明目的及注意事项，护送患者转回相关科室

三、ICU交接班管理制度

1. 交接班基本要求

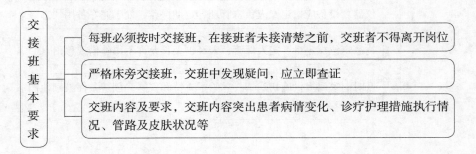

交接班基本要求
- 每班必须按时交接班，在接班者未接清楚之前，交班者不得离开岗位
- 严格床旁交接班，交接中发现疑问，应立即查证
- 交接内容及要求，交接内容突出患者病情变化、诊疗护理措施执行情况、管路及皮肤状况等

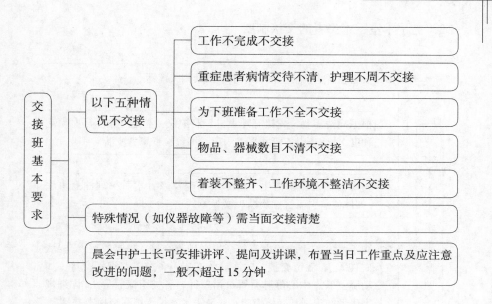

2. 病房内交接班制度

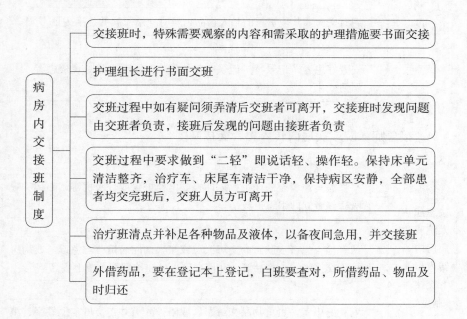

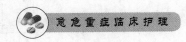

3．与手术室手术患者的交接制度

与手术室手术患者的交接制度

- 根据患者病情信息准备好床单位及相关仪器

- 根据病情需要，先接好呼吸机、监护仪（心电、血压、血氧饱和度），检查引流管并妥善固定，细致检查患者皮肤

- 向麻醉师及手术医生了解术中情况及患者术后护理注意事项（如体位、引流管、病情观察等）

- 同手术室护士交接内容包括患者用物交接（患者衣服、药品、血袋等）、病情交接、输注液体交接、各类管路识别交接（如动脉置管、中心静脉置管、留置针、各类引流管等），详细规定患者的识别和交接措施，并请手术室护士填写交接本并签字

- 遇有义齿或其他贵重的私人物品，及时交给家属并签字为证

- 安置好患者，记录特护记录单，处理临时医嘱，随时观察患者病情变化

4．接急症入院或病房内转入患者交接制度

接急症入院或病房内转入患者交接制度

- 平稳搬运患者至病床上，立即接心电监护仪或呼吸机等，心跳、呼吸骤停者立即组织抢救

- 认真检查患者皮肤，向交班人员或家属询问病情，与急诊科或病房护士交接液体、物品等，并请交班人员在护理记录单上签名

- 安置好患者，贵重物品交给家属或陪护人员并在交班本上签字，填写特护记录单，处理临时医嘱，随时观察病情变化

5. 转出患者交接制度

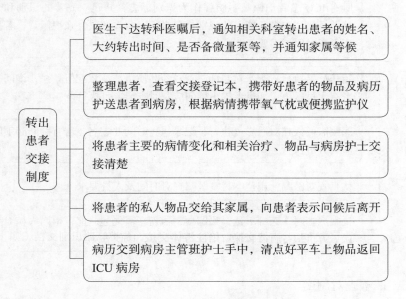

转出患者交接制度
- 医生下达转科医嘱后，通知相关科室转出患者的姓名、大约转出时间、是否备微量泵等，并通知家属等候
- 整理患者，查看交接登记本，携带好患者的物品及病历护送患者到病房，根据病情携带氧气枕或便携监护仪
- 将患者主要的病情变化和相关治疗、物品与病房护士交接清楚
- 将患者的私人物品交给其家属，向患者表示问候后离开
- 病历交到病房主管班护士手中，清点好平车上物品返回ICU病房

四、"三查八对一注意"管理制度

1. 查对基本原则

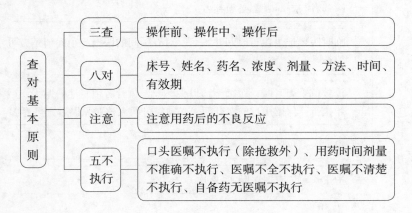

查对基本原则
- 三查：操作前、操作中、操作后
- 八对：床号、姓名、药名、浓度、剂量、方法、时间、有效期
- 注意：注意用药后的不良反应
- 五不执行：口头医嘱不执行（除抢救外）、用药时间剂量不准确不执行、医嘱不全不执行、医嘱不清楚不执行、自备药无医嘱不执行

2. 护理查对制度

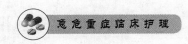
所有 ICU 患者均佩戴手腕牌作为识别标志，并建立完善的识别和交接记录。"腕带"填入的识别信息必须经两人核对并亲视佩戴，若损坏更新时同样需要经两人核对

用药严格执行三查八对制度。查对药品质量，注意配伍禁忌，询问患者有无过敏史（如患者提出疑问应及时查清方可执行）

护理查对制度

医嘱需两人核对后方可执行，记录执行时间并签名（若有疑问必须问清后方可执行）

认真查对医嘱，规范本科室医嘱查对时间及人员要求

抢救患者时，医师下达口头医嘱，执行者需复述一遍，由两人核对无误后方可执行，并暂保留用过的空安瓿，以便查对

3. 医嘱查对制度

医嘱查对制度

开医嘱、处方或进行治疗时，应查对患者姓名、性别、床号、住院号

医嘱做到班班查对，建立医嘱查对登记本，每日查对登记，转抄医嘱者与查对者都必须签名

临时医嘱记录执行时间并签名，对有疑问的医嘱必须问清楚方可执行

抢救危重患者时，医师下达口头医嘱，执行者须复述一遍无误后才执行。保留用过的空安瓿，必须经过两人核对无误后方可弃去

整理医嘱单后，必须经第二人查对

护士长每周查对医嘱 1～2 次

4. 输血查对制度

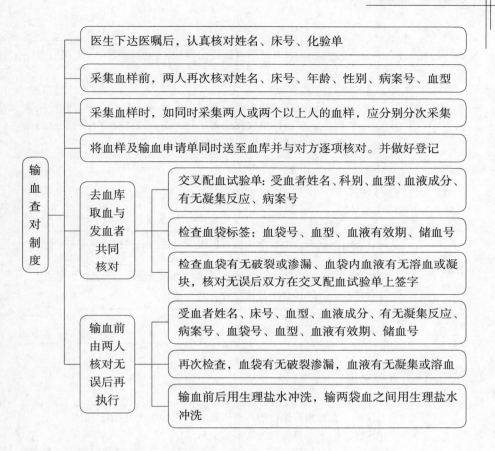

输血查对制度

- 医生下达医嘱后，认真核对姓名、床号、化验单
- 采集血样前，两人再次核对姓名、床号、年龄、性别、病案号、血型
- 采集血样时，如同时采集两人或两个以上人的血样，应分别分次采集
- 将血样及输血申请单同时送至血库并与对方逐项核对。并做好登记

去血库取血与发血者共同核对
- 交叉配血试验单：受血者姓名、科别、血型、血液成分、有无凝集反应、病案号
- 检查血袋标签：血袋号、血型、血液有效期、储血号
- 检查血袋有无破裂或渗漏、血袋内血液有无溶血或凝块，核对无误后双方在交叉配血试验单上签字

输血前由两人核对无误后再执行
- 受血者姓名、床号、血型、血液成分、有无凝集反应、病案号、血袋号、血型、血液有效期、储血号
- 再次检查，血袋有无破裂渗漏，血液有无凝集或溶血
- 输血前后用生理盐水冲洗，输两袋血之间用生理盐水冲洗

5. 服药、注射、处置查对制度

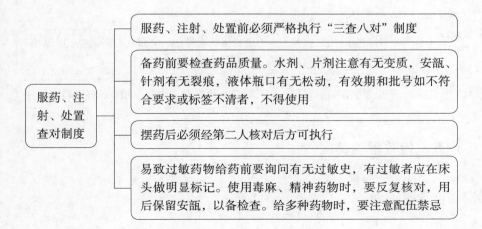

服药、注射、处置查对制度

- 服药、注射、处置前必须严格执行"三查八对"制度
- 备药前要检查药品质量。水剂、片剂注意有无变质，安瓿、针剂有无裂痕，液体瓶口有无松动，有效期和批号如不符合要求或标签不清者，不得使用
- 摆药后必须经第二人核对后方可执行
- 易致过敏药物给药前要询问有无过敏史，有过敏者应在床头做明显标记。使用毒麻、精神药物时，要反复核对，用后保留安瓿，以备检查。给多种药物时，要注意配伍禁忌

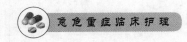

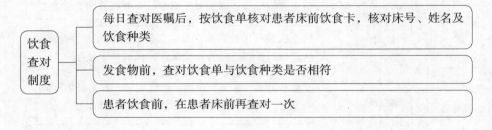

服药、注射、处置查对制度

发药、注射时，患者如提出疑问，应及时查对，无误后方可执行

晨间输液需经两人以上查对，输液时再查对一遍后方可执行。输液执行单放在患者床尾，更换液体时要注明更换药物名称、时间、执行者，并签全名

6. 饮食查对制度

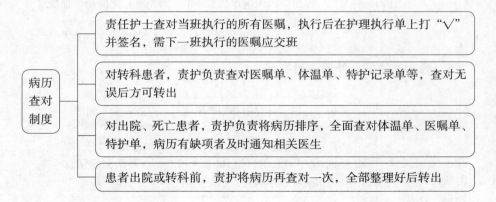

饮食查对制度

每日查对医嘱后，按饮食单核对患者床前饮食卡，核对床号、姓名及饮食种类

发食物前，查对饮食单与饮食种类是否相符

患者饮食前，在患者床前再查对一次

7. 病历查对制度

病历查对制度

责任护士查对当班执行的所有医嘱，执行后在护理执行单上打"√"并签名，需下一班执行的医嘱应交班

对转科患者，责护负责查对医嘱单、体温单、特护记录单等，查对无误后方可转出

对出院、死亡患者，责护负责将病历排序，全面查对体温单、医嘱单、特护单，病历有缺项者及时通知相关医生

患者出院或转科前，责护将病历再查对一次，全部整理好后转出

五、抢救管理制度

1. 抢救制度

抢救制度

- 抢救的基本原则是，立即进行抢救，从维持患者生命的角度来考虑具体处理措施，估计病情可能要发生突然变化的，要先有所准备

- 抢救时做好组织工作，护理人员各司其职，密切配合，护理人员应维持气管插管、胃管、静脉输液管路通畅，防止脱出，密切监测生命体征，保证抢救药物的及时应用

- 由责任护士记录抢救有关资料，如患者心跳、呼吸停止时间，复苏过程，记录要详细，时间具体到分钟

- 一人机动，以便随时提供必要的人力、物力支持

- 安排好其他患者的监护，防止意外情况的发生

- 抢救车药品、器材做到"五定"，每班认真检查登记，使用后及时补充药品、物品，处于备用状态

- 抢救完毕护理记录单上要记录参加抢救人员，提醒医生及时补齐医嘱，与特护单核对无误后签名

- 在保证抢救过程不间断的情况下，主管医生要随时通知患者家属，遇重大抢救或重要人物抢救要及时向上级领导汇报

2. 抢救物品管理制度

抢救物品管理制度

- 抢救物品有固定的存放地点，定期清点并登记

- 抢救用品应保持随时备用状态，定期进行必要的维护检查并有记录

- 抢救用品使用后应及时清洁、清点、补充、检测、消毒，处理完毕后放回固定存放处

- 抢救用品出现问题及时送检维修，及时领取

- 在进行维护检查时、检查后或消毒时，有明显的标识

- 严格规范管理毒、麻、剧毒药品，对高危药品应单独存放、标识明确，使用的剂量及途径要规范

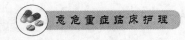

六、陪护、探视管理制度

1. 陪护管理制度

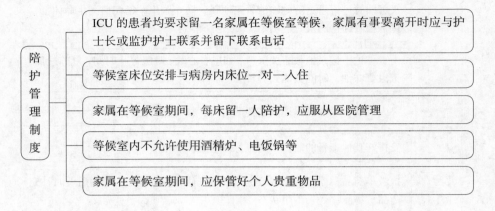

陪护管理制度

- ICU 的患者均要求留一名家属在等候室等候，家属有事要离开时应与护士长或监护护士联系并留下联系电话
- 等候室床位安排与病房内床位一对一入住
- 家属在等候室期间，每床留一人陪护，应服从医院管理
- 等候室内不允许使用酒精炉、电饭锅等
- 家属在等候室期间，应保管好个人贵重物品

2. 探视管理制度

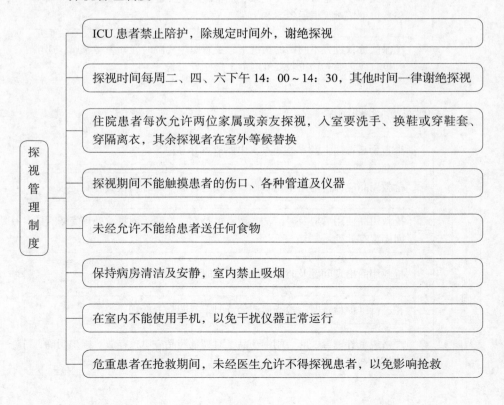

探视管理制度

- ICU 患者禁止陪护，除规定时间外，谢绝探视
- 探视时间每周二、四、六下午 14：00～14：30，其他时间一律谢绝探视
- 住院患者每次允许两位家属或亲友探视，入室要洗手、换鞋或穿鞋套、穿隔离衣，其余探视者在室外等候替换
- 探视期间不能触摸患者的伤口、各种管道及仪器
- 未经允许不能给患者送任何食物
- 保持病房清洁及安静，室内禁止吸烟
- 在室内不能使用手机，以免干扰仪器正常运行
- 危重患者在抢救期间，未经医生允许不得探视患者，以免影响抢救

七、仪器设备管理制度

仪器设备管理制度

- 所有仪器应分类妥善放置，专人管理，正确使用
- 确保各种仪器正常使用，定期检查、清点、保养，发现问题及时修理
- 保持各种仪器设备清洁，备用设备必须处于消毒后状态，有备用标识
- 仪器设备原则上不得外借，遇有特殊情况由医疗行政部门协调调配
- 科内应定期对员工进行仪器使用培训，包括消毒操作与流程、常见故障排除方法等
- 医院设备科对 ICU 抢救主要仪器应及时维修、定期检测并有相关记录

八、护理记录书写规范

1. ICU 护理文件书写规范

ICU 护理文件书写规范

- 用蓝黑或碳素墨水笔记录，规范使用医学术语，文字工整，字迹清晰，表述准确，语句通顺，标点正确
- 使用中文，通用的外文缩写和无正式中文译名的症状、体征、疾病名称等可以使用外文。使用阿拉伯数字书写日期和时间，采用 24 小时制记录
- 出现错字时，用双线划在错字上，保留原记录清楚、可辨，修改人签名，每页不超过 3 处。不得采用刮、粘、涂等方法掩盖或去除原来的字迹
- 上级护理人员修改下级护理人员护理记录，用红笔画双横线，在修改处上方注明日期并签全名。实习护生及进修人员（含试用期人员）在签名处斜线下签全名，检查者在斜线上方签全名
- 眉栏内容包括患者姓名、性别、年龄、科别、住院病历号（或病案号）、床位号、页码、记录日期和时间
- 根据排班情况每班小结出入量，大夜班护士每 24 小时总结一次（7：00），写在体温单的相应栏内。各班小结和 24 小时总结的出入量用红双线标识

2．ICU 护理记录单书写内容要求

ICU护理记录单书写内容要求

- 首次护理记录：患者入院后第一次护理记录，内容包括主诉、诊断、症状体征、重要既往史、过敏史、简述主要治疗，采取护理措施应详细记录，心理状态的异常反应，入院宣教内容，效果评价

- 一般转入护理记录：转入时的病情及治疗护理措施，效果评价

- 手术后转入护理记录：手术名称、麻醉方式、返回病房时的状况、麻醉清醒时间、伤口、引流情况及注意事项

- 病重（病危）患者护理记录：应重点观察的阳性体征要定时记录，每班接班后应认真评估各项内容。特殊交代的问题要写在特护单上

- 记录特殊检查、特殊治疗结果、护理措施及患者的反应等情况

- 根据病情变化记录用药情况：此项内容应详细记录何时因何种原因使用何种药物，用药后的效果观察

- 根据患者情况决定记录频次，病情变化随时记录，病情稳定后每班至少记录 1 次

- 抢救后 6 小时内完成护理记录

- 签名栏内护士签全名

3．ICU 护理流程单书写内容要求

ICU护理流程单书写内容要求

- 详细记录患者的意识、脉搏、呼吸、血压等生命体征，记录时间具体到分钟

- 镇静评分、GCS 评分，每 2 ～ 4 小时评估记录

- 按呼吸机模式记录各项参数，改呼吸机模式或停止时，注明更改时间

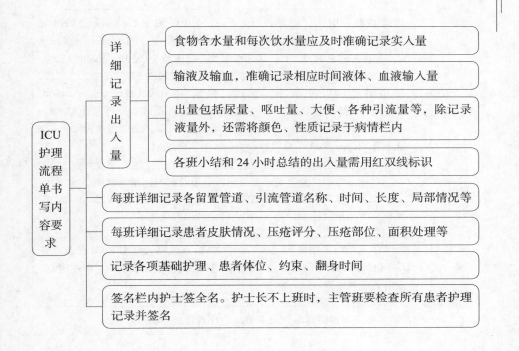

第三节 监护内容与监护分级

ICU 监护内容很多，医务人员根据患者全身脏器的功能状况及对监测水平的不同需求，选择适宜的监测项目，对减轻患者的痛苦、减轻患者的经济负担和减少医疗资源的浪费十分必要。临床上从重到轻一般分为三级监测。

1. 一级监护

凡病情危重，多系统功能障碍，支持治疗监护项目需累及两个脏器以上者。

连续监测心电图、动脉血压，每 2～4 小时测中心静脉压（Central Venous Puessure, CVP）和（或）肺毛细血管楔压（Pulmonary capillary wedge pressure, PCWP），每 8 小时测心排血量（Cardiac output, CO）

每小时监测呼吸频率、脉搏、血氧饱和度（Oxygen Saturation, SPO₂）。行呼吸机治疗时，应选用连续监测模式、潮气量（Vloume of tidal, VI）、肺活量（Vital Capicity, VC）、吸入氧浓度（Fraction of insired oxygen, FiO₂）及气道压力等，并每班记录

一级监护

每小时记录意识、瞳孔大小及反射，必要时行颅内压力监测

测每小时尿量及比重，每 4～6 小时记录出入液体量

每 4 小时监测末梢血糖或每 12 小时抽血查血糖，每 12 小时查血电解质、血细胞比容，每日查血常规、尿常规、尿素氮、血肌酐。根据病情，随时查胸片

每 4～6 小时监测体温，行亚低温治疗者连续监测

2. 二级监护

凡病重、支持治疗监护项目为 1 个脏器以上者。

连续监测心电图，每 1～2 小时测动脉血压，每 2～4 小时测中心静脉压

每小时测呼吸频率，每 8 小时查动脉血气，行呼吸机治疗者，应随时查连续监测使用模式、潮气量、肺活量、吸入氧浓度及气道压力等，并每班记录

二级监护

每 3 小时测意识、瞳孔大小及反射情况

测 2 小时尿量及比重，每 8 小时记录出入液体量

每日查血、尿常规、血电解质、血糖、尿素氮。根据病情，随时查胸片

每 8 小时监测体温

3．三级监护

凡病重、保留无创监测，仍需在 ICU 观察治疗者。

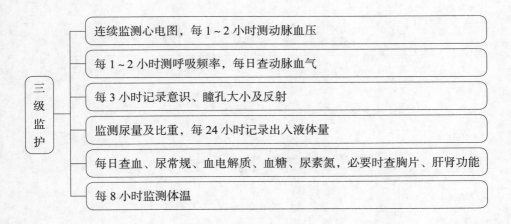

三级监护

- 连续监测心电图，每 1～2 小时测动脉血压
- 每 1～2 小时测呼吸频率，每日查动脉血气
- 每 3 小时记录意识、瞳孔大小及反射
- 监测尿量及比重，每 24 小时记录出入液体量
- 每日查血、尿常规、血电解质、血糖、尿素氮，必要时查胸片、肝肾功能
- 每 8 小时监测体温

监测的分级是人为划分的，临床上应根据患者的具体情况随时调整，不可一成不变。危重患者的病变常涉及多个器官，但主要是呼吸和循环功能。因此，对呼吸和循环功能的监测更为重要。

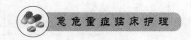

第五章 创 伤

第一节 概 述

从医学的角度讲，创伤的含义可分为广义和狭义两种。广义的创伤，也称为损伤，是指人体受外界某些物理性（如机械性、高热、电击等）、化学性（如强酸、强碱、农药及毒剂等）或生物性（虫、蛇、犬等动物咬、蜇）致伤因素作用后所出现的组织结构的破坏和（或）功能障碍。狭义的创伤是指机械性致伤因素作用于机体造成组织结构完整性的破坏和（或）功能障碍。严重创伤是指危及生命或肢体的创伤，它常为多部位、多脏器的多发伤，病情危重，伤情变化迅速，死亡率高。创伤护理是指在各类创伤急救中全面配合医生对院前、院内和创伤中心的伤员进行护理评估、计划、实施干预措施和评价。

一、创伤分类

创伤分类是为了给创伤者做出正确的诊断，使创伤者得到及时而有效的救治。因创伤涉及的范围较广，可累及各种组织和器官，部位可遍及全身，很难用一种方法进行分类。

1．根据致伤原因分类

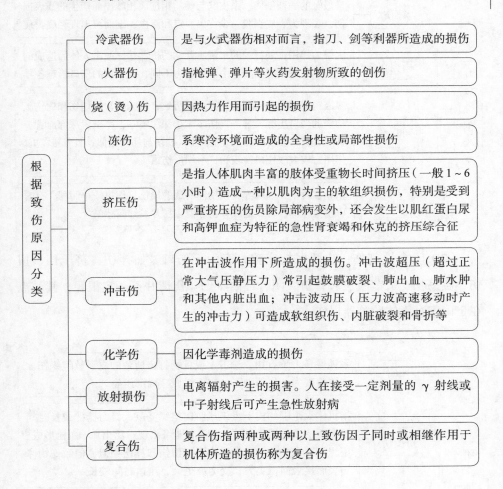

根据致伤原因分类

冷武器伤	是与火武器伤相对而言，指刀、剑等利器所造成的损伤
火器伤	指枪弹、弹片等火药发射物所致的创伤
烧（烫）伤	因热力作用而引起的损伤
冻伤	系寒冷环境而造成的全身性或局部性损伤
挤压伤	是指人体肌肉丰富的肢体受重物长时间挤压（一般1～6小时）造成一种以肌肉为主的软组织损伤，特别是受到严重挤压的伤员除局部病变外，还会发生以肌红蛋白尿和高钾血症为特征的急性肾衰竭和休克的挤压综合征
冲击伤	在冲击波作用下所造成的损伤。冲击波超压（超过正常大气压静压力）常引起鼓膜破裂、肺出血、肺水肿和其他内脏出血；冲击波动压（压力波高速移动时产生的冲击力）可造成软组织伤、内脏破裂和骨折等
化学伤	因化学毒剂造成的损伤
放射损伤	电离辐射产生的损害。人在接受一定剂量的 γ 射线或中子射线后可产生急性放射病
复合伤	复合伤指两种或两种以上致伤因子同时或相继作用于机体所造的损伤称为复合伤

2．根据损伤类型分类

根据伤后皮肤或黏膜是否有伤口可分为开放性伤口和闭合性伤口。

（1）开放性创伤：皮肤完整性被破坏，如擦伤、撕裂伤、切伤和砍伤、刺伤等有皮肤完整性遭到破坏，甚至可引起深部器官损伤者。开放伤有外出血，受伤时细菌侵入，感染机会增多。

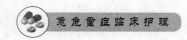
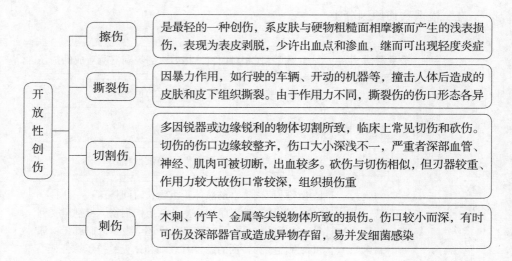

开放性创伤	擦伤	是最轻的一种创伤，系皮肤与硬物粗糙面相摩擦而产生的浅表损伤，表现为表皮剥脱，少许出血点和渗血，继而可出现轻度炎症
	撕裂伤	因暴力作用，如行驶的车辆、开动的机器等，撞击人体后造成的皮肤和皮下组织撕裂。由于作用力不同，撕裂伤的伤口形态各异
	切割伤	多因锐器或边缘锐利的物体切割所致，临床上常见切伤和砍伤。切伤的伤口边缘较整齐，伤口大小深浅不一，严重者深部血管、神经、肌肉可被切断，出血较多。砍伤与切伤相似，但刃器较重、作用力较大故伤口常较深，组织损伤重
	刺伤	木刺、竹竿、金属等尖锐物体所致的损伤。伤口较小而深，有时可伤及深部器官或造成异物存留，易并发细菌感染

（2）闭合性创伤：皮肤保持完整，表面无伤口。如挫伤、挤压伤、扭伤、震荡伤、关节脱位、骨折、闭合性内脏伤。伤情并不一定很轻，其难点在于确定有无体腔脏器损伤。

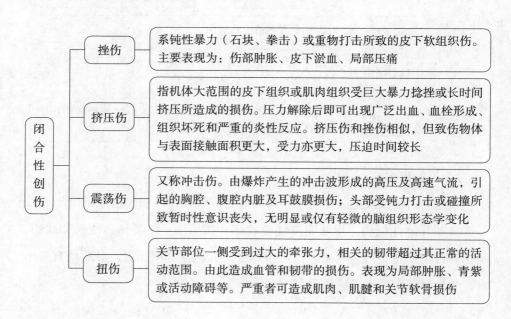

闭合性创伤	挫伤	系钝性暴力（石块、拳击）或重物打击所致的皮下软组织伤。主要表现为：伤部肿胀、皮下淤血、局部压痛
	挤压伤	指机体大范围的皮下组织或肌肉组织受巨大暴力捻挫或长时间挤压所造成的损伤。压力解除后即可出现广泛出血、血栓形成、组织坏死和严重的炎性反应。挤压伤和挫伤相似，但致伤物体与表面接触面积更大，受力亦更大，压迫时间较长
	震荡伤	又称冲击伤。由爆炸产生的冲击波形成的高压及高速气流，引起的胸腔、腹腔内脏及耳鼓膜损伤；头部受钝力打击或碰撞所致暂时性意识丧失，无明显或仅有轻微的脑组织形态学变化
	扭伤	关节部位一侧受到过大的牵张力，相关的韧带超过其正常的活动范围。由此造成血管和韧带的损伤。表现为局部肿胀、青紫或活动障碍等。严重者可造成肌肉、肌腱和关节软骨损伤

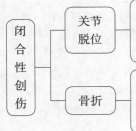

闭合性创伤	关节脱位	关节脱位也称脱臼，是指构成关节的上下两个骨端失去了正常的位置，发生了错位，多暴力所致，以肩、肘、下颌及手指关节最易发生
	骨折	强暴力作用于骨组织所产生的骨断裂。因受力方向和力的大小不同，骨折可表现为不同的形态。骨折断端受肌肉牵拉后可发生位移，并可伤及神经血管

3. 根据损伤部位分类

人体致伤部位的判定，一般按解剖分为颅脑伤、颌面颈伤、脊柱脊髓伤、胸部伤、腹部伤、骨盆部伤、上肢伤和下肢伤。如伤及多部位或多器官则称为多处伤。

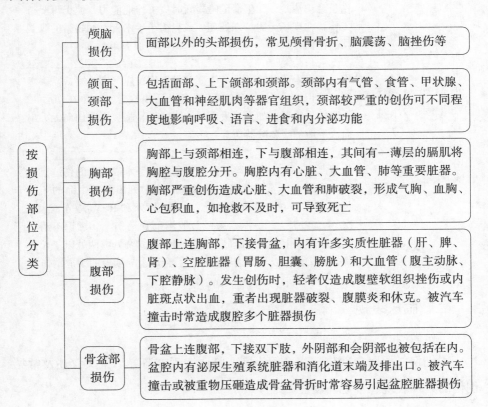

按损伤部位分类

颅脑损伤	面部以外的头部损伤，常见颅骨骨折、脑震荡、脑挫伤等
颌面颈部损伤	包括面部、上下颌部和颈部。颈部内有气管、食管、甲状腺、大血管和神经肌肉等器官组织，颈部较严重的创伤可不同程度地影响呼吸、语言、进食和内分泌功能
胸部损伤	胸部上与颈部相连，下与腹部相连，其间有一薄层的膈肌将胸腔与腹腔分开。胸腔内有心脏、大血管、肺等重要脏器。胸部严重创伤造成心脏、大血管和肺破裂，形成气胸、血胸、心包积血，如抢救不及时，可导致死亡
腹部损伤	腹部上连胸部，下接骨盆，内有许多实质性脏器（肝、脾、肾）、空腔脏器（胃肠、胆囊、膀胱）和大血管（腹主动脉、下腔静脉）。发生创伤时，轻者仅造成腹壁软组织挫伤或内脏斑点状出血，重者出现脏器破裂、腹膜炎和休克。被汽车撞击时常造成腹腔多个脏器损伤
骨盆部损伤	骨盆上连腹部，下接双下肢，外阴部和会阴部也被包括在内。盆腔内有泌尿生殖系统脏器和消化道末端及排出口。被汽车撞击或被重物压砸造成骨盆骨折时常容易引起盆腔脏器损伤

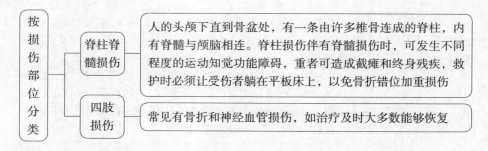

| | 脊柱脊髓损伤 | 人的头颅下直到骨盆处，有一条由许多椎骨连成的脊柱，内有脊髓与颅脑相连。脊柱损伤伴有脊髓损伤时，可发生不同程度的运动知觉功能障碍，重者可造成截瘫和终身残疾，救护时必须让受伤者躺在平板床上，以免骨折错位加重损伤 |

按损伤部位分类

四肢损伤：常见有骨折和神经血管损伤，如治疗及时大多数能够恢复

4. 根据受伤组织与器官的多少分类

根据受伤组织与器官的多少分为单发伤、多发伤。

5. 根据损伤程度分类

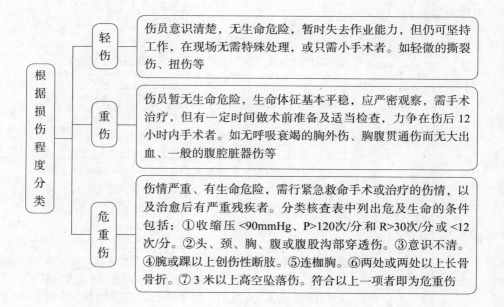

根据损伤程度分类

轻伤：伤员意识清楚，无生命危险，暂时失去作业能力，但仍可坚持工作，在现场无需特殊处理，或只需小手术者。如轻微的撕裂伤、扭伤等

重伤：伤员暂无生命危险，生命体征基本平稳，应严密观察，需手术治疗，但有一定时间做术前准备及适当检查，力争在伤后12小时内手术者。如无呼吸衰竭的胸外伤、胸腹贯通伤而无大出血、一般的腹腔脏器伤等

危重伤：伤情严重、有生命危险，需行紧急救命手术或治疗的伤情，以及治愈后有严重残疾者。分类核查表中列出危及生命的条件包括：①收缩压<90mmHg、P>120次/分和R>30次/分或<12次/分。②头、颈、胸、腹或腹股沟部穿透伤。③意识不清。④腕或踝以上创伤性断肢。⑤连枷胸。⑥两处或两处以上长骨骨折。⑦3米以上高空坠落伤。符合以上一项者即为危重伤

二、临床表现

因创伤的原因、部位、程度等不同，临床表现亦各异。下文仅述及常见创伤的共性表现和常见并发症。

1. 局部症状

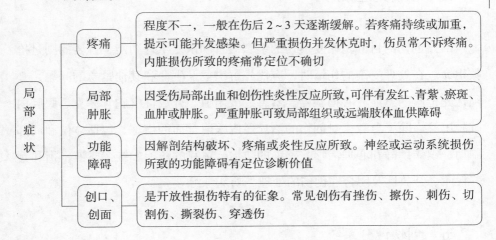

局部症状
- 疼痛：程度不一，一般在伤后 2～3 天逐渐缓解。若疼痛持续或加重，提示可能并发感染。但严重损伤并发休克时，伤员常不诉疼痛。内脏损伤所致的疼痛常定位不确切
- 局部肿胀：因受伤局部出血和创伤性炎性反应所致，可伴有发红、青紫、瘀斑、血肿或肿胀。严重肿胀可致局部组织或远端肢体血供障碍
- 功能障碍：因解剖结构破坏、疼痛或炎性反应所致。神经或运动系统损伤所致的功能障碍有定位诊断价值
- 创口、创面：是开放性损伤特有的征象。常见创伤有挫伤、擦伤、刺伤、切割伤、撕裂伤、穿透伤

2. 全身症状

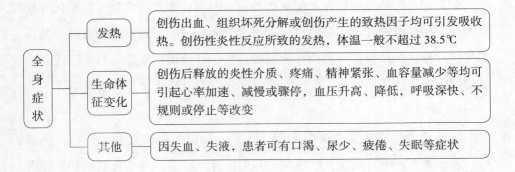

全身症状
- 发热：创伤出血、组织坏死分解或创伤产生的致热因子均可引发吸收热。创伤性炎性反应所致的发热，体温一般不超过 38.5℃
- 生命体征变化：创伤后释放的炎性介质、疼痛、精神紧张、血容量减少等均可引起心率加速、减慢或骤停，血压升高、降低，呼吸深快、不规则或停止等改变
- 其他：因失血、失液，患者可有口渴、尿少、疲倦、失眠等症状

三、创伤常见并发症

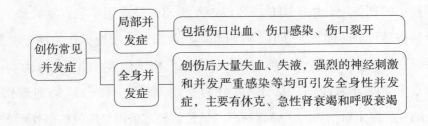

创伤常见并发症
- 局部并发症：包括伤口出血、伤口感染、伤口裂开
- 全身并发症：创伤后大量失血、失液，强烈的神经刺激和并发严重感染等均可引发全身性并发症，主要有休克、急性肾衰竭和呼吸衰竭

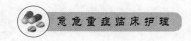

四、创伤处理原则

治疗创伤的目的是修复损伤的组织器官和恢复生理功能，首要的则是抢救生命。在处理复杂的伤情时，应优先解决危及生命和其他紧急的问题，必须优先抢救的急症有心搏骤停、窒息、大出血、开放性气胸、休克、腹腔内脏脱出等。除了急救，对创伤的治疗还应采取全面的措施，包括体位和局部制动、镇痛镇静和心理治疗、感染的防治、休克的防治、维持体液平衡和营养代谢、开放性及闭合性创伤的处理、功能练习等。

五、创伤评分系统

创伤评分是将生理指标、解剖指数和诊断名称等作为参数予以量化和权重处理，用计算机计算出分值以显示患者全面伤情的严重程度的方法。其目的是估计损伤的严重程度，指导合理的治疗，评价治疗效果。目前已建立的创伤评分系统按使用场合，可分为院前评分、院内评分和 ICU 评分。

1. 院前评分

院前评分是指在到达医院之前，医务人员根据所得数据（包括损伤部位、损伤类型、循环状态、呼吸状态和中枢神经状态，并结合解剖和生理因素）对伤情迅速做出判断，决定该伤员是否送创伤中心、大医院治疗或送一般医疗单位处理。院前评分对院前重症伤员的抢救成功率有着重要意义。

修正的创伤记分法（RTS）于 1989 年提出，是采用了经权重处理的格拉斯哥昏迷评分（GCS）分值、呼吸频率和收缩压 3 项指标作为评分参数，每项记 0~4 分。RTS 值为 3 项相加，评分愈低伤情愈重。RTS 总分为 0~12 分。总分 >11 分为轻伤，总分 <11 分为重伤，总分 <12 分应送到创伤中心。RTS 提高了对伤势的正确判断率，是目前较常采用又简便的创伤严重度评分。

表 5-1　修正的创伤计分（分）

分值	4	3	2	1	0
意识状态 GCS（E）	13～15	9～12	6～8	4～5	3
呼吸次数（次/分）（A）	>30	10～29	6～9	1～5	0
循环收缩压（mmHg）（C）	>90	76～89	50～75	14～49	0

注：RTS=E+A+C

2．院内评分

院内评分是指患者到达医院后，依据损伤类型及其严重程度对伤情进行定量评估的方法。它主要用于预测预后及比较各级医疗单位救治水平。

简明创伤分级法（AIS）于 1971 年发表，是以解剖学为基础对组织、器官损伤严重度进行量化的评分法，其后 20 年中历经 6 次修订，现在最新版本为 AIS08。该法按人体分区进行诊断编码，按损伤程度进行伤情分级。在 AIS 编码手册中，每一个伤员的伤情都可用一个 7 位数字表示，记为"×××××××"小数形式。小数点前的 6 位数为损伤的诊断编码，小数点后的 1 位数为伤情评分（有效值 1～6 分）。左起第 1 位数字表示身体区域，用 1～9 分别代表头部、面部、颈部、胸部、腹部（包括盆腔脏器）、脊柱、上肢、下肢（包括骨盆和臀部）和未特别指明的部位。左起第 2 位数字代表解剖类型，用 1～6 分别代表全区域、血管、神经、器官（包括肌肉/韧带）、骨骼及头、意识丧失（10C）。左起第 3、4 位数字代表具体受伤器官代码，该区各个器官按照英文名词的第一个字母排序，序号为 02～99。左起第 5、6 位数字表示具体的损伤类型，性质或程度（按轻重顺序），从 02 开始，用两位数字顺序编排以表示具体的损伤，同一器官或部位，数字越大代表伤势越重。左起第 7 位（即小数点后面一位）表示伤情严重性的代码，共分为六级，即 AIS1 为轻度伤；AIS2 为中度伤；AIS3 为较严重伤；AIS4 为严重伤；AIS5 为危重伤；AIS6 为极重伤。器官/部位不明确或资料不详的损

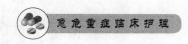

伤编码用 AIS9。研究发现，AIS 评分值与各系统损伤严重度记分之间呈非线性关系，不能由后者简单相加或平均求得，故对多发伤很难进行评定与比较，仅适用于单个损伤的评定。该编码应用难度较大，实际编码应用评分工具。在此基础上有人提出了损伤严重度评分（ISS）等。

3. ICU 评分

急性生理学及既往健康评分（APACHE）是一种评价危重创伤患者，尤其是 ICU 患者病情严重程度及预测预后较为科学、客观、可信的评分系统。该系统由 Knaus 等建立，目前有 APACHE I - IV 4 个版本，最常使用的是 APACHE II。

APACHE II 评分是由反映急性疾病严重程度的急性生理评分（APS）、年龄评分（B）及患病前的慢性健康评分（CPS）三部分组成。三部分得分之和即为 APACHE II 总分。APS 分（A）为入 ICU 后第 1 个 24 小时内最差的 12 项生理参数评分，每项为 0 ~ 4 分，总分为 0 ~ 60 分；年龄分 0 ~ 6 分；CPS 分 2 ~ 5 分。APACHE II 总分为 0 ~ 71 分，分值越高，伤情越重，但实际上 55 分以上者基本没有。当 APACHE II ≥ 20 分时，院内预测死亡率 ≥ 50%，所以 20 分为重症点。

表 5-2　APACHE II APS 部分评分

生理参数	分　值								
	+4	+3	+2	+1	0	+1	+2	+3	+4
肛温（℃）	≥ 41	39 ~ 40.9		38.5 ~ 38.9	36 ~ 38.4	34 ~ 35.9	32 ~ 33.9	30 ~ 31.9	≤ 29.9
平均动脉压（mmHg）	≥ 60	130 ~ 159	110 ~ 129		70 ~ 109		55 ~ 69		≤ 49
心率（次/分）	≥180	140 ~ 179	110 ~ 129		70 ~ 109		55 ~ 69	40 ~ 54	≤ 39
呼吸（次/分）	≥ 50	35 ~ 49		25 ~ 34	12 ~ 24	10 ~ 11	6 ~ 9		≤ 5
$AaDO_2$（mmHg）	≥500	350 ~ 499	200 ~ 349		<200				

PaO₂（mmHg）					>70	61～70		55～69	<55
Na⁺（mmol/L）	≥180	160～179	155～159	150～154	130～149		120～129	111～119	<110
K⁺（mmol/L）	≥7	6～6.9		5.5～5.9	3.5～5.4	3～3.4	2.5～2.9		<2.5
肌酐（μmol/L）*	≥309	169～308	133～168		53～132		<53		
血细胞比容	≥0.60		0.50～0.599	0.46～0.499	0.30～0.459		0.20～0.299		<0.20
WBC（10⁹/L）	≥40		20～39.9	15～19.9	3～14.9		1～2.9		<1

注：GCB 评分 =15- 实际 GCS 得分。*：若伴有肾衰竭，肌酐加倍计分

表 5-3　APACHE Ⅱ　年龄评分（B）及慢性疾病评分（C）

年龄（岁）	分值	慢性疾病	分值
≤44	0		
45～54	2	择期手术	2
55～64	3		
65～74	5	非手术或急诊手术后	5
≥75	6		

第二节　多发伤、复合伤

一、多发伤

多发性创伤，简称多发伤，是指在同一致伤因素作用下，人体同时或相

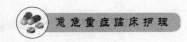

继两个以上的解剖部位或器官受到创伤，而且其中至少有一处是可以危及生命的严重创伤，或并发创伤休克者。

1. 病因与临床特点

多发伤的病因多种多样，可为钝性损害和锐器伤。平时多发伤以交通事故最常见，其次是高处坠落，还有挤压伤、刀伤、塌方等，其发生率占全部创伤的 1%～1.8%。战时多发伤的发生率为 4.8%～18%，有时甚至高达 70%。

多发伤不是各部位创伤的简单叠加，而是伤情彼此掩盖、有互相作用的综合征。其主要临床特点如下：

（1）伤情重且变化快，死亡率高：多发伤涉及多部位、多脏器，由于损伤范围广，每一部位的伤情重，创伤反应强烈持久，生理紊乱严重，以致很快出现多器官功能不全或衰竭。因此，创伤早期病死率高。

（2）休克发生率高：因多发伤损伤范围广，往往失血量大，休克发生率高且出现早，以低血容量性休克（失血性、创伤性）最常见，尤其是胸腹联合伤，后期常为感染性休克。通常多发伤休克发生率不低于 50%，且多为中、重度休克。有时低血容量性休克与心源性休克同时存在（由严重心、胸外伤所致）。

（3）低氧血症发生率高：多发伤早期低氧血症发生率可高达 90%，尤其是颅脑伤、胸部伤伴有休克或昏迷者，PaO_2 可降至 30～40mmHg。严重创伤可直接导致或继发急性肺损伤，甚至急性呼吸窘迫综合征（acute respiratory distress syndrome, ARDS）。低氧血症可加重组织器官损伤和多系统器官功能障碍。部分患者缺氧表现不明显，仅有烦躁不安，容易漏诊，如此时给予强止痛剂，很容易导致呼吸停止。

（4）容易发生漏诊和误诊：多发伤受伤部位多，如果未能按多发伤抢救常规进行伤情判断和分类很易造成漏诊。多数情况下多发伤是闭合伤与开放伤同时存在，易使一些经验不足的救护人员将注意力集中在开放性外伤或易于察觉的伤情上，而忽视了隐蔽和潜在的甚至更严重的创伤。

（5）感染发生率高：开放性损伤、消化道破裂或呼吸道等闭合性损伤一般都有污染，如污染严重，处理不及时或不当，加上免疫力低下，很容易发生局部感染及肺部感染，重者迅速扩散为脓毒血症等全身感染。特别是对创伤部位较深且污染较重者，还应注意合并厌氧菌感染的可能。

（6）多器官功能障碍发生率高：多发伤不仅原发的各部位损伤严重，而且由于创伤时多伴有组织的严重损伤，存在大量的坏死组织，可造成机体严重而持续的炎性反应，加之休克、应激、免疫功能紊乱及全身因素的作用，极易引起急性肾衰竭、ARDS、心力衰竭甚至是多脏器功能衰竭。衰竭的脏器数目越多，死亡率越高。

（7）伤情复杂，处理矛盾多，治疗困难：因多发伤所累及的脏器或深部组织的严重程度不同，有时两个部位的创伤都很严重，均需要立即处理，就会出现确定救治顺序的困难。

（8）并发症发生率高：应激性溃疡、凝血功能障碍和脂肪栓塞综合征等并发症发生率也明显增高。

2. 伤情评估

（1）对危及生命的伤情进行评估：判断有无致命性损伤并及时实施干预。一般要求在 2 分钟内快速有序地完成。评估内容可用 ABCDE 口诀协助记忆。

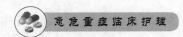

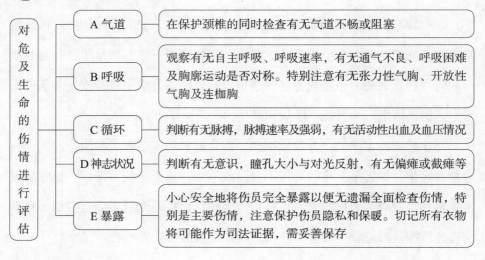

对危及生命的伤情进行评估	A 气道	在保护颈椎的同时检查有无气道不畅或阻塞
	B 呼吸	观察有无自主呼吸、呼吸速率，有无通气不良、呼吸困难及胸廓运动是否对称。特别注意有无张力性气胸、开放性气胸及连枷胸
	C 循环	判断有无脉搏，脉搏速率及强弱，有无活动性出血及血压情况
	D 神志状况	判断有无意识，瞳孔大小与对光反射，有无偏瘫或截瘫等
	E 暴露	小心安全地将伤员完全暴露以便无遗漏全面检查伤情，特别是主要伤情，注意保护伤员隐私和保暖。切记所有衣物将可能作为司法证据，需妥善保存

（2）全身伤情评估：在进行紧急处理后，生命体征稳定的情况下，及时进行全身伤情评估，以找出所有损伤并收集资料，作为复苏和救护的依据。可采用 CRASHPLAN 方案，即心脏、呼吸、腹部、脊髓、头颈、骨盆、四肢、动脉、神经，进行有顺序地检查，以减少漏诊、误诊。

3．辅助检查

若病情允许，应进行全面的辅助检查，以提高对伤情诊断的准确性，确定救治优先次序。

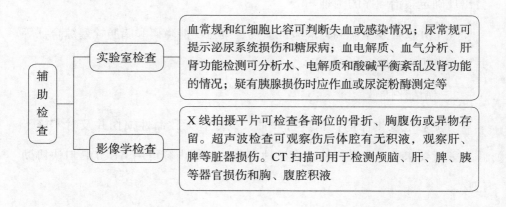

辅助检查	实验室检查	血常规和红细胞比容可判断失血或感染情况；尿常规可提示泌尿系统损伤和糖尿病；血电解质、血气分析、肝肾功能检测可分析水、电解质和酸碱平衡紊乱及肾功能的情况；疑有胰腺损伤时应作血或尿淀粉酶测定等
	影像学检查	X 线拍摄平片可检查各部位的骨折、胸腹伤或异物存留。超声波检查可观察伤后体腔有无积液，观察肝、脾等脏器损伤。CT 扫描可用于检测颅脑、肝、脾、胰等器官损伤和胸、腹腔积液

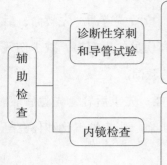

	诊断性穿刺和导管试验	诊断性穿刺是一种简单、安全的辅助方法，可在急诊室内进行。如血气胸、腹腔积液、腹膜炎等，阳性时能迅速确认，但阴性时也不能排除。放置导尿管或灌洗可诊断尿路或膀胱的损伤
辅助检查		
	内镜检查	直接观察气管、食管、直肠、膀胱等空腔器官的损伤。需要注意的是伤情会随着时间和治疗等因素而发生变化，此时应重复进行上述评估，找出原因并进行干预，同时做好记录

4. 确诊

凡因同一伤而致下列伤情两条以上者可确定为多发伤。

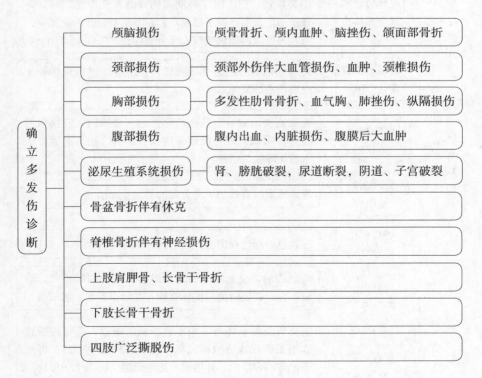

	颅脑损伤	颅骨骨折、颅内血肿、脑挫伤、颌面部骨折
	颈部损伤	颈部外伤伴大血管损伤、血肿、颈椎损伤
	胸部损伤	多发性肋骨骨折、血气胸、肺挫伤、纵隔损伤
确立多发伤诊断	腹部损伤	腹内出血、内脏损伤、腹膜后大血肿
	泌尿生殖系统损伤	肾、膀胱破裂，尿道断裂，阴道、子宫破裂
	骨盆骨折伴有休克	
	脊椎骨折伴有神经损伤	
	上肢肩胛骨、长骨干骨折	
	下肢长骨干骨折	
	四肢广泛撕脱伤	

5. 护理措施

（1）一般护理：视病情取合适体位；病情不稳者，严禁随意搬动患者；

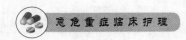

根据病情适当给予镇静和镇痛药物；加强饮食护理。

（2）治疗配合：多发伤病情一般都比较危重，抢救应遵循"先救命，后治伤"的原则，必须迅速、准确、有效，才能提高伤员的生存率，减少伤残率，降低死亡率。包括现场急救、转送、急诊室的救治。

①现场救护：原则是先抢救生命，后保护功能；先重后轻，先急后缓。做到抢救争分夺秒。有心搏呼吸骤停、窒息、大出血、张力性气胸和休克等必须优先抢救。

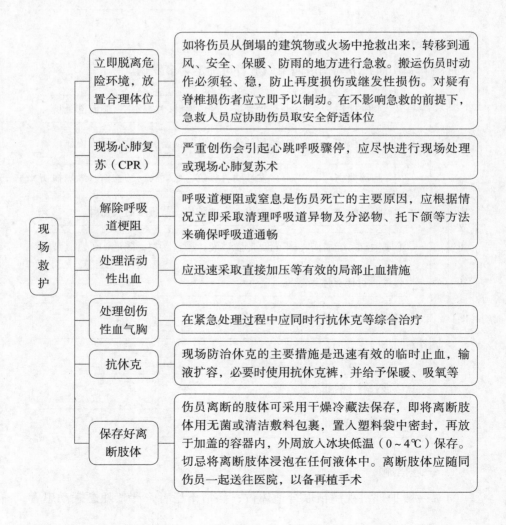

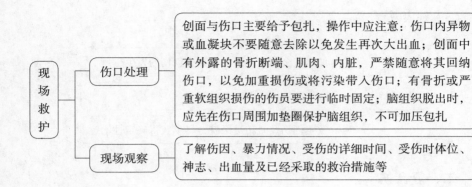

②迅速转运和途中监护：对伤员初步救护后，必须迅速转送到医院作进一步检查和确定性治疗。

③院内救治：伤员到达急诊科后，应尽快对伤情进行进一步判断，并迅速采取针对性措施进行救治。

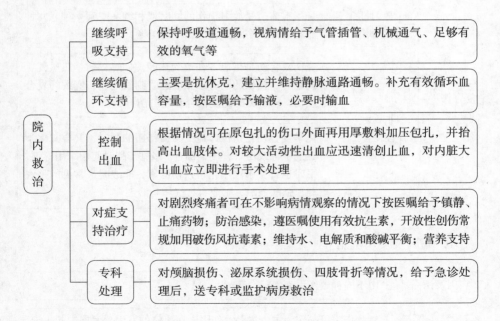

（3）病情观察：严密观察病情变化，及时发现并发症并报告医生协助处理。

（4）心理护理：加强心理护理，缓解患者及家属对疾病的恐惧和焦虑。

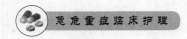

（5）健康教育

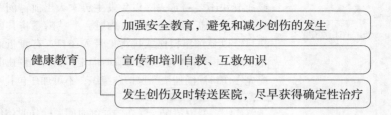

健康教育
- 加强安全教育，避免和减少创伤的发生
- 宣传和培训自救、互救知识
- 发生创伤及时转送医院，尽早获得确定性治疗

二、复合伤

复合伤是指两种以上的致伤因素同时或相继作用于人体所造成的损伤，通常分为放射性复合伤和非放射性复合伤两大类。

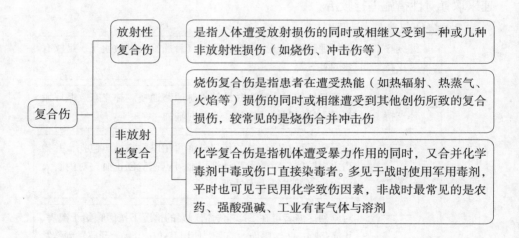

复合伤
- 放射性复合伤：是指人体遭受放射损伤的同时或相继又受到一种或几种非放射性损伤（如烧伤、冲击伤等）
- 非放射性复合
  - 烧伤复合伤是指患者在遭受热能（如热辐射、热蒸气、火焰等）损伤的同时或相继遭受到其他创伤所致的复合损伤，较常见的是烧伤合并冲击伤
  - 化学复合伤是指机体遭受暴力作用的同时，又合并化学毒剂中毒或伤口直接染毒者。多见于战时使用军用毒剂，平时也可见于民用化学致伤因素，非战时最常见的是农药、强酸强碱、工业有害气体与溶剂

1. 病因及发病机制

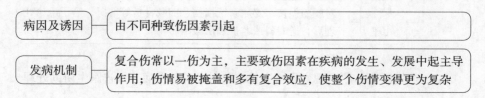

病因及诱因
- 由不同种致伤因素引起

发病机制
- 复合伤常以一伤为主，主要致伤因素在疾病的发生、发展中起主导作用；伤情易被掩盖和多有复合效应，使整个伤情变得更为复杂

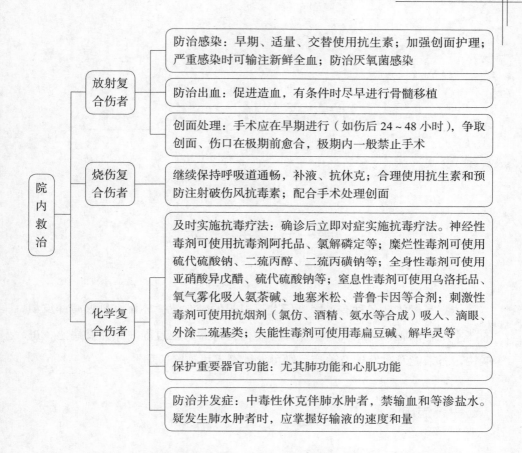

（3）病情观察：严密观察病情变化，及时发现并发症并报告医生协助处理。

（4）心理护理：加强心理护理，缓解患者及家属对疾病的焦虑和恐惧。

（5）健康教育：①加强安全防护教育，避免和减少各种复合伤的发生。②宣传和培训自救、互救知识。

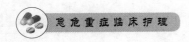

第六章 休 克

第一节 概 述

休克是机体在各种有害因素侵袭下引起的以有效循环血容量骤减，组织灌注不足，细胞代谢紊乱，微循环障碍为特点的病理过程。休克发病急，进展快，若未能及时发现及治疗，则可发展至不可逆阶段而死亡。

一、病因

引起休克的原因很多，常见有以下几类病因引起的休克：

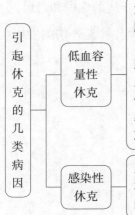

| 引起休克的几类病因 | 低血容量性休克 | 大量的出血（急性创伤、消化道出血）和大面积烧伤、剧烈呕吐、腹泻等引起大量的血浆或体液的丢失，导致血容量的急剧减少。当急性失血超过总血量的 30% 即可引起休克，超过总血量 50%则可导致患者迅速死亡。低血容量性休克包括创伤性休克和失血性休克，创伤性休克除了失血，还有创伤对神经的强烈刺激，使交感神经兴奋、周围毛细血管收缩、静脉回流减少，同时心率增快，影响心排血量。失血性休克不仅取决于失血的量，还取决于失血的速度 |
| | 感染性休克 | 主要由细菌产生的毒素引起，也可由病毒、真菌、立克次体、衣原体、原虫等微生物感染引起，其中革兰阴性细菌感染所致的休克最为多见 |

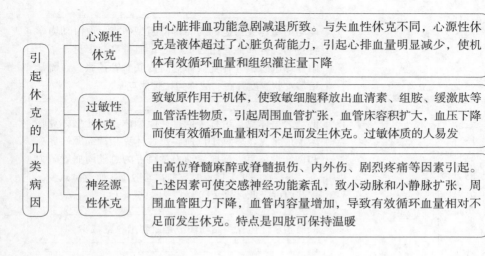

二、分类

休克的分类方法很多，目前还没有统一的标准，主要有以下四种分类方法。

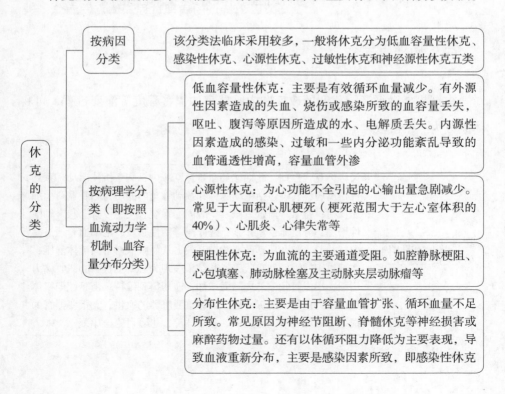

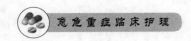急危重症临床护理

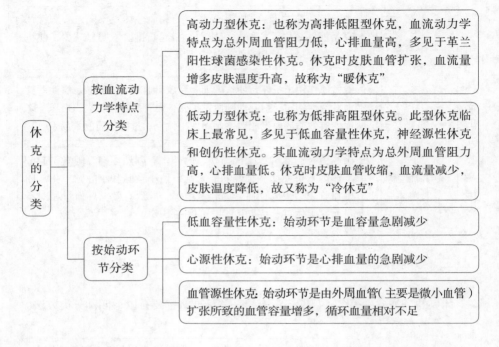

三、病理生理

根据机体微循环、代谢的改变和内脏器官的损害程度等演变过程，可将休克分为三个阶段。

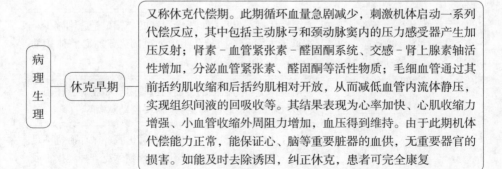

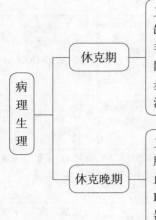

| | 休克期 | 又称进展期或失代偿期。此期持续的组织缺血、缺氧导致乳酸堆积，引起体内代谢性酸中毒，使毛细血管前括约肌开放，大量血液进入毛细血管网，导致静脉回心血量明显减少，组织灌注进一步减少，器官组织功能损害。此期如能得到有效治疗，患者常能存活 |

病理生理

| | 休克晚期 | 又称不可逆期。失代偿期持续微循环衰竭，组织细胞出现严重功能障碍，甚至凋亡，继而发生弥散性血管内凝血（disseminated intravascular coagulation, DIC）和多器官功能衰竭（MSOF）。此期重要脏器损害后，较难恢复 |

四、临床表现

1. 共性临床表现

共性临床表现：不同类型的休克都会出现有效循环血量不足和组织器官灌注减少的表现。

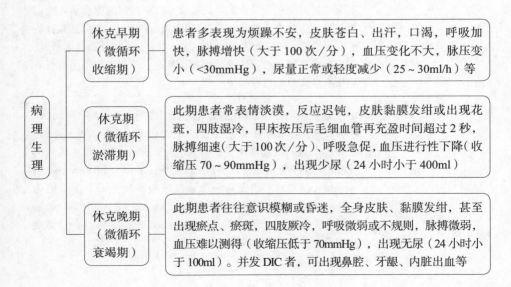

病理生理	休克早期（微循环收缩期）	患者多表现为烦躁不安，皮肤苍白、出汗，口渴，呼吸加快，脉搏增快（大于100次/分），血压变化不大，脉压变小（<30mmHg），尿量正常或轻度减少（25～30ml/h）等
	休克期（微循环淤滞期）	此期患者常表情淡漠，反应迟钝，皮肤黏膜发绀或出现花斑，四肢湿冷，甲床按压后毛细血管再充盈时间超过2秒，脉搏细速（大于100次/分）、呼吸急促，血压进行性下降（收缩压70～90mmHg），出现少尿（24小时小于400ml）
	休克晚期（微循环衰竭期）	此期患者往往意识模糊或昏迷，全身皮肤、黏膜发绀，甚至出现瘀点、瘀斑，四肢厥冷，呼吸微弱或不规则，脉搏微弱，血压难以测得（收缩压低于70mmHg），出现无尿（24小时小于100ml）。并发DIC者，可出现鼻腔、牙龈、内脏出血等

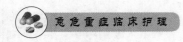

2．特征性临床表现

休克类型	血压改变	血流动力学改变	伴随症状
低血容量性休克	早期正常可出现直立性低血压，但外周静脉塌陷，脉压变小，中晚期下降明显	心排出量降低，中心静脉压、肺动脉毛细血管楔压降低，外周阻力增加	有血液或体液大量丢失
神经源性休克	早期正常或轻度升高，脉压增大；中晚期明显下降	早期心排出量增加，外周阻力降低；晚期心排出量减少，外周阻力增加	有脊柱或颅脑损伤，意识障碍
心源性休克	早期血压变化不大，脉压变小；中晚期明显下降	心排出量降低，中心静脉压、肺动脉毛细血管楔压增加，外周阻力增加	有呼吸困难、端坐呼吸，异常心音、心律不齐
感染性休克及过敏性休克	早期正常或变化不大，脉压变小，中晚期下降明显	心排出量降低，中心静脉压、肺动脉毛细血管楔压降低，外周阻力增加	有发热、寒战等感染症状，或皮肤红肿瘙痒、呼吸困难、喉头水肿等过敏症状

五、辅助检查

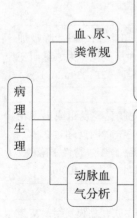

病理生理

血、尿、粪常规：创伤性休克、失血性休克早期，由于血液浓缩，血红蛋白和血细胞比容可高于正常；大量失血数小时后，红细胞和血红蛋白显著降低。休克合并感染和全身炎性反应时，血中白细胞计数可明显升高，伴随着休克的进一步发展，血小板计数逐渐降低。尿比重增高提示血液浓缩或血容量不足，消化系统出血时可有粪便隐血实验阳性或黑便

动脉血气分析：可帮助了解酸碱平衡情况，休克时可因肺换气不足，出现 $PaCO_2$ 明显升高；若患者通气良好，但 $PaCO_2$ 仍超过 $45 \sim 50mmHg$ 时，常提示严重肺泡功能不全；$PaCO_2$ 高于 $60mmHg$，吸入纯氧仍无改善者则可能是急性呼吸窘迫综合征（acute respiratory distress syndrom，ARDS）的先兆。动脉血液酸碱度（pH）正常值为 $7.35 \sim 7.45$。通过监测 pH、碱剩余（base excess, BE）、缓冲碱（buffer base, BB）和标准碳酸氢盐（standard bicarbonate, SB）的动态变化有助于了解休克时酸碱平衡的情况

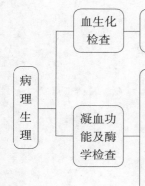

	血生化检查	包括肝肾功能、血糖、电解质检查，动态监测可及时了解有无合并多器官功能衰竭及酸碱平衡失调的程度
病理生理	凝血功能及酶学检查	休克时容易出现凝血和纤溶系统功能障碍，持续进展可发展成弥散性血管内凝血（DIC），因此，对疑有 DIC 的患者，应测定其血小板的数量和质量、凝血因子的消耗程度及反映纤溶活性的多项指标。当血小板计数低于 80×10^9/L；凝血酶原时间比对照组延长 3 秒以上；血浆纤维蛋白原低于 1.5g/L 或呈进行性降低；结合临床表现若有休克及微血管栓塞症状和出血倾向时，便可考虑 DIC 的发生

六、伤情判断

　　休克病情变化快而复杂，病因不同，其病情发展的各阶段临床特点也不一样，护理的关键在于严密细致地观察患者休克的早期表现，综合分析，得出正确的判断。及时了解患者病情变化和治疗反应，为调整治疗方案提供客观依据，提高抢救成功率。

休克程度的判断

分期	程度	神志	心率	血压	尿量	口渴程度	体表血管	皮肤黏膜	
								色泽	温度
休克代偿期	轻度	神志清楚，精神紧张伴痛苦表情	100次/分以下，尚有力	收缩压正常或稍升高，舒张压升高，脉压小	正常	口渴	正常	开始苍白	正常或发凉
休克期	中度	神志尚清楚，表情淡漠	100～200次/分	收缩压 70～90mmHg，脉压小	尿少	很口渴	表浅静脉塌陷，毛细血管充盈，迟缓	苍白	发冷
休克抑制期	重度	意识模糊，甚至昏迷	快而细弱或摸不清	收缩压70mmHg以下，或测不到	尿少或无尿	非常口渴，可能无主诉	毛细血管充盈，非常迟缓，浅表静脉塌陷	显著苍白，四肢发绀	厥冷，肢端更明显

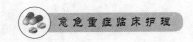

第二节　休克的急救与护理

一、休克的急救

1．一般紧急治疗

通常取平卧位，有条件时采取中凹卧位，即头和躯干抬高 20°～30°、下肢抬高 15°～20°；保持呼吸道通畅，并可用鼻导管法或面罩法吸氧，必要时建立人工气道，呼吸机辅助通气；维持体温在正常范围；及早建立静脉通路，维持血压。保持患者安静，避免不必要的人为搬动，可视情况用小剂量镇痛、镇静药，避免引起呼吸和循环抑制。

2．病因治疗

引起休克的原因各异，根除或控制导致休克的原因对阻止休克的进一步发展十分重要，其治疗的原则为尽快恢复有效循环血量，对原发病灶做手术处理。即使病情尚未稳定，在积极抗休克的同时亦可进行针对病因的手术。

3．液体复苏

多数休克治疗的首要目标是恢复组织灌注，最有效的办法是早期补充足够的血容量，即液体复苏。液体复苏不仅要补充已失去的血容量，还要补充因毛细血管床扩大引起的血容量相对不足，因此往往需要过量的补充，以确保心输出量。即使是心源性休克有时也不应过于严格地控制入量，而应在连续、动态监测动脉血压、尿量和 CVP 的基础上，结合患者皮肤温度、末梢循环、脉率及毛细血管充盈时间等情况，判断所需补充的液体量。有条件时可在漂浮导管监测肺动脉楔压的指导下输液。

休克治疗的早期，多以大量输入晶体液、血浆代用品以扩充血容量，维持适当的血压，从而改善组织灌注。随着休克的逐渐控制，输入液体的主要目的是防止水电解质和酸碱平衡紊乱，防止系统和脏器并发症，维持能量代谢、组织氧合和胶体渗透压。

选择扩容剂的原则是：按需补充，同时兼顾晶体及胶体的需求及比例。常用的溶液有：

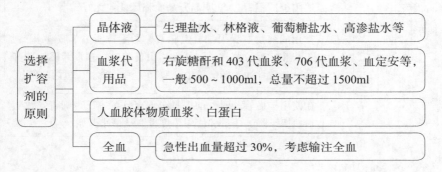

4. 纠正酸碱平衡失调

休克时由于微循环障碍组织缺氧，产生大量酸性物质。休克早期在积极扩容改善微循环障碍情况下，一般酸中毒较易纠正。但重度休克发生严重酸中毒时，应立即输入 5% 碳酸氢钠，用药后 30～60 分钟应复查动脉血气，具体剂量应视酸中毒程度和血气分析结果来确定。

5. 应用血管活性药物

血管活性药物主要包括两大类，即缩血管药和扩血管药，通常采用联合用药法。

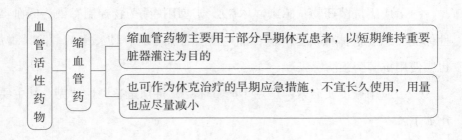

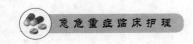

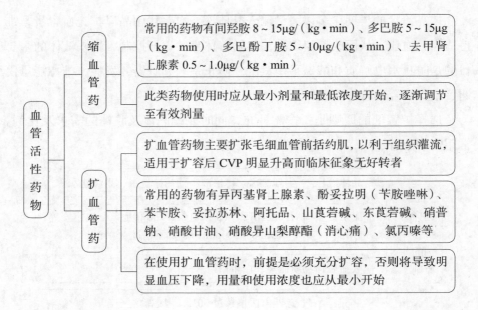

血管活性药物	缩血管药	常用的药物有间羟胺 8～15μg/(kg·min)、多巴胺 5～15μg(kg·min)、多巴酚丁胺 5～10μg/(kg·min)、去甲肾上腺素 0.5～1.0μg/(kg·min)
		此类药物使用时应从最小剂量和最低浓度开始，逐渐调节至有效剂量
	扩血管药	扩血管药物主要扩张毛细血管前括约肌，以利于组织灌流，适用于扩容后 CVP 明显升高而临床征象无好转者
		常用的药物有异丙基肾上腺素、酚妥拉明（苄胺唑啉）、苯苄胺、妥拉苏林、阿托品、山莨菪碱、东莨菪碱、硝普钠、硝酸甘油、硝酸异山梨醇酯（消心痛）、氯丙嗪等
		在使用扩血管药时，前提是必须充分扩容，否则将导致明显血压下降，用量和使用浓度也应从最小开始

6. 改善心功能

心功能障碍既可是休克的原因，也可是结果，尤其易出现在休克的中晚期或既往有心脏病者，此时应适当使用强心药。多巴胺、多巴酚丁胺兼有缩血管和强心作用，必要时可予西地兰 0.2～0.4mg，缓慢静注，以增强心肌收缩力、减慢心率，但需注意勿引起心律失常等中毒反应。

7. 预防 DIC

在重度休克患者，尤其是有 DIC 倾向时，适当使用肝素 0.5～1mg/kg，每 6～12 小时 1 次，即可以防止 DIC 的发展，还能防止红细胞聚集，改善微循环。必要时使用抗纤维蛋白溶解药、抗血小板黏附聚集药等。

8. 其他治疗

（1）应用抗菌药物：感染性休克必须应用抗菌药物控制感染；低血容量性休克，患者机体抵抗力降低，加之留置各种导管，使感染的危险性增加，也应使用抗菌药预防感染。

（2）应用糖皮质激素：适用于严重休克，特别是感染性休克。其主要作用如下：

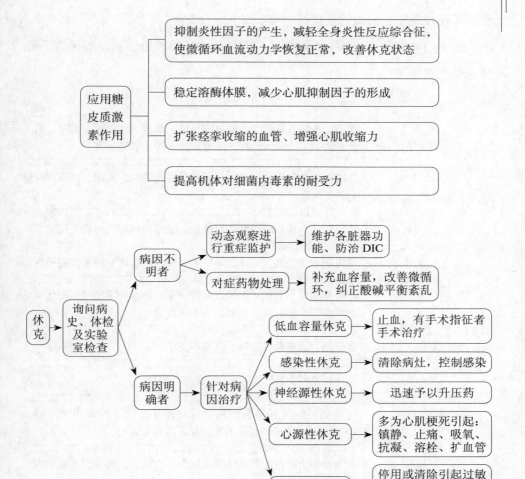

图 6-1 休克急救流程图

二、休克的护理

1. 护理评估

（1）健康史：了解引起休克的各种原因：有无大量失血、失液，严重烧

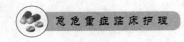

伤、损伤或感染、过敏物质接触史等。

（2）身体状况：通过对症状体征、辅助检查、重要脏器功能的评估了解休克的严重程度。

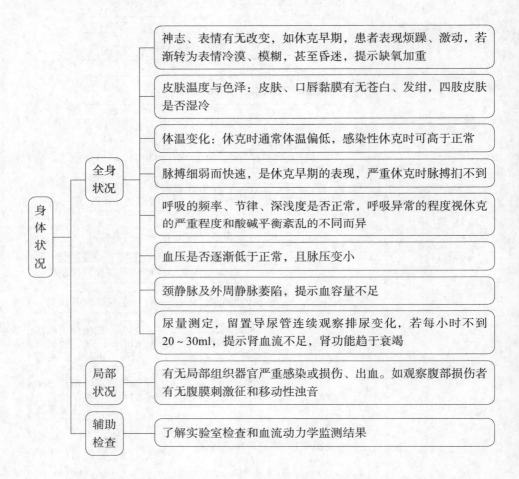

身体状况

全身状况
- 神志、表情有无改变，如休克早期，患者表现烦躁、激动，若渐转为表情冷漠、模糊，甚至昏迷，提示缺氧加重
- 皮肤温度与色泽：皮肤、口唇黏膜有无苍白、发绀，四肢皮肤是否湿冷
- 体温变化：休克时通常体温偏低，感染性休克时可高于正常
- 脉搏细弱而快速，是休克早期的表现，严重休克时脉搏扪不到
- 呼吸的频率、节律、深浅度是否正常，呼吸异常的程度视休克的严重程度和酸碱平衡紊乱的不同而异
- 血压是否逐渐低于正常，且脉压变小
- 颈静脉及外周静脉萎陷，提示血容量不足
- 尿量测定，留置导尿管连续观察排尿变化，若每小时不到20~30ml，提示肾血流不足，肾功能趋于衰竭

局部状况
- 有无局部组织器官严重感染或损伤、出血。如观察腹部损伤者有无腹膜刺激征和移动性浊音

辅助检查
- 了解实验室检查和血流动力学监测结果

（3）心理和社会支持状况：观察、了解患者及家属的情绪变化，心理接受能力以及对病情治疗和预后的了解程度，及时沟通、协调，减少不良情绪反应。

2．护理诊断

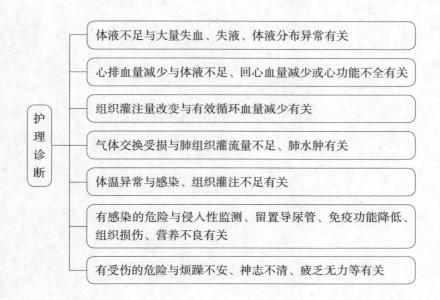

护理诊断
- 体液不足与大量失血、失液、体液分布异常有关
- 心排血量减少与体液不足、回心血量减少或心功能不全有关
- 组织灌注量改变与有效循环血量减少有关
- 气体交换受损与肺组织灌流量不足、肺水肿有关
- 体温异常与感染、组织灌注不足有关
- 有感染的危险与侵入性监测、留置导尿管、免疫功能降低、组织损伤、营养不良有关
- 有受伤的危险与烦躁不安、神志不清、疲乏无力等有关

3. 护理措施

（1）妥善安置患者：病情允许时，应尽快转运、安置休克患者于有监护设备的病房，给予特级护理。保持病室安静、整洁，通风良好，控制室内温度在 22 ~ 24℃，湿度 50% ~ 60%。调整患者呈中凹卧位（休克卧位），即头部和胸部抬高 10°~ 20°，下肢抬高 20°~ 30°；严重休克患者发生昏迷时，应将患者头偏向一侧。休克卧位可增加回心血量，防止脑水肿，且有利于呼吸的通畅。对患者及家属说明体位安置的重要性，减少不必要的搬动。

（2）迅速补充血容量，恢复有效循环血量

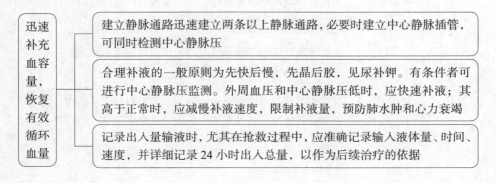

迅速补充血容量，恢复有效循环血量
- 建立静脉通路迅速建立两条以上静脉通路，必要时建立中心静脉插管，可同时检测中心静脉压
- 合理补液的一般原则为先快后慢，先晶后胶，见尿补钾。有条件者可进行中心静脉压监测。外周血压和中心静脉压低时，应快速补液；其高于正常时，应减慢补液速度，限制补液量，预防肺水肿和心力衰竭
- 记录出入量输液时，尤其在抢救过程中，应准确记录输入液体量、时间、速度，并详细记录 24 小时出入总量，以作为后续治疗的依据

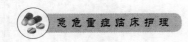

第七章 急性中毒

第一节 概　　述

急性中毒是常见的内科急症，其主要原因为药物中毒、酒精中毒、农药中毒及毒品中毒等。近年群体中毒事件的发生呈逐步上升趋势。迅速正确的诊断、治疗与护理，可以改变患者的预后。

一、基本概念

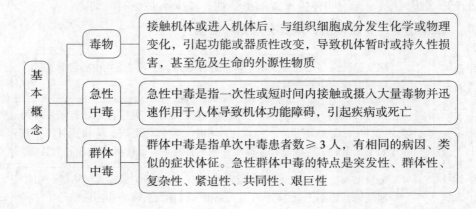

基本概念
- 毒物：接触机体或进入机体后，与组织细胞成分发生化学或物理变化，引起功能或器质性改变，导致机体暂时或持久性损害，甚至危及生命的外源性物质
- 急性中毒：急性中毒是指一次性或短时间内接触或摄入大量毒物并迅速作用于人体导致机体功能障碍，引起疾病或死亡
- 群体中毒：群体中毒是指单次中毒患者数≥3人，有相同的病因、类似的症状体征。急性群体中毒的特点是突发性、群体性、复杂性、紧迫性、共同性、艰巨性

二、毒物的体内过程

1. 吸收

毒物主要经呼吸道、消化道、皮肤黏膜三条途径进入人体。气态、烟雾态和气溶胶态的物质大多经呼吸道进入人体，这是毒物进入人体最方便、最迅速，也是毒性作用发挥最快的一种途径。毒物经过消化道的吸收中毒，多见于饮用或食用被毒物污染的食物或水，也有误服或自服毒物所致。一般经皮肤组织吸收的毒物很少，吸收速度也很慢，但脂溶性毒物可经皮肤或黏膜吸收而引起中毒。

2. 代谢

毒物被吸收后进入血液，迅速分布于全身。毒物主要在肝脏通过氧化、还原、水解、结合等途径进行代谢。大多数毒物经代谢后毒性降低，但少数毒物经代谢后毒性反而增加。

3. 排泄

大多数毒物主要是经肾脏排出，一些挥发性物质可经呼吸道排出，也有一些物质可经消化道排出。少数毒物可经皮肤、汗腺、乳腺、胆道等排出。

三、中毒原因

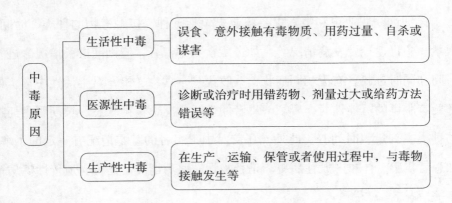

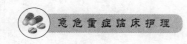

四、中毒机制

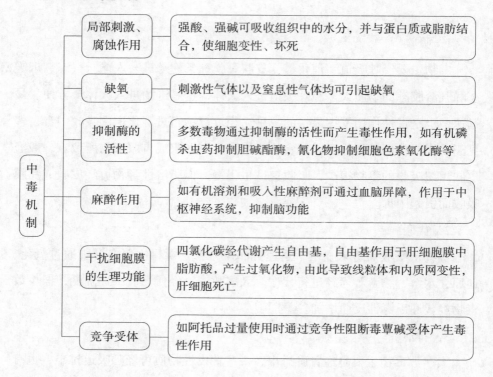

中毒机制

局部刺激、腐蚀作用	强酸、强碱可吸收组织中的水分，并与蛋白质或脂肪结合，使细胞变性、坏死
缺氧	刺激性气体以及窒息性气体均可引起缺氧
抑制酶的活性	多数毒物通过抑制酶的活性而产生毒性作用，如有机磷杀虫药抑制胆碱酯酶，氰化物抑制细胞色素氧化酶等
麻醉作用	如有机溶剂和吸入性麻醉剂可通过血脑屏障，作用于中枢神经系统，抑制脑功能
干扰细胞膜的生理功能	四氯化碳经代谢产生自由基，自由基作用于肝细胞膜中脂肪酸，产生过氧化物，由此导致线粒体和内质网变性，肝细胞死亡
竞争受体	如阿托品过量使用时通过竞争性阻断毒蕈碱受体产生毒性作用

五、病情评估

1. 病史

详细询问职业史和中毒史。职业史包括工种、接触毒物的种类、时间、数量、中毒途径及发病情况等。如怀疑食物中毒者，应询问进餐情况、进餐时间和同时进餐者有无相同症状，并收集剩余食物送检，对生活性中毒，如怀疑有服毒的可能性时，要了解患者的生活情况、精神状态、长期服用药物的种类、剂量、时间等。此外，还需对中毒患者的基本情况有一定的了解，如患者年龄、体重、既往病史、是否吸烟、服药情况、是否有遗传性疾病等相关情况。

2．临床表现

主要症状	临床表现
皮肤黏膜症状	皮肤烧灼伤、大汗、潮湿、皮肤颜色改变
眼部症状	视力障碍、瞳孔改变、眼部器官损害呼吸系统症状
呼吸系统症状	异常呼吸气味、呼吸道刺激症状、呼吸频率的改变
神经系统及精神症状	程度不等的意识障碍、瘫痪、谵妄、惊厥、精神失常、肌纤维震颤等
循环系统症状	心律失常、休克、心脏骤停
泌尿系统症状	肾小管坏死、肾缺血、肾小管堵塞
消化系统症状	口腔炎、呕吐、腹泻、腹绞痛、急性胃炎、肝脏受损
血液系统症状	白细胞减少、贫血、出血

六、救治原则

急性中毒的特点是发病急骤，进展迅速，且病情多变。因此，医护人员必须争分夺秒地进行有效救治。

1．立即终止接触毒物

毒物由呼吸道侵入时，要迅速离开现场，加强通风；对于体表污染者应立即脱去污染衣物，对接触部位应进行严格的彻底清洗；食入性毒物应停止服用。

2．清除尚未吸收的毒物

在抢救口服摄入毒物者时，除非毒物和患者的情况不允许，否则应尽量清除所有摄入胃肠道内的毒物。常用的方法有催吐、洗胃、导泻等。早期清除毒物可使病情改善，愈早、愈彻底愈好。

（1）催吐：对于患者神志清醒且能合作的中毒患者，只要胃内尚有毒物存留，立即采取催吐措施。

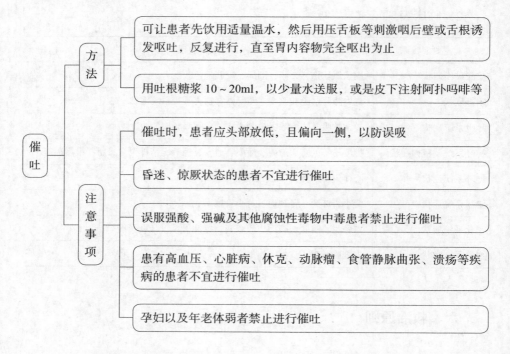

（2）洗胃：洗胃是清除经口中毒者尚未吸收的毒物的主要方法。

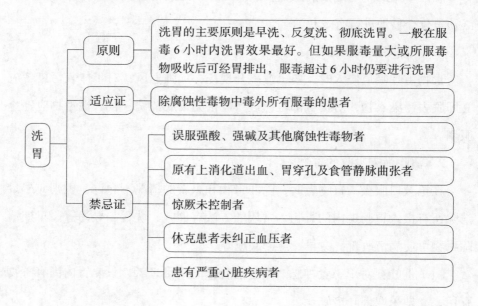

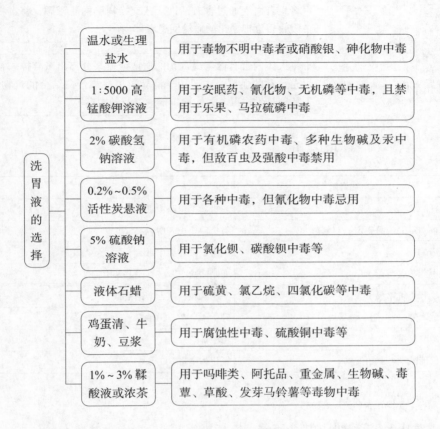

（3）导泻：洗胃完毕后，口服或由胃管注入适量硫酸钠或硫酸镁溶液，可将毒物迅速从肠道排出体外。一般不使用油类泻药，以免促进脂溶性毒物的吸收。

3. 促进已吸收毒物的排出

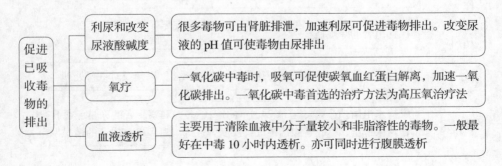

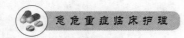
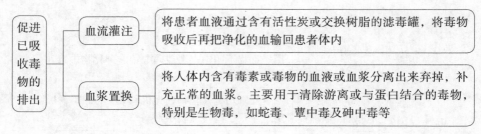

促进已吸收毒物的排出

血流灌注：将患者血液通过含有活性炭或交换树脂的滤毒罐，将毒物吸收后再把净化的血输回患者体内

血浆置换：将人体内含有毒素或毒物的血液或血浆分离出来弃掉，补充正常的血浆。主要用于清除游离或与蛋白结合的毒物，特别是生物毒，如蛇毒、蕈中毒及砷中毒等

4. 特效解毒药的应用

解毒药	适用范围
阿托品	有机磷杀虫药中毒
氯解磷定、碘解磷定、双复磷	有机磷杀虫药中毒
纳洛酮	吗啡、阿片类中毒
亚甲蓝（美蓝）	亚硝酸盐、苯胺、硝基苯中毒
乙酰胺（解氟灵）	氟乙酰胺、氟乙酸钠中毒
二巯丙醇	砷、汞、金、锑中毒
依地酸钙钠	铅中毒
硫代硫酸钠、亚硝酸钠	氰化物中毒

5. 对症治疗

对症治疗能够保护生命脏器，恢复功能，帮助患者渡过难关。

6. 护理

（1）病情观察

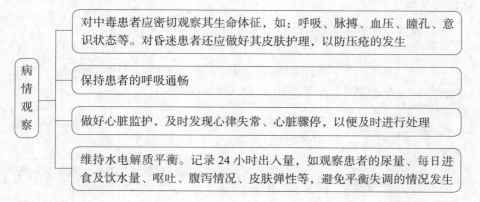

病情观察

对中毒患者应密切观察其生命体征，如：呼吸、脉搏、血压、瞳孔、意识状态等。对昏迷患者还应做好其皮肤护理，以防压疮的发生

保持患者的呼吸通畅

做好心脏监护，及时发现心律失常、心脏骤停，以便及时进行处理

维持水电解质平衡。记录24小时出入量，如观察患者的尿量、每日进食及饮水量、呕吐、腹泻情况、皮肤弹性等，避免平衡失调的情况发生

（2）洗胃护理

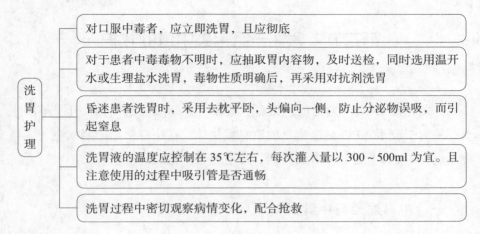

洗胃护理：
- 对口服中毒者，应立即洗胃，且应彻底
- 对于患者中毒毒物不明时，应抽取胃内容物，及时送检，同时选用温开水或生理盐水洗胃，毒物性质明确后，再采用对抗剂洗胃
- 昏迷患者洗胃时，采用去枕平卧，头偏向一侧，防止分泌物误吸，而引起窒息
- 洗胃液的温度应控制在35℃左右，每次灌入量以300～500ml为宜。且注意使用的过程中吸引管是否通畅
- 洗胃过程中密切观察病情变化，配合抢救

（3）一般护理

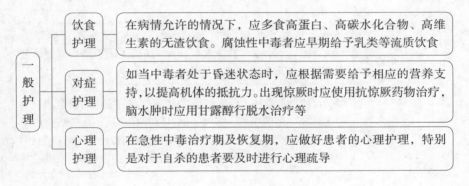

一般护理：
- 饮食护理：在病情允许的情况下，应多食高蛋白、高碳水化合物、高维生素的无渣饮食。腐蚀性中毒者应早期给予乳类等流质饮食
- 对症护理：如当中毒者处于昏迷状态时，应根据需要给予相应的营养支持，以提高机体的抵抗力。出现惊厥时应使用抗惊厥药物治疗，脑水肿时应用甘露醇行脱水治疗等
- 心理护理：在急性中毒治疗期及恢复期，应做好患者的心理护理，特别是对于自杀的患者要及时进行心理疏导

（4）健康教育

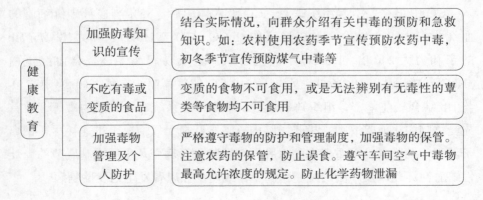

健康教育：
- 加强防毒知识的宣传：结合实际情况，向群众介绍有关中毒的预防和急救知识。如：农村使用农药季节宣传预防农药中毒，初冬季节宣传预防煤气中毒等
- 不吃有毒或变质的食品：变质的食物不可食用，或是无法辨别有无毒性的蕈类等食物均不可食用
- 加强毒物管理及个人防护：严格遵守毒物的防护和管理制度，加强毒物的保管。注意农药的保管，防止误食。遵守车间空气中毒物最高允许浓度的规定。防止化学药物泄漏

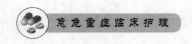

第二节　急性一氧化碳中毒的救护

一氧化碳（CO）为无色、无臭、无味、无刺激性的气体，几乎不溶于水，易溶于氨水。CO 是最常见的窒息性气体，在中毒早期不易察觉，人体吸入空气中 CO 含量超过 0.01% 时，即有急性中毒的危险。

一、中毒途径与中毒机制

1. 中毒途径

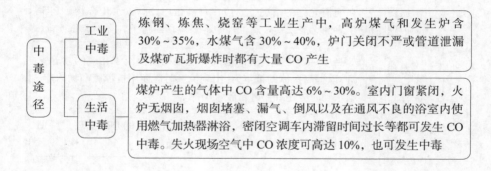

2. 中毒机制

CO 中毒主要引起组织缺氧，CO 吸入体内后，85% 与血液中红细胞的血红蛋白（Hb）结合，形成稳定的 HbCO，CO 与 Hb 的亲和力比氧与 Hb 的亲和力大 240 倍，Hb-CO 不能携带氧，且不易解离，是氧合血红蛋白（HbCO）解离度的 1/3600。又由于血中 CO 使氧离曲线左移，HbO_2 中的 O_2 与 Hb 结合较前紧密，组织缺氧加重。中枢神经系统对缺氧最为敏感，故首先受累脑内小血管麻痹、扩张。脑内三磷腺苷在无氧情况下迅速耗尽，钠离子蓄积于细胞内，严重者有脑水肿，继发脑血管病变及皮质或基底节的局灶性缺血性坏死以及广泛的脱髓鞘病变，致使少数患者发生迟发性脑病。

二、病情评估

1．病史

注意了解中毒时患者所处的环境、停留时间、突发昏迷情况。

2．临床表现

急性中毒的表现随着中毒的程度而有所不同，故将急性一氧化碳中毒分为轻、中、重三度。

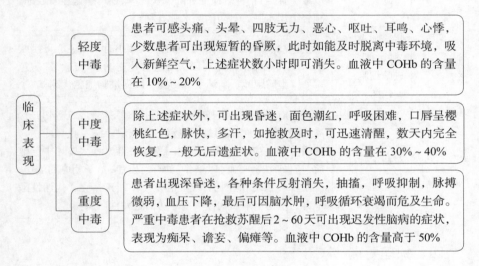

临床表现
- 轻度中毒：患者可感头痛、头晕、四肢无力、恶心、呕吐、耳鸣、心悸，少数患者可出现短暂的昏厥，此时如能及时脱离中毒环境，吸入新鲜空气，上述症状数小时即可消失。血液中 COHb 的含量在 10%～20%
- 中度中毒：除上述症状外，可出现昏迷，面色潮红，呼吸困难，口唇呈樱桃红色，脉快，多汗，如抢救及时，可迅速清醒，数天内完全恢复，一般无后遗症状。血液中 COHb 的含量在 30%～40%
- 重度中毒：患者出现深昏迷，各种条件反射消失，抽搐，呼吸抑制，脉搏微弱，血压下降，最后可因脑水肿，呼吸循环衰竭而危及生命。严重中毒患者在抢救苏醒后 2～60 天可出现迟发性脑病的症状，表现为痴呆、谵妄、偏瘫等。血液中 COHb 的含量高于 50%

3．实验室检查

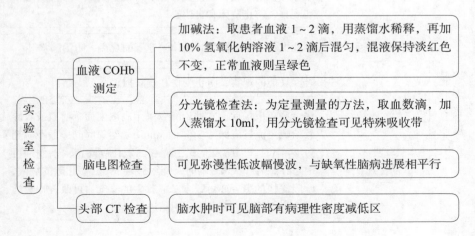

实验室检查
- 血液 COHb 测定：
  - 加碱法：取患者血液 1～2 滴，用蒸馏水稀释，再加 10% 氢氧化钠溶液 1～2 滴后混匀，混液保持淡红色不变，正常血液则呈绿色
  - 分光镜检查法：为定量测量的方法，取血数滴，加入蒸馏水 10ml，用分光镜检查可见特殊吸收带
- 脑电图检查：可见弥漫性低波幅慢波，与缺氧性脑病进展相平行
- 头部 CT 检查：脑水肿时可见脑部有病理性密度减低区

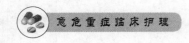

三、救治要点

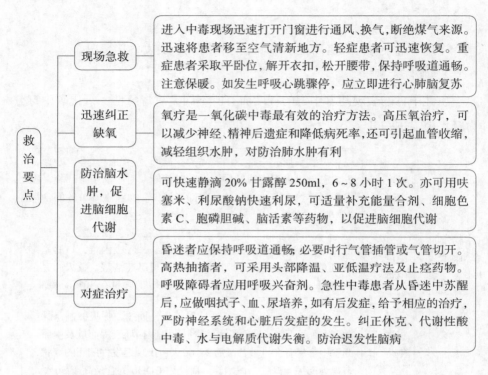

	现场急救	进入中毒现场迅速打开门窗进行通风、换气,断绝煤气来源。迅速将患者移至空气清新地方。轻症患者可迅速恢复。重症患者采取平卧位,解开衣扣,松开腰带,保持呼吸道通畅。注意保暖。如发生呼吸心跳骤停,应立即进行心肺脑复苏
救治要点	迅速纠正缺氧	氧疗是一氧化碳中毒最有效的治疗方法。高压氧治疗,可以减少神经、精神后遗症和降低病死率,还可引起血管收缩,减轻组织水肿,对防治肺水肿有利
	防治脑水肿,促进脑细胞代谢	可快速静滴 20% 甘露醇 250ml,6～8 小时 1 次。亦可用呋塞米、利尿酸钠快速利尿,可适量补充能量合剂、细胞色素 C、胞磷胆碱、脑活素等药物,以促进脑细胞代谢
	对症治疗	昏迷者应保持呼吸道通畅,必要时行气管插管或气管切开。高热抽搐者,可采用头部降温、亚低温疗法及止痉药物。呼吸障碍者应用呼吸兴奋剂。急性中毒患者从昏迷中苏醒后,应做咽拭子、血、尿培养,如有后发症,给予相应的治疗,严防神经系统和心脏后发症的发生。纠正休克、代谢性酸中毒、水与电解质代谢失衡。防治迟发性脑病

四、护理要点

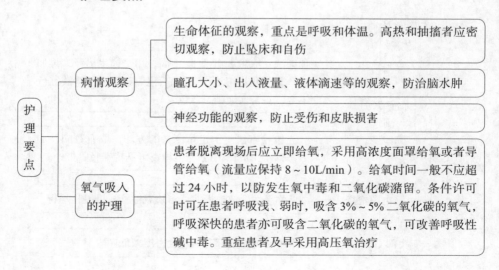

	病情观察	生命体征的观察,重点是呼吸和体温。高热和抽搐者应密切观察,防止坠床和自伤
护理要点		瞳孔大小、出入液量、液体滴速等的观察,防治脑水肿
		神经功能的观察,防止受伤和皮肤损害
	氧气吸入的护理	患者脱离现场后应立即给氧,采用高浓度面罩给氧或者导管给氧(流量应保持 8～10L/min)。给氧时间一般不应超过 24 小时,以防发生氧中毒和二氧化碳潴留。条件许可时可在患者呼吸浅、弱时,吸含 3%～5% 二氧化碳的氧气,呼吸深快的患者亦可吸含二氧化碳的氧气,可改善呼吸性碱中毒。重症患者及早采用高压氧治疗

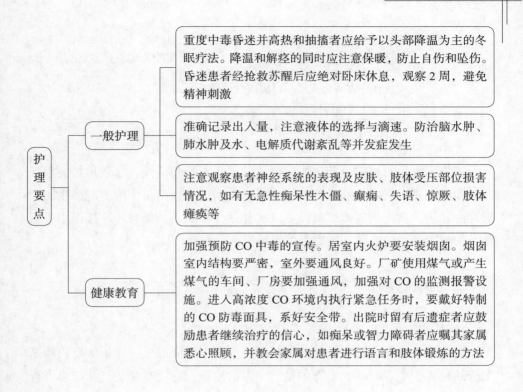

护理要点

一般护理

重度中毒昏迷并高热和抽搐者应给予以头部降温为主的冬眠疗法。降温和解痉的同时应注意保暖，防止自伤和坠伤。昏迷患者经抢救苏醒后应绝对卧床休息，观察2周，避免精神刺激

准确记录出入量，注意液体的选择与滴速。防治脑水肿、肺水肿及水、电解质代谢紊乱等并发症发生

注意观察患者神经系统的表现及皮肤、肢体受压部位损害情况，如有无急性痴呆性木僵、癫痫、失语、惊厥、肢体瘫痪等

健康教育

加强预防CO中毒的宣传。居室内火炉要安装烟囱。烟囱室内结构要严密，室外要通风良好。厂矿使用煤气或产生煤气的车间、厂房要加强通风，加强对CO的监测报警设施。进入高浓度CO环境内执行紧急任务时，要戴好特制的CO防毒面具，系好安全带。出院时留有后遗症者应鼓励患者继续治疗的信心，如痴呆或智力障碍者应嘱其家属悉心照顾，并教会家属对患者进行语言和肢体锻炼的方法

第三节　有机磷杀虫药中毒的救护

有机磷农药属有机磷酸酯或硫代硫酸酯类化合物，是目前我国应用最广、用量最大一类农药。该类农药多数具有大蒜味，难溶于水而溶于有机溶剂，可经呼吸道、消化道及皮肤侵入体内，引起急性中毒。有机磷杀虫剂单剂与混剂引起的急性中毒患者列我国所有化学物质中毒首位，且死亡率高。

一、中毒途径与中毒机制

1. 中毒途径

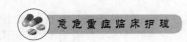

中毒途径	职业性中毒接触史常较明确，多由于生产、运输、使用过程中不遵守操作规程或不注意个人防护所致，经皮肤或呼吸道途径吸收中毒
	生活性中毒多为误服、自服或食用被农药污染的瓜果、蔬菜所致，常以口服中毒途径为主

2. 中毒机制

短期内大量有机磷农药进入体内，抑制胆碱酯酶活性，导致神经突触处乙酰胆碱积聚，后者为胆碱能神经系统的化学递质，其蓄积增多时产生胆碱能神经亢进，从而出现毒蕈碱样（M 样作用）症状、烟碱样（N 样作用）症状及中枢神经系统症状。严重者可因呼吸衰竭而死亡。

二、病情评估

1. 病史

询问患者有无有机磷杀虫药的接触史、食用或误服史，应了解有机磷杀虫药的种类、中毒时间、中毒的量、中毒的途径，有无呕吐物气味，患者近来的生活及工作状况、精神状态等。

2. 临床表现

急性中毒发病时间与毒物种类、剂量和侵入途径密切相关。经皮肤吸收中毒，一般在接触后 2～6 小时后发病，经呼吸道吸入或口服后多在 10 分钟～2 小时内出现症状。中毒后的主要表现为以下几个方面症状。

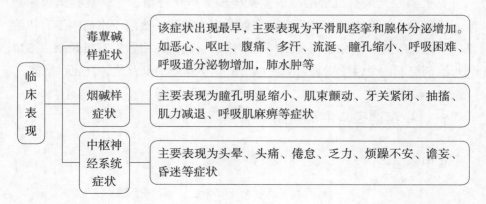

临床表现	毒蕈碱样症状	该症状出现最早，主要表现为平滑肌痉挛和腺体分泌增加。如恶心、呕吐、腹痛、多汗、流涎、瞳孔缩小、呼吸困难、呼吸道分泌物增加，肺水肿等
	烟碱样症状	主要表现为瞳孔明显缩小、肌束颤动、牙关紧闭、抽搐、肌力减退、呼吸肌麻痹等症状
	中枢神经系统症状	主要表现为头晕、头痛、倦怠、乏力、烦躁不安、谵妄、昏迷等症状

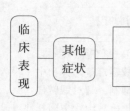

临床表现 — 其他症状
- 迟发性神经病：重度中毒者症状消失后 2 ~ 3 周，可发生迟发性神经损害，初为感觉神经受累，后累及运动神经
- 中间综合征：中毒者中毒后 1 ~ 4 天突然发生死亡，死亡前可先有颈、上肢和呼吸肌麻痹，也可累及脑神经，出现眼睑下垂、眼外展障碍和面瘫

3. 实验室检查

（1）全血胆碱酯酶活力（cholinesterase, CHE）测定，是诊断中毒程度、疗效和预后的重要指标。

（2）尿中有机磷杀虫药分解产物测定。

4. 中毒程度

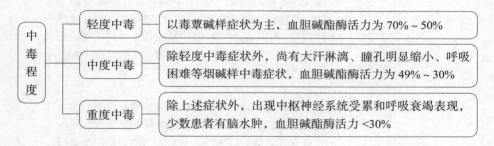

中毒程度
- 轻度中毒：以毒蕈碱样症状为主，血胆碱酯酶活力为 70% ~ 50%
- 中度中毒：除轻度中毒症状外，尚有大汗淋漓、瞳孔明显缩小、呼吸困难等烟碱样中毒症状，血胆碱酯酶活力为 49% ~ 30%
- 重度中毒：除上述症状外，出现中枢神经系统受累和呼吸衰竭表现，少数患者有脑水肿，血胆碱酯酶活力 <30%

三、救治要点

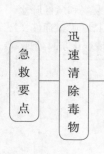

急救要点 — 迅速清除毒物
立即使患者脱离中毒现场，脱去污染衣物。用生理盐水或肥皂水彻底清洗污染的皮肤、毛发、外耳道、手部（先剪去指甲），用微温水洗净。眼部污染时，除敌百虫污染必须用清水冲洗外，其他均可先用 2% 碳酸氢钠液冲洗，再用生理盐水彻底冲洗。至少持续 10 分钟，洗后滴入 1% 阿托品 1 ~ 2 滴。口服中毒者用清水、2% 碳酸氢钠溶液或 1:5000 高锰酸钾溶液（对硫磷忌用）反复洗胃，直至洗清为止，用 50% 硫酸钠导泻

应用原则为早期、足量、联合、重复用药

阿托品：为抗胆碱药，能与乙酰胆碱争夺胆碱受体，起到阻断乙酰胆碱作用，清除或减轻毒蕈碱样和中枢神经系统症状，改善呼吸中枢抑制，其对烟碱样症状和恢复胆碱酯酶活力无作用。抢救治疗中阿托品应早期、足量、反复给药，根据病情每 10～30 分钟或 1～2 小时给药一次，直到毒蕈碱样症状明显好转或患者出现"阿托品化"表现，再逐渐减量或延长间隔时间

胆碱酯酶复能剂：肟类化合物能使被抑制的胆碱酯酶恢复活性，称为胆碱酯酶复能剂，常用药物有碘解磷定（PAM-I）、氯解磷定（PAM-CL）、双复磷（DMO4）和双解磷（TMB4）等。胆碱酯酶复能剂对解除烟碱样作用明显，但对毒蕈碱样症状作用较差，也不能对抗呼吸中枢的抑制，所以复能剂与阿托品合用，可取得协同效果。用时任选一种，切勿两种药或三种药同时应用

解磷注射液：是一种含有抗胆碱剂和复能剂的复方注射液，它即对毒蕈样碱、烟碱样和中枢神经系统症状有较好的对抗作用，又对失活的胆碱酯酶有较强的复活作用，起效快，作用时间长

对症治疗：有机磷中毒主要致死原因有肺水肿、休克、心脏损害，特别是中枢性呼吸衰竭和急性肺水肿，应加强对重要脏器的监护，保持呼吸道通畅，吸氧或使用机械辅助呼吸，发现病情变化及时处理

急救要点 — 解毒剂的应用

四、护理要点

1. 病情观察

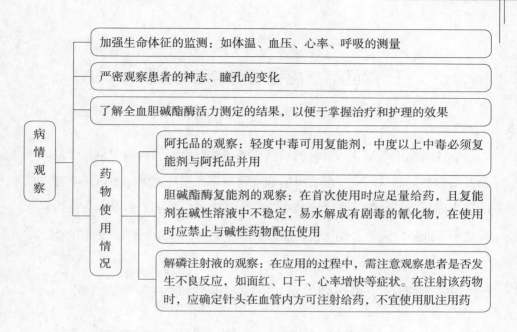

2. 一般护理

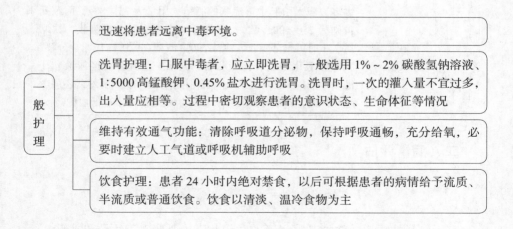

3. 心理护理

根据不同的心理特点予以心理指导，关心、体贴患者，不歧视患者，与家属共同安慰患者，为患者提供情感上的支持。

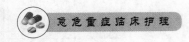

第四节　急性酒精中毒的救护

急性酒精中毒指饮入过量的酒精或酒精饮料后所引起的中枢神经系统兴奋及随后的抑制状态。严重者可引起呼吸衰竭及循环衰竭。还可影响肝内糖的衰竭而导致低血糖。急性酒精中毒是生活中的常见病、多发病，是内科急症之一。此病发病急，变化快，病因一般较明确，诊断不难，故重在治疗。

一、病因及中毒机制

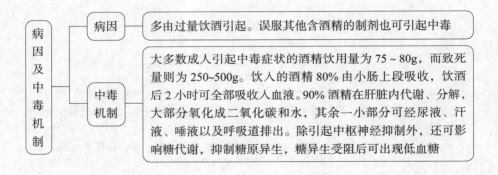

病因及中毒机制 —— 病因 —— 多由过量饮酒引起。误服其他含酒精的制剂也可引起中毒

中毒机制 —— 大多数成人引起中毒症状的酒精饮用量为 75～80g，而致死量则为 250~500g。饮入的酒精 80% 由小肠上段吸收，饮酒后 2 小时可全部吸收入血液。90% 酒精在肝脏内代谢、分解，大部分氧化成二氧化碳和水，其余一小部分可经尿液、汗液、唾液以及呼吸道排出。除引起中枢神经抑制外，还可影响糖代谢，抑制糖原异生，糖异生受阻后可出现低血糖

二、病情评估

1. 病史

有无过量饮酒史。注意观察患者的意识状态、呼吸等有无强烈酒味。

2. 临床表现

急性中毒一般可分三期：兴奋期、共济失调期、昏迷期。

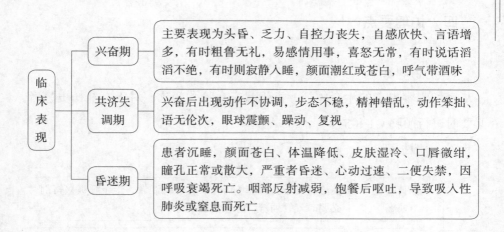

临床表现
- 兴奋期：主要表现为头昏、乏力、自控力丧失，自感欣快、言语增多，有时粗鲁无礼，易感情用事，喜怒无常，有时说话滔滔不绝，有时则寂静入睡，颜面潮红或苍白，呼气带酒味
- 共济失调期：兴奋后出现动作不协调，步态不稳，精神错乱，动作笨拙、语无伦次，眼球震颤、躁动、复视
- 昏迷期：患者沉睡，颜面苍白、体温降低、皮肤湿冷、口唇微绀，瞳孔正常或散大，严重者昏迷、心动过速、二便失禁，因呼吸衰竭死亡。咽部反射减弱，饱餐后呕吐，导致吸入性肺炎或窒息而死亡

3. 实验室检查

可进行血清乙醇浓度测定，动脉血气分析，血清电解质浓度测定等检查。

三、救治要点

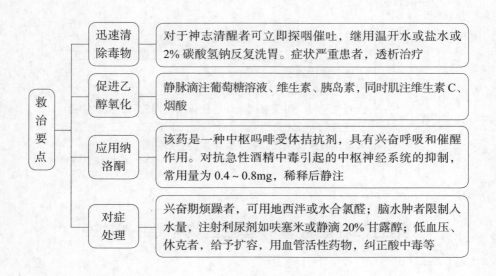

救治要点
- 迅速清除毒物：对于神志清醒者可立即探咽催吐，继用温开水或盐水或 2% 碳酸氢钠反复洗胃。症状严重患者，透析治疗
- 促进乙醇氧化：静脉滴注葡萄糖溶液、维生素、胰岛素，同时肌注维生素C、烟酸
- 应用纳洛酮：该药是一种中枢吗啡受体拮抗剂，具有兴奋呼吸和催醒作用。对抗急性酒精中毒引起的中枢神经系统的抑制，常用量为 0.4～0.8mg，稀释后静注
- 对症处理：兴奋期烦躁者，可用地西泮或水合氯醛；脑水肿者限制入水量，注射利尿剂如呋塞米或静滴 20% 甘露醇；低血压、休克者，给予扩容，用血管活性药物，纠正酸中毒等

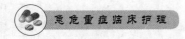
四、护理要点

1．病情观察

密切观察患者的生命体征、意识状态、瞳孔变化。对于有外伤史患者，必要时进行颅脑 CT 检查。

2．一般护理

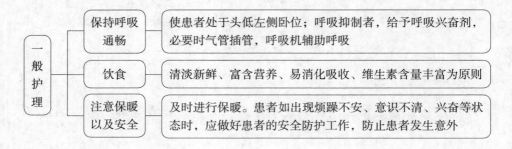

3．心理护理

住院期间亲属的陪伴及安慰很重要，有利于疾病恢复。

4．健康教育

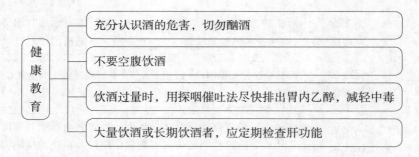

第五节　急性镇静催眠药物中毒的救护

镇静催眠药物是中枢神经系统抑制药，具有镇静和催眠作用，小剂量时可使人处于安静或嗜睡状态，大剂量可麻醉全身，包括延髓中枢。一次服用大剂量可引起急性镇静催眠药中毒。

一、病因及中毒机制

1. 病因

误服、有意自杀或服入过量镇静催眠药均可引起中毒。

2. 中毒机制

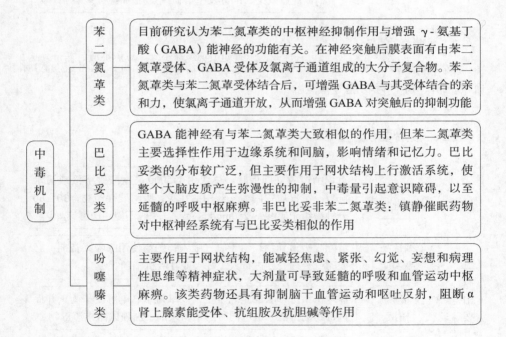

中毒机制

苯二氮䓬类：目前研究认为苯二氮䓬类的中枢神经抑制作用与增强 γ - 氨基丁酸（GABA）能神经的功能有关。在神经突触后膜表面有由苯二氮䓬受体、GABA 受体及氯离子通道组成的大分子复合物。苯二氮䓬类与苯二氮䓬受体结合后，可增强 GABA 与其受体结合的亲和力，使氯离子通道开放，从而增强 GABA 对突触后的抑制功能

巴比妥类：GABA 能神经有与苯二氮䓬类大致相似的作用，但苯二氮䓬类主要选择性作用于边缘系统和间脑，影响情绪和记忆力。巴比妥类的分布较广泛，但主要作用于网状结构上行激活系统，使整个大脑皮质产生弥漫性的抑制，中毒量引起意识障碍，以至延髓的呼吸中枢麻痹。非巴比妥非苯二氮䓬类：镇静催眠药物对中枢神经系统有与巴比妥类相似的作用

吩噻嗪类：主要作用于网状结构，能减轻焦虑、紧张、幻觉、妄想和病理性思维等精神症状，大剂量可导致延髓的呼吸和血管运动中枢麻痹。该类药物还具有抑制脑干血管运动和呕吐反射，阻断 α 肾上腺素能受体、抗组胺及抗胆碱等作用

二、病情评估

1. 病史

有镇静催眠药的服药史，了解药名、剂量、服用时间，是否经常服用该药、服药前后是否有饮酒史，病前是否有情绪激动等情况。

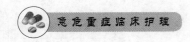
2．临床表现

镇静催眠药的急性中毒症状因药物的种类、剂量、作用时间的长短、是否空腹以及个体体质差异而轻重各异。

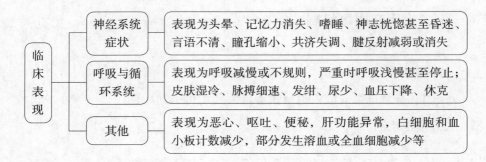

临床表现	神经系统症状	表现为头晕、记忆力消失、嗜睡、神志恍惚甚至昏迷、言语不清、瞳孔缩小、共济失调、腱反射减弱或消失
	呼吸与循环系统	表现为呼吸减慢或不规则，严重时呼吸浅慢甚至停止；皮肤湿冷、脉搏细速、发绀、尿少、血压下降、休克
	其他	表现为恶心、呕吐、便秘，肝功能异常，白细胞和血小板计数减少，部分发生溶血或全血细胞减少等

3．实验室检查

取患者血液、尿液或胃内容物送检进行定量或定性分析；也可进行动脉血气分析、肝、肾功能等检查。

三、救治要点

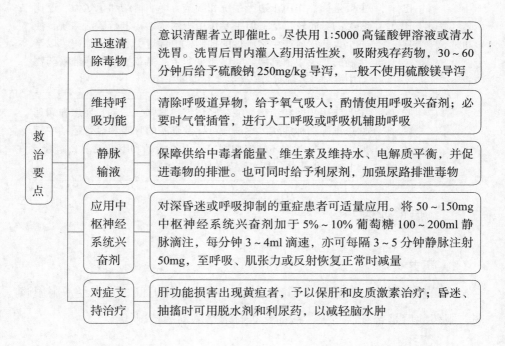

救治要点	迅速清除毒物	意识清醒者立即催吐。尽快用1:5000高锰酸钾溶液或清水洗胃。洗胃后胃内灌入药用活性炭，吸附残存药物，30～60分钟后给予硫酸钠250mg/kg导泻，一般不使用硫酸镁导泻
	维持呼吸功能	清除呼吸道异物，给予氧气吸入；酌情使用呼吸兴奋剂；必要时气管插管，进行人工呼吸或呼吸机辅助呼吸
	静脉输液	保障供给中毒者能量、维生素及维持水、电解质平衡，并促进毒物的排泄。也可同时给予利尿剂，加强尿路排泄毒物
	应用中枢神经系统兴奋剂	对深昏迷或呼吸抑制的重症患者可适量应用。将50～150mg中枢神经系统兴奋剂加于5%～10%葡萄糖100～200ml静脉滴注，每分钟3～4ml滴速，亦可每隔3～5分钟静脉注射50mg，至呼吸、肌张力或反射恢复正常时减量
	对症支持治疗	肝功能损害出现黄疸者，予以保肝和皮质激素治疗；昏迷、抽搐时可用脱水剂和利尿药，以减轻脑水肿

四、护理要点

1. 病情观察

定时测量生命体征，观察意识状态、瞳孔大小、对光反射、角膜反射。若瞳孔散大、血压下降、呼吸变浅或不规则，常提示病情恶化，及时向医生报告。计算液体出入量。观察有无呼吸衰竭。用药时注意观察药物的作用及患者的反应，使用后有无抽搐、心律失常等情况发生。

2. 一般护理

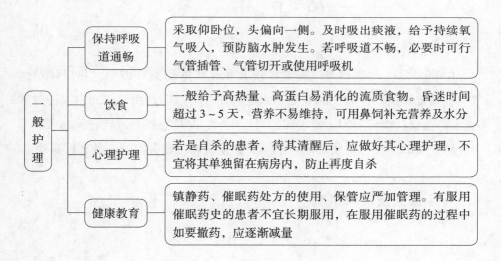

一般护理

- 保持呼吸道通畅：采取仰卧位，头偏向一侧。及时吸出痰液，给予持续氧气吸入，预防脑水肿发生。若呼吸道不畅，必要时可行气管插管、气管切开或使用呼吸机

- 饮食：一般给予高热量、高蛋白易消化的流质食物。昏迷时间超过3~5天，营养不易维持，可用鼻饲补充营养及水分

- 心理护理：若是自杀的患者，待其清醒后，应做好其心理护理，不宜将其单独留在病房内，防止再度自杀

- 健康教育：镇静药、催眠药处方的使用、保管应严加管理。有服用催眠药史的患者不宜长期服用，在服用催眠药的过程中如要撤药，应逐渐减量

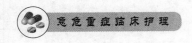

第八章 意外伤害患者的护理

第一节 中 暑

中暑常发生在暑热天气、湿度较大和无风的高温环境中，是以体温调节中枢功能障碍、汗腺功能衰竭和水电解质丧失过多，而引起的中枢神经和（或）心血管功能障碍为主要表现的急性疾病，又称急性热致疾患。临床表现为突然发生的高热、皮肤无汗、干燥及惊厥或意识丧失等的一种急性疾病。

一、病因及发病机制

1. 发病原因

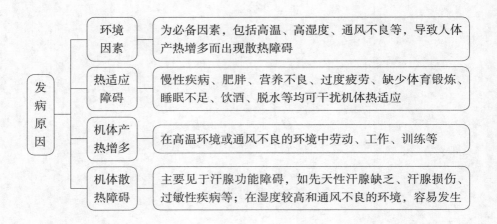

发病原因	环境因素	为必备因素，包括高温、高湿度、通风不良等，导致人体产热增多而出现散热障碍
	热适应障碍	慢性疾病、肥胖、营养不良、过度疲劳、缺少体育锻炼、睡眠不足、饮酒、脱水等均可干扰机体热适应
	机体产热增多	在高温环境或通风不良的环境中劳动、工作、训练等
	机体散热障碍	主要见于汗腺功能障碍，如先天性汗腺缺乏、汗腺损伤、过敏性疾病等；在湿度较高和通风不良的环境，容易发生

2．发病机制

当外界环境温度增高时，机体大量出汗，引起失水、失盐。在正常生理状态下，机体的产热、散热两个过程一直维持着动态平衡，使体温得以保持相对稳定。在高温或日晒下劳动，一方面使产热量增多，另一方面由于环境温度高于体表温度，使机体产生的热不能通过传导、对流或辐射方式散出，引起体温调节中枢功能障碍，导致体温急骤升高，则发生中暑。

二、病情评估

1．病史

询问患者有无引起机体产热增加、散热减少或热适应不良的原因存在，如有无高温或露天作业史、未及时补充水分等。

2．临床表现

根据临床表现，可将中暑分为先兆中暑、轻度中暑、重度中暑。

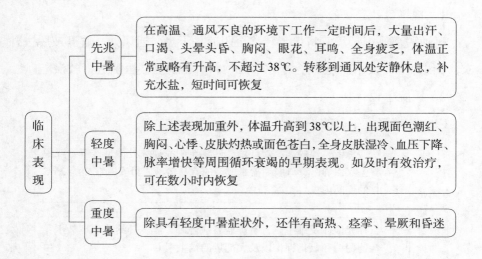

临床表现	先兆中暑	在高温、通风不良的环境下工作一定时间后，大量出汗、口渴、头晕头昏、胸闷、眼花、耳鸣、全身疲乏，体温正常或略有升高，不超过38℃。转移到通风处安静休息，补充水盐，短时间可恢复
	轻度中暑	除上述表现加重外，体温升高到38℃以上，出现面色潮红、胸闷、心悸、皮肤灼热或面色苍白、全身皮肤湿冷、血压下降、脉率增快等周围循环衰竭的早期表现。如及时有效治疗，可在数小时内恢复
	重度中暑	除具有轻度中暑症状外，还伴有高热、痉挛、晕厥和昏迷

在临床上还将重度中暑分为以下几种类型。

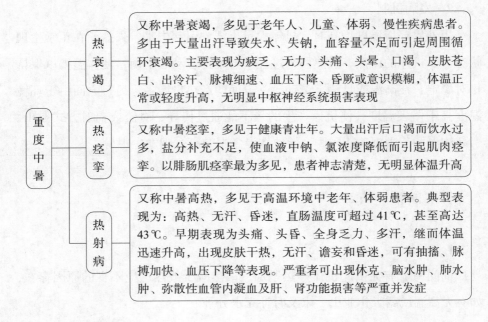

重度中暑

热衰竭 又称中暑衰竭，多见于老年人、儿童、体弱、慢性疾病患者。多由于大量出汗导致失水、失钠，血容量不足而引起周围循环衰竭。主要表现为疲乏、无力、头痛、头晕、口渴、皮肤苍白、出冷汗、脉搏细速、血压下降、昏厥或意识模糊，体温正常或轻度升高，无明显中枢神经系统损害表现

热痉挛 又称中暑痉挛，多见于健康青壮年。大量出汗后口渴而饮水过多，盐分补充不足，使血液中钠、氯浓度降低而引起肌肉痉挛。以腓肠肌痉挛最为多见，患者神志清楚，无明显体温升高

热射病 又称中暑高热，多见于高温环境中老年、体弱患者。典型表现为：高热、无汗、昏迷，直肠温度可超过41℃，甚至高达43℃。早期表现为头痛、头昏、全身乏力、多汗，继而体温迅速升高，出现皮肤干热，无汗、谵妄和昏迷，可有抽搐、脉搏加快、血压下降等表现。严重者可出现休克、脑水肿、肺水肿、弥散性血管内凝血及肝、肾功能损害等严重并发症

三、救治要点

1. 现场急救

迅速脱离高温环境，将患者转移至阴凉、干爽、通风处，解开或脱去外衣，让患者取平卧位，饮用含盐冰水或饮料。尽快送往医院进行救治。

2. 医院急救

（1）先兆轻症中暑的护理

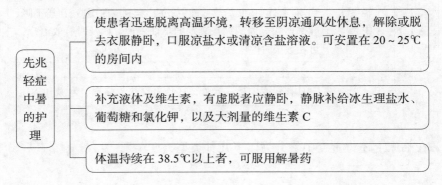

先兆轻症中暑的护理

使患者迅速脱离高温环境，转移至阴凉通风处休息，解除或脱去衣服静卧，口服凉盐水或清凉含盐溶液。可安置在20～25℃的房间内

补充液体及维生素，有虚脱者应静卧，静脉补给冰生理盐水、葡萄糖和氯化钾，以及大剂量的维生素C

体温持续在38.5℃以上者，可服用解暑药

（2）重症中暑高热的护理

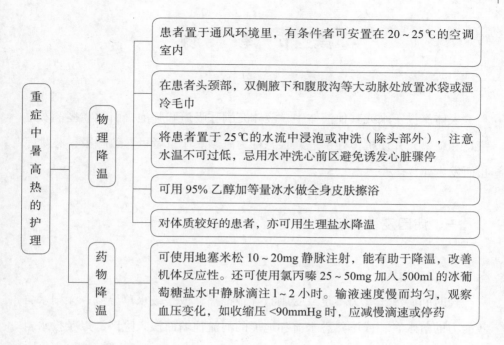

重症中暑高热的护理

物理降温
- 患者置于通风环境里，有条件者可安置在 20～25℃的空调室内
- 在患者头颈部，双侧腋下和腹股沟等大动脉处放置冰袋或湿冷毛巾
- 将患者置于 25℃的水流中浸泡或冲洗（除头部外），注意水温不可过低，忌用水冲洗心前区避免诱发心脏骤停
- 可用 95% 乙醇加等量冰水做全身皮肤擦浴
- 对体质较好的患者，亦可用生理盐水降温

药物降温
- 可使用地塞米松 10～20mg 静脉注射，能有助于降温，改善机体反应性。还可使用氯丙嗪 25～50mg 加入 500ml 的冰葡萄糖盐水中静脉滴注 1～2 小时。输液速度慢而均匀，观察血压变化，如收缩压 <90mmHg 时，应减慢滴速或停药

四、护理要点

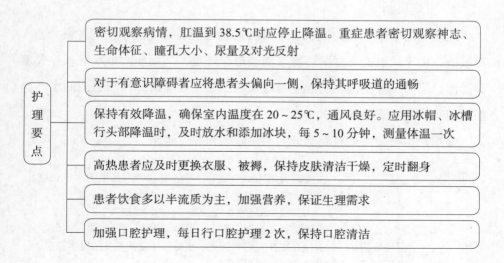

护理要点
- 密切观察病情，肛温到 38.5℃时应停止降温。重症患者密切观察神志、生命体征、瞳孔大小、尿量及对光反射
- 对于有意识障碍者应将患者头偏向一侧，保持其呼吸道的通畅
- 保持有效降温，确保室内温度在 20～25℃，通风良好。应用冰帽、冰槽行头部降温时，及时放水和添加冰块，每 5～10 分钟，测量体温一次
- 高热患者应及时更换衣服、被褥，保持皮肤清洁干燥，定时翻身
- 患者饮食多以半流质为主，加强营养，保证生理需求
- 加强口腔护理，每日行口腔护理 2 次，保持口腔清洁

第二节 淹 溺

人体淹没于水或其他液体中，液体充满呼吸道和肺泡，引起喉痉挛发生窒息和缺氧，并使机体处于危急状态称为淹溺。严重者可导致呼吸、心跳停止而发生死亡。

一、病因及发病机制

1. 发病原因

长时间游泳，气力不足或受刺激导致抽搐，或是被水草缠绕；无溺水自救能力的落水者，或不熟悉水流和地形的河流池塘而误入险区，以及投水自杀或意外事故均可致淹溺。

2. 发病机制

人淹没于水中，因为紧张、恐惧而本能地引起反应性屏气，避免水进入呼吸道，由于缺氧，不能坚持屏气而被迫深呼吸，从而使大量水进入呼吸道和肺泡，阻滞气体交换，引起全身缺氧和二氧化碳潴留，呼吸道内的水迅速经肺泡吸收到血液循环。

根据发生机制，可将淹溺分为干性淹溺和湿性淹溺。

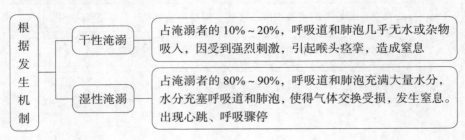

根据溺水后吸入的液体，可将淹溺分为淡水淹溺和海水淹溺。

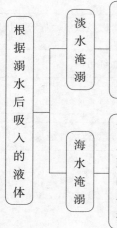

根据溺水后吸入的液体

淡水淹溺：淡水因低渗而由肺泡进入血液循环造成血容量增多可致肺水肿，造成红细胞破坏，溶血，高钾血症和脏器的组织细胞水肿、功能不全，此外，高血钾可致心搏骤停，以及溶血所致的血红蛋白在肾小管栓塞引起急性肾衰。同时，使得肺泡表面活性物质减少，产生严重缺氧

海水淹溺：海水因高渗（约含 3.5% 的氯化钠和大量的钙盐和镁盐）吸入后水分自血管渗入肺泡致急性肺水肿和血液水分减少，而致血液浓缩，高渗血症导致血容量不足，组织灌注不良，同时海水中含有的钙盐,镁盐所致的高钙血症可导致心动过缓，传导阻滞，甚至心脏骤停，高镁血症则有对中枢神经抑制及扩张血管，降低血压等作用

二、病情评估

1. 病史

应向患者的家属及亲友或陪同人员了解淹溺的时间、地点及吸入水的性质。同时还应了解淹溺的原因，利于指导治疗与护理。

2. 临床表现

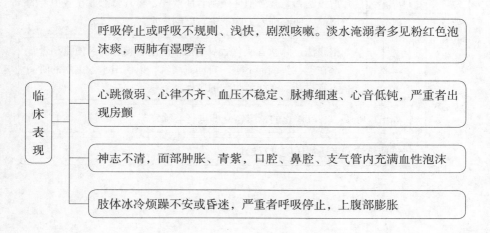

临床表现

呼吸停止或呼吸不规则、浅快，剧烈咳嗽。淡水淹溺者多见粉红色泡沫痰，两肺有湿啰音

心跳微弱、心律不齐、血压不稳定、脉搏细速、心音低钝，严重者出现房颤

神志不清，面部肿胀、青紫，口腔、鼻腔、支气管内充满血性泡沫

肢体冰冷烦躁不安或昏迷，严重者呼吸停止，上腹部膨胀

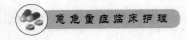
3．实验室检查

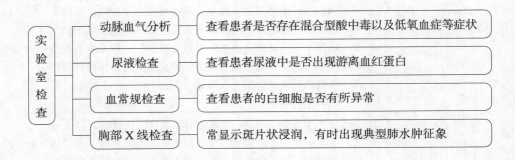

实验室检查
- 动脉血气分析 —— 查看患者是否存在混合型酸中毒以及低氧血症等症状
- 尿液检查 —— 查看患者尿液中是否出现游离血红蛋白
- 血常规检查 —— 查看患者的白细胞是否有所异常
- 胸部 X 线检查 —— 常显示斑片状浸润，有时出现典型肺水肿征象

三、救治要点

1．现场急救

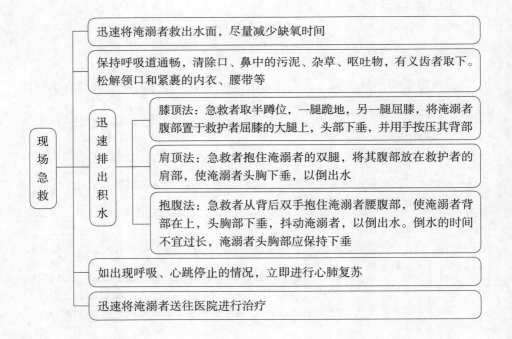

现场急救
- 迅速将淹溺者救出水面，尽量减少缺氧时间
- 保持呼吸道通畅，清除口、鼻中的污泥、杂草、呕吐物，有义齿者取下。松解领口和紧裹的内衣、腰带等
- 迅速排出积水
  - 膝顶法：急救者取半蹲位，一腿跪地，另一腿屈膝，将淹溺者腹部置于救护者屈膝的大腿上，头部下垂，并用手按压其背部
  - 肩顶法：急救者抱住淹溺者的双腿，将其腹部放在救护者的肩部，使淹溺者头胸下垂，以倒出水
  - 抱腹法：急救者从背后双手抱住淹溺者腰腹部，使淹溺者背部在上，头胸部下垂，抖动淹溺者，以倒出水。倒水的时间不宜过长，淹溺者头胸部应保持下垂
- 如出现呼吸、心跳停止的情况，立即进行心肺复苏
- 迅速将淹溺者送往医院进行治疗

2. 医院急救

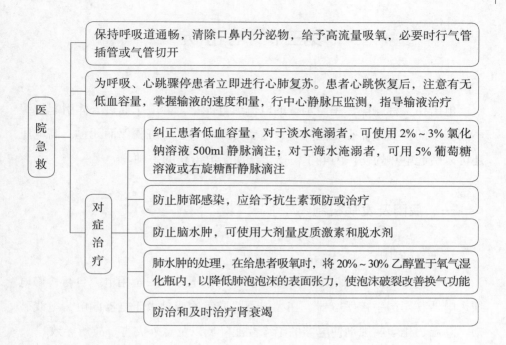

医院急救

保持呼吸道通畅，清除口鼻内分泌物，给予高流量吸氧，必要时行气管插管或气管切开

为呼吸、心跳骤停患者立即进行心肺复苏。患者心跳恢复后，注意有无低血容量，掌握输液的速度和量，行中心静脉压监测，指导输液治疗

对症治疗

纠正患者低血容量，对于淡水淹溺者，可使用2%~3%氯化钠溶液500ml静脉滴注；对于海水淹溺者，可用5%葡萄糖溶液或右旋糖酐静脉滴注

防止肺部感染，应给予抗生素预防或治疗

防止脑水肿，可使用大剂量皮质激素和脱水剂

肺水肿的处理，在给患者吸氧时，将20%~30%乙醇置于氧气湿化瓶内，以降低肺泡泡沫的表面张力，使泡沫破裂改善换气功能

防治和及时治疗肾衰竭

四、护理要点

护理要点

密切观察病情变化，严密监测生命体征。随时注意观察患者的神志、意识状态、瞳孔变化及对光反射。查看有无咳痰，痰的颜色、性质。如有任何变化应及时告知医生

注意监测尿的颜色、量与性质，做好出入量记录，如出入量相差过大则应立即通知医生进行处理

昏迷患者应注意保持呼吸通畅，避免吸入性和坠积性肺炎等并发症

当患者恢复呼吸、心跳后，脱去湿冷衣物，用毛毯包裹全身予以复温。速度不能过快，当体温恢复至30~32℃时立即送往医院进行进一步治疗

淹溺患者清醒后，精神可能会受到极大的刺激和创伤，甚至会留下后遗症，应加强巡视和床旁护理，解释治疗的措施和目的，消除患者焦虑、紧张、恐惧的心理。对于自杀的患者应协同其家属，做好心理疏导

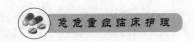

第三节 电击伤

电击伤又称触电，是一定量的电流或电能量（静电）通过人体引起组织不同程度的损伤或器官功能障碍，重者可致呼吸、心脏骤停而死亡。高电压还可以引起电热灼伤。闪电（雷击）伤属于电击伤的一种。

一、病因及发病机制

1. 发病原因

电击伤常见的原因很多，多数是由于人们不重视安全用电，自行检修电线、电器，用湿手接触电器、在大树下躲避雷雨或是由于电器漏电，电线破损，潮湿、化学腐蚀剂使电器的绝缘性能降低以及意外灾害事故所导致。

2. 发病机制

电流对人体的伤害，可概括为电流本身及电流转换为热和光效应所引起的作用。一般认为电压 24V 以下是安全的，高于 40V 则有危险。由于人体组织是可以导电的导体，触电时即可成为电路的一部分，电流通过人体就会对机体造成影响和损害，强大的电流通过人体对组织破坏和功能障碍称为电损伤。电流击伤对人的致命作用有：一是造成心室颤动，导致心脏停搏，此常为低电压触电的原因；二是对延髓呼吸中枢的损害，引起呼吸中枢抑制、麻痹，导致呼吸停止，此常为高压触电死亡的原因。

二、病情评估

1. 病史

向触电者或陪护人员询问有无接触电史，了解触电时间、地点、电源情况等，以利于指导治疗及护理。

2. 临床表现

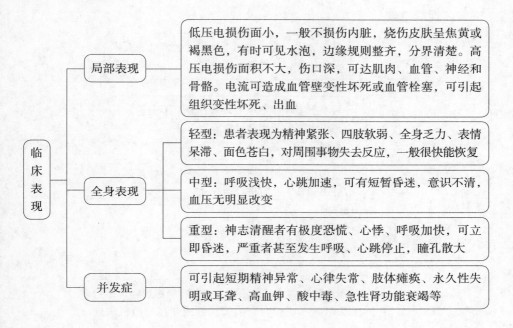

临床表现
- 局部表现：低压电损伤面小，一般不损伤内脏，烧伤皮肤呈焦黄或褐黑色，有时可见水泡，边缘规则整齐，分界清楚。高压电损伤面积不大，伤口深，可达肌肉、血管、神经和骨骼。电流可造成血管壁变性坏死或血管栓塞，可引起组织变性坏死、出血
- 全身表现
  - 轻型：患者表现为精神紧张、四肢软弱、全身乏力、表情呆滞、面色苍白，对周围事物失去反应，一般很快能恢复
  - 中型：呼吸浅快，心跳加速，可有短暂昏迷，意识不清，血压无明显改变
  - 重型：神志清醒者有极度恐慌、心悸、呼吸加快，可立即昏迷，严重者甚至发生呼吸、心跳停止，瞳孔散大
- 并发症：可引起短期精神异常、心律失常、肢体瘫痪、永久性失明或耳聋、高血钾、酸中毒、急性肾功能衰竭等

3. 实验室检查

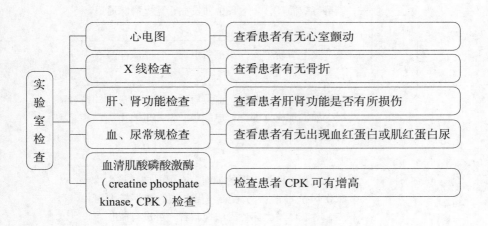

实验室检查
- 心电图：查看患者有无心室颤动
- X线检查：查看患者有无骨折
- 肝、肾功能检查：查看患者肝肾功能是否有所损伤
- 血、尿常规检查：查看患者有无出现血红蛋白或肌红蛋白尿
- 血清肌酸磷酸激酶（creatine phosphate kinase, CPK）检查：检查患者 CPK 可有增高

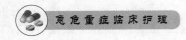

三、救治要点

1. 现场急救

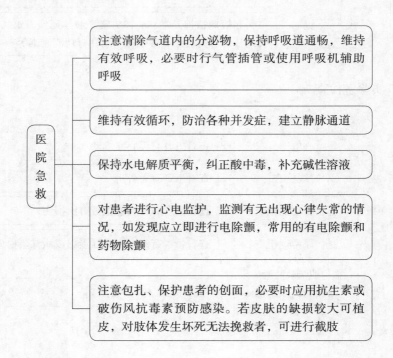

现场救治

迅速脱离电源，勿用手直接接触带电的人体及物体，保持与触电者绝缘

轻型患者应使触电者安静休息，不走动，有恐惧者可给予小剂量镇静剂

重型患者在脱离电源后立即进行心肺复苏，并迅速转入医院进行治疗

2. 医院急救

医院急救

注意清除气道内的分泌物，保持呼吸道通畅，维持有效呼吸，必要时行气管插管或使用呼吸机辅助呼吸

维持有效循环，防治各种并发症，建立静脉通道

保持水电解质平衡，纠正酸中毒，补充碱性溶液

对患者进行心电监护，监测有无出现心律失常的情况，如发现应立即进行电除颤，常用的有电除颤和药物除颤

注意包扎、保护患者的创面，必要时应用抗生素或破伤风抗毒素预防感染。若皮肤的缺损较大可植皮，对肢体发生坏死无法挽救者，可进行截肢

四、护理要点

护理要点

- 严密观察病情，定时监测生命体征，注意患者呼吸频率，如发现异常应及时通知医生。观察患者的神志变化，尤其是电击后的精神兴奋症状

- 注意有无合并伤，应注意观察患者全身的情况，及时发现和处理，配合医生做好抢救工作

- 保证患者充足的睡眠和休息

- 清醒患者给予高热量、高蛋白、高维生素饮食，昏迷患者给予鼻饲流质饮食

- 加强基础护理。注意患者的皮肤及创面，定时更换创面敷料，保持创面干燥、清洁。病情严重者注意口腔护理、皮肤护理，预防口腔炎和压疮

- 做好心理护理。给予患者体贴、关心、爱护，增加患者的安全感，消除其恐惧的心理。鼓励患者保持乐观心态，积极面对，战胜疾病

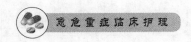

第九章 内科急危重症护理

第一节 呼吸系统急危重症

一、急性呼吸窘迫综合征（acute respiratory distress syndrome, ARDS）

急性呼吸窘迫综合征（ARDS）是多种原因引起的急性呼吸衰竭。ARDS是多种疾病的一种严重并发症。ARDS晚期多诱发或合并多脏器功能障碍综合征，甚至多脏器功能衰竭（multiple organ failure, MOF），病情凶险，预后恶劣，病死率高达50%~70%。

【一般护理】

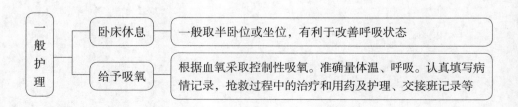

一般护理 — 卧床休息 — 一般取半卧位或坐位，有利于改善呼吸状态

给予吸氧 — 根据血氧采取控制性吸氧。准确量体温、呼吸。认真填写病情记录，抢救过程中的治疗和用药及护理、交接班记录等

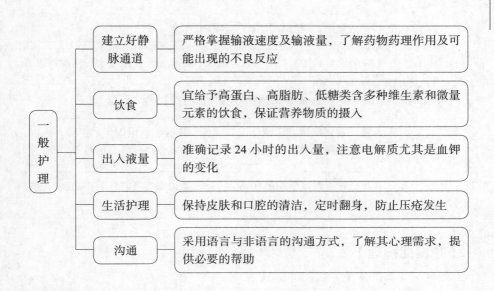

【症状护理】

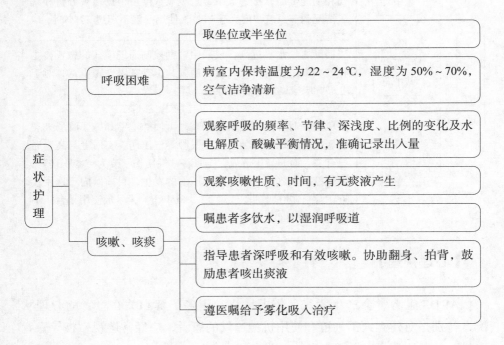

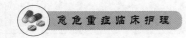

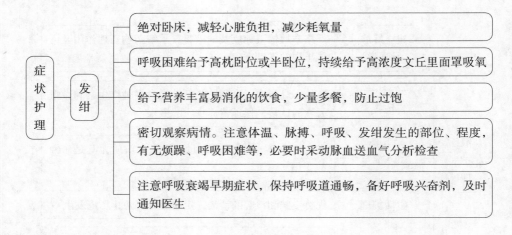

症状护理 → 发绀

- 绝对卧床，减轻心脏负担，减少耗氧量
- 呼吸困难给予高枕卧位或半卧位，持续给予高浓度文丘里面罩吸氧
- 给予营养丰富易消化的饮食，少量多餐，防止过饱
- 密切观察病情。注意体温、脉搏、呼吸、发绀发生的部位、程度，有无烦躁、呼吸困难等，必要时采动脉血送血气分析检查
- 注意呼吸衰竭早期症状，保持呼吸道通畅，备好呼吸兴奋剂，及时通知医生

【并发症护理】

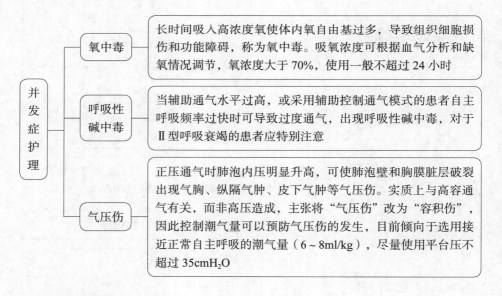

并发症护理

- **氧中毒**：长时间吸入高浓度氧使体内氧自由基过多，导致组织细胞损伤和功能障碍，称为氧中毒。吸氧浓度可根据血气分析和缺氧情况调节，氧浓度大于70%，使用一般不超过24小时
- **呼吸性碱中毒**：当辅助通气水平过高，或采用辅助控制通气模式的患者自主呼吸频率过快时可导致过度通气，出现呼吸性碱中毒，对于Ⅱ型呼吸衰竭的患者应特别注意
- **气压伤**：正压通气时肺泡内压明显升高，可使肺泡壁和胸膜脏层破裂出现气胸、纵隔气肿、皮下气肿等气压伤。实质上与高容通气有关，而非高压造成，主张将"气压伤"改为"容积伤"，因此控制潮气量可以预防气压伤的发生，目前倾向于选用接近正常自主呼吸的潮气量（6~8ml/kg），尽量使用平台压不超过35cmH$_2$O

【心理护理】

ARDS患者常会产生紧张、焦虑情绪。应多了解和关心患者的心理状况，特别是对建立人工气道和使用机械通气的患者，应经常巡视，指导患者放松、分散注意力以缓解患者的紧张和焦虑。

【健康指导】

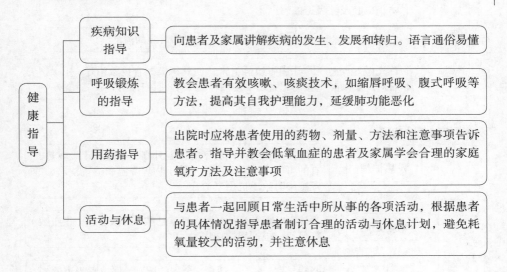

健康指导	疾病知识指导	向患者及家属讲解疾病的发生、发展和转归。语言通俗易懂
	呼吸锻炼的指导	教会患者有效咳嗽、咳痰技术，如缩唇呼吸、腹式呼吸等方法，提高其自我护理能力，延缓肺功能恶化
	用药指导	出院时应将患者使用的药物、剂量、方法和注意事项告诉患者。指导并教会低氧血症的患者及家属学会合理的家庭氧疗方法及注意事项
	活动与休息	与患者一起回顾日常生活中所从事的各项活动，根据患者的具体情况指导患者制订合理的活动与休息计划，避免耗氧量较大的活动，并注意休息

二、大咯血

咯血指声门以下呼吸道和肺病变出血经口咳出。一次咯血量 >200ml 或 24 小时 >500ml 为大咯血，是呼吸系统常见急危症。大咯血患者的主要死亡原因是窒息，其次为失血性休克。24 小时咯血量超过 1000ml 者，死亡率约为 80%。

【一般护理】

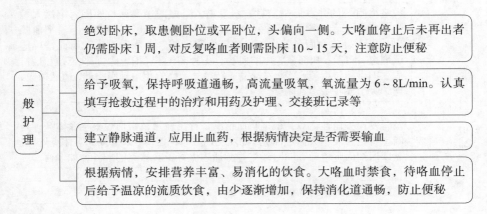

一般护理	绝对卧床，取患侧卧位或平卧位，头偏向一侧。大咯血停止后未再出者仍需卧床 1 周，对反复咯血者则需卧床 10～15 天，注意防止便秘
	给予吸氧，保持呼吸道通畅，高流量吸氧，氧流量为 6～8L/min。认真填写抢救过程中的治疗和用药及护理、交接班记录等
	建立静脉通道，应用止血药，根据病情决定是否需要输血
	根据病情，安排营养丰富、易消化的饮食。大咯血时禁食，待咯血停止后给予温凉的流质饮食，由少逐渐增加，保持消化道通畅，防止便秘

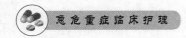

一般护理

- 保持口腔的清洁，早晚刷牙各一次，每日用漱口液漱口 3～4 次，防止口腔及呼吸道的感染

- 急性期协助患者做好生活护理，保持皮肤和口腔的清洁

- 首先做好安慰工作让患者镇静下来，使其积极配合抢救治疗，必要时对严重烦躁不安的患者给予地西泮 10mg，肌内注射，使之镇静

【症状护理】

症状护理

- 发热护理 —— 大咯血后可有不同程度的体温升高，有的属于吸收热，有的可能是继发感染，可给予物理降温和适量饮水，继发感染时给予抗生素治疗

- 药物止血 —— 垂体后叶素、普鲁卡因、氨基己酸、酚磺乙胺（止血敏）等药物，根据病情选用

- 治疗原发病 —— 坚持早期、联合、适量、全程的原则。保持呼吸道通畅，根据情况给予吸痰或服用去痰药物

- 抗结核药物的不良反应 —— 异烟肼可影响肝，使转氨酶升高，出现黄疸，还可出现精神症状。利福平也可损害肝，使转氨酶升高。丁胺卡那对耳、肾有损害，可使听力减退。对氨基水杨酸钠对胃肠道有刺激，可引起恶心、呕吐。吡嗪酰胺对肝也有损害作用，可有尿酸、腿痛。乙胺丁醇对视神经有损害。所以应用抗结核药物时应定期查肝功能、肾功能，并通知医师

【并发症护理】

并发症护理

- 大咯血重要的并发症是窒息。窒息是大咯血的主要死亡原因。突然大量咯血常使患者精神恐惧不安。而过度紧张易造成喉头痉挛，不易把血咳出，患者表现为面色苍白、出冷汗、胸闷憋气、躁动不安，对此情况应清理患者口腔、咽部鼻腔中的血块，鼓励咳嗽并轻拍患侧背部。对窒息者，应立即做体位引流，经支气管镜或经鼻气管插管用电动吸引器，边插边吸，连续吸引使呼吸道通畅

- 及时发现失血性休克，根据咯血情况估计出血量，密切观察生命体征，判断患者是否发生失血性休克，如发现四肢末梢湿冷、尿量减少等休克先兆，立即通知医师抢救，同时建立静脉通道做好抢救休克的准备，如输血

- 选择合适的抗菌药物，积极治疗原发病和预防感染

【心理护理】

大咯血患者多数精神紧张恐惧，尤其是初次咯血的患者，往往是导致窒息的主要原因。在患者咯血时护士必须保持冷静，迅速给予止血处理，并引导患者将血咳出来. 切忌闭口、屏气，以免发生窒息，同时患者应取患侧卧位，冰袋冷敷患侧防止病变扩散至健侧。

【健康指导】

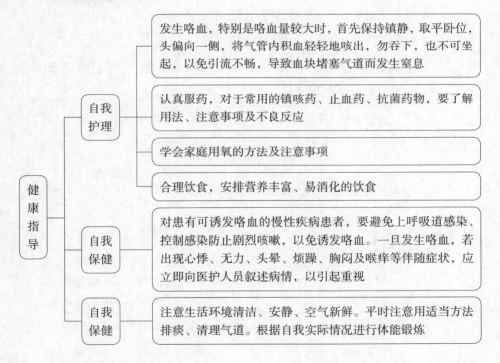

三、哮喘持续状态

哮喘持续状态是支气管哮喘患儿经过支气管扩张剂等药物治疗后，哮喘发作的症状仍不能缓解的现象。患儿表现为呼吸喘促、憋气、三凹症明显、不能平卧。严重缺氧者，皮肤及黏膜明显发绀，末梢循环差，心率增快。肺

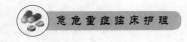

内布满哮鸣音，甚至发生心力衰竭。

【一般护理】

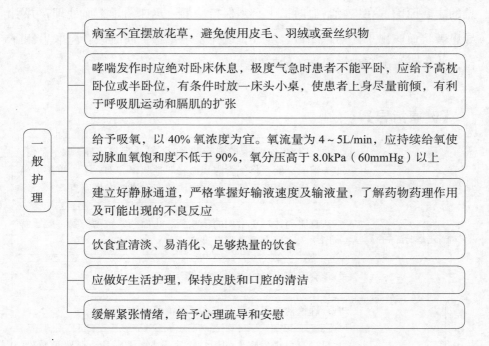

一般护理

- 病室不宜摆放花草，避免使用皮毛、羽绒或蚕丝织物
- 哮喘发作时应绝对卧床休息，极度气急时患者不能平卧，应给予高枕卧位或半卧位，有条件时放一床头小桌，使患者上身尽量前倾，有利于呼吸肌运动和膈肌的扩张
- 给予吸氧，以 40% 氧浓度为宜。氧流量为 4~5L/min，应持续给氧使动脉血氧饱和度不低于 90%，氧分压高于 8.0kPa（60mmHg）以上
- 建立好静脉通道，严格掌握好输液速度及输液量，了解药物药理作用及可能出现的不良反应
- 饮食宜清淡、易消化、足够热量的饮食
- 应做好生活护理，保持皮肤和口腔的清洁
- 缓解紧张情绪，给予心理疏导和安慰

【症状护理】

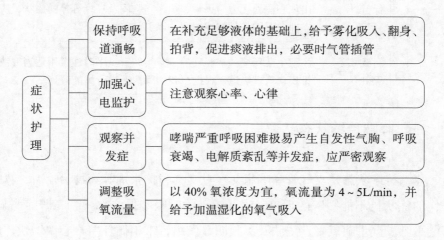

症状护理

- 保持呼吸道通畅：在补充足够液体的基础上，给予雾化吸入、翻身、拍背，促进痰液排出，必要时气管插管
- 加强心电监护：注意观察心率、心律
- 观察并发症：哮喘严重呼吸困难极易产生自发性气胸、呼吸衰竭、电解质紊乱等并发症，应严密观察
- 调整吸氧流量：以 40% 氧浓度为宜，氧流量为 4~5L/min，并给予加温湿化的氧气吸入

【并发症护理】

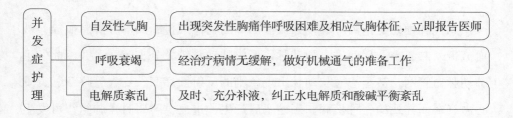

【心理护理】

应关心、体贴患者。通过暗示、说服、示范、解释，训练哮喘患者逐渐学会放松技巧及转移自己的注意力。

【健康指导】

健康指导

指导患者增加对哮喘的激发因素、发病机制、控制目的和效果的认识，以提高患者在治疗中的依从性

避免各种诱发因素，针对个体情况，指导患者有效控制可诱发哮喘的各种因素；避免强烈的精神刺激和剧烈运动；避免过度换气功能；不养宠物；避免接触刺激性气体及预防呼吸道感染；戴围巾或口罩避免冷空气刺激

饮食以营养丰富、清淡为宜。避免进食诱发哮喘的食物和刺激性饮料

劳逸结合，康复期适当加强体育锻炼、耐寒锻炼及耐力锻炼，增强体质

按医嘱服药，患者应了解自己所用各种药物的名称、用法、用量及注意事项，了解药物的主要不良反应及如何采取相应的避免措施。指导患者或家属掌握正确的药物吸入技术，遵医嘱使用 β_2 受体激动剂和（或）糖皮质激素吸入剂。并定期门诊随访，坚持治疗

指导患者及家属当病情突然变化时应采取简易应急措施

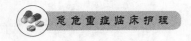

四、急性肺梗死

急性肺梗死是指由外界侵入血液循环的物体或折断的部分静脉血栓，被血流带入右心室，从而进入肺动脉，形成肺动脉较大分支闭塞，并由此发生肺动脉血管网，甚至心冠状动脉出现急剧的反射性痉挛、支气管痉挛、突发心力衰竭而猝死的一种疾病。当栓塞后产生严重血供障碍时，肺组织可发生坏死，即称肺梗死。

【一般护理】

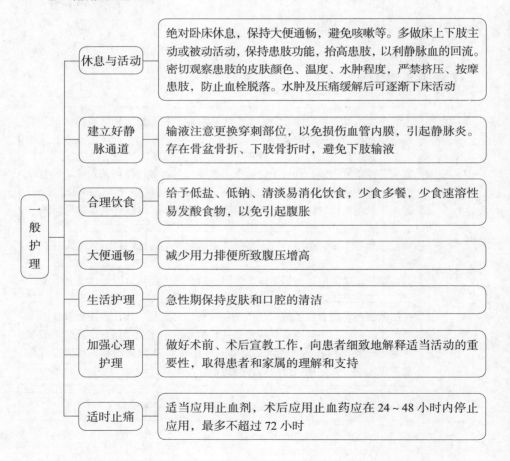

一般护理	休息与活动	绝对卧床休息，保持大便通畅，避免咳嗽等。多做床上下肢主动或被动活动，保持患肢功能，抬高患肢，以利静脉血的回流。密切观察患肢的皮肤颜色、温度、水肿程度，严禁挤压、按摩患肢，防止血栓脱落。水肿及压痛缓解后可逐渐下床活动
	建立好静脉通道	输液注意更换穿刺部位，以免损伤血管内膜，引起静脉炎。存在骨盆骨折、下肢骨折时，避免下肢输液
	合理饮食	给予低盐、低钠、清淡易消化饮食，少食多餐，少食速溶性易发酸食物，以免引起腹胀
	大便通畅	减少用力排便所致腹压增高
	生活护理	急性期保持皮肤和口腔的清洁
	加强心理护理	做好术前、术后宣教工作，向患者细致地解释适当活动的重要性，取得患者和家属的理解和支持
	适时止痛	适当应用止血剂，术后应用止血药应在 24~48 小时内停止应用，最多不超过 72 小时

【症状护理】

1. 加强心电监护

持续多参数监护仪监护，严密观察心率、心律、呼吸、血压、血氧饱和度的变化。

2. 溶栓治疗护理

应用尿激酶溶栓治疗期间应进行以下护理。

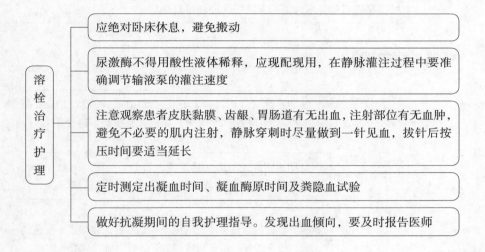

溶栓治疗护理
- 应绝对卧床休息，避免搬动
- 尿激酶不得用酸性液体稀释，应现配现用，在静脉灌注过程中要准确调节输液泵的灌注速度
- 注意观察患者皮肤黏膜、齿龈、胃肠道有无出血，注射部位有无血肿，避免不必要的肌内注射，静脉穿刺时尽量做到一针见血，拔针后按压时间要适当延长
- 定时测定出凝血时间、凝血酶原时间及粪隐血试验
- 做好抗凝期间的自我护理指导。发现出血倾向，要及时报告医师

3. 术后护理

行下腔静脉滤网置入术。

（1）观察穿刺处有无出血和血肿，每30分钟巡视一次，若穿刺处出血较多，应报告医师，及时处理。

（2）因穿刺处需加压包扎，应注意观察加压患肢及足背皮肤颜色、温度及足背动脉搏动的情况，防止肢体缺血坏死，穿刺侧肢体伸直制动12小时，防止血栓形成。

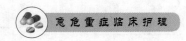
4. 呼吸道护理

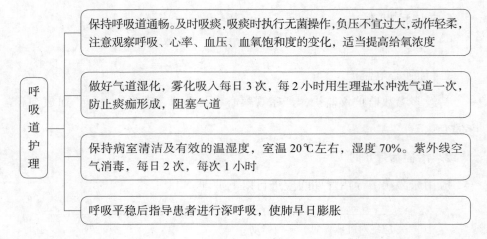

呼吸道护理

保持呼吸道通畅。及时吸痰,吸痰时执行无菌操作,负压不宜过大,动作轻柔,注意观察呼吸、心率、血压、血氧饱和度的变化,适当提高给氧浓度

做好气道湿化,雾化吸入每日 3 次,每 2 小时用生理盐水冲洗气道一次,防止痰痂形成,阻塞气道

保持病室清洁及有效的温湿度,室温 20℃左右,湿度 70%。紫外线空气消毒,每日 2 次,每次 1 小时

呼吸平稳后指导患者进行深呼吸,使肺早日膨胀

【并发症护理】

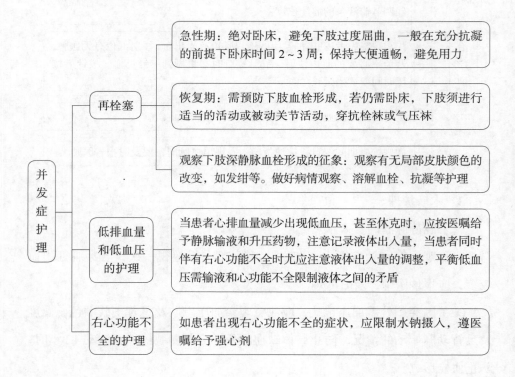

并发症护理

再栓塞

急性期:绝对卧床,避免下肢过度屈曲,一般在充分抗凝的前提下卧床时间 2～3 周;保持大便通畅,避免用力

恢复期:需预防下肢血栓形成,若仍需卧床,下肢须进行适当的活动或被动关节活动,穿抗栓袜或气压袜

观察下肢深静脉血栓形成的征象:观察有无局部皮肤颜色的改变,如发绀等。做好病情观察、溶解血栓、抗凝等护理

低排血量和低血压的护理

当患者心排血量减少出现低血压,甚至休克时,应按医嘱给予静脉输液和升压药物,注意记录液体出入量,当患者同时伴有右心功能不全时尤应注意液体出入量的调整,平衡低血压需输液和心功能不全限制液体之间的矛盾

右心功能不全的护理

如患者出现右心功能不全的症状,应限制水钠摄入,遵医嘱给予强心剂

【心理护理】

低氧血症给患者带来濒死感，易产生恐惧、焦虑情绪，对预后感到失望。护理人员要运用语言技巧进行疏导、安慰、解释、鼓励，并以从容镇定的态度、熟练的技术、忙而不乱的工作作风取得患者的信任。同时加强宣教工作，提高患者对疾病的认识，以最佳的心理状态配合治疗。

【健康指导】

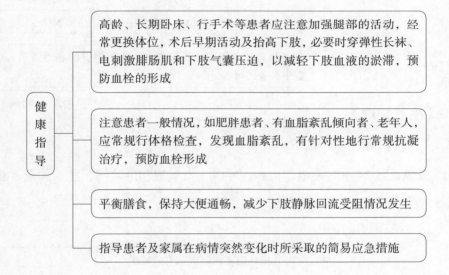

健康指导

高龄、长期卧床、行手术等患者应注意加强腿部的活动，经常更换体位，术后早期活动及抬高下肢，必要时穿弹性长袜、电刺激腓肠肌和下肢气囊压迫，以减轻下肢血液的淤滞，预防血栓的形成

注意患者一般情况，如肥胖患者、有血脂紊乱倾向者、老年人，应常规行体格检查，发现血脂紊乱，有针对性地行常规抗凝治疗，预防血栓形成

平衡膳食，保持大便通畅，减少下肢静脉回流受阻情况发生

指导患者及家属在病情突然变化时所采取的简易应急措施

五、急性呼吸衰竭

急性呼吸衰竭是指原肺呼吸功能正常，因各种肺部发展的病变，在短时间内引起严重气体交换障碍，产生缺氧或合并二氧化碳潴留。因病变发展迅速，机体未能有很好的代偿，如不及时抢救，会危及患者生命。

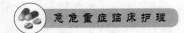
【一般护理】

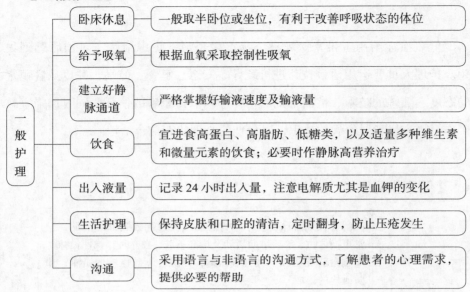

一般护理
- 卧床休息 —— 一般取半卧位或坐位，有利于改善呼吸状态的体位
- 给予吸氧 —— 根据血氧采取控制性吸氧
- 建立好静脉通道 —— 严格掌握好输液速度及输液量
- 饮食 —— 宜进食高蛋白、高脂肪、低糖类，以及适量多种维生素和微量元素的饮食；必要时作静脉高营养治疗
- 出入液量 —— 记录24小时出入量，注意电解质尤其是血钾的变化
- 生活护理 —— 保持皮肤和口腔的清洁，定时翻身，防止压疮发生
- 沟通 —— 采用语言与非语言的沟通方式，了解患者的心理需求，提供必要的帮助

【症状护理】

1. 加强心电监护

密切观察24小时心电、血压、呼吸，血氧饱和度监测、注意尿量、意识等情况。

2. 呼吸困难的护理

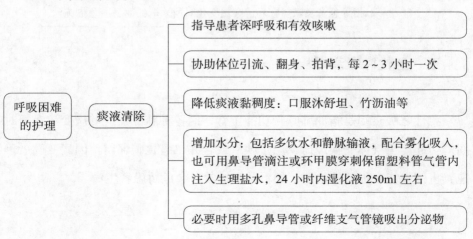

呼吸困难的护理 —— 痰液清除
- 指导患者深呼吸和有效咳嗽
- 协助体位引流、翻身、拍背，每2~3小时一次
- 降低痰液黏稠度：口服沐舒坦、竹沥油等
- 增加水分：包括多饮水和静脉输液，配合雾化吸入，也可用鼻导管滴注或环甲膜穿刺保留塑料管气管内注入生理盐水，24小时内湿化液250ml左右
- 必要时用多孔鼻导管或纤维支气管镜吸出分泌物

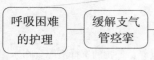

选用茶碱类或 β_2 受体激动剂，使痰液易于咳出

3. 缺氧的护理

急性呼吸衰竭，可给予高浓度（>50%）氧疗，但当 PaO_2 达 9.3kPa（70mmHg）时应逐渐降低氧浓度。因长时间吸入高浓度氧可引起氧中毒。

4. 呼吸兴奋剂

呼吸兴奋剂提高呼吸肌功率、改善通气，同时，也增加耗氧量和二氧化碳产量。因此，使用时需保持气道通畅，同时适度增加吸入氧浓度。

5. 机械辅助通气

经控制性吸氧及应用呼吸兴奋剂后，患者意识障碍仍严重，呼吸费力、浅弱或呈潮式呼吸，$PaCO_2$ 高于 50mmHg、PaO_2 60mmHg 以下，应行机械辅助通气。

机械辅助通气

- 保持气管的通畅，及时吸痰，注意无菌操作，每次吸完痰后用呋喃西林溶液冲洗吸痰管，用完后把吸痰管弃掉，关闭吸痰装置后把吸痰管接头端放到无菌盘内的治疗碗中

- 注意气道的湿化，一般 24 小时内气管滴入 250ml 左右生理盐水，痰液黏稠时用 x- 糜蛋白酶稀释，为预防和治疗呼吸道炎症可在雾化液内加入抗生素及其他药物

- 注意呼吸频率、节律及血氧饱和度的观察

- 患者持续数日高热，体温为 38～39℃，考虑为肺部感染，予以物理降温、头部冰敷及药物降温，并每日 4 次测体温，按医嘱予抗生素的应用；密切注意体温的变化，注意保暖

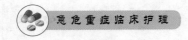

【并发症护理】

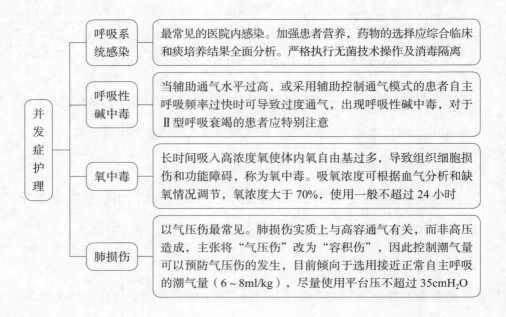

并发症护理
- 呼吸系统感染：最常见的医院内感染。加强患者营养，药物的选择应综合临床和痰培养结果全面分析。严格执行无菌技术操作及消毒隔离
- 呼吸性碱中毒：当辅助通气水平过高，或采用辅助控制通气模式的患者自主呼吸频率过快时可导致过度通气，出现呼吸性碱中毒，对于Ⅱ型呼吸衰竭的患者应特别注意
- 氧中毒：长时间吸入高浓度氧使体内氧自由基过多，导致组织细胞损伤和功能障碍，称为氧中毒。吸氧浓度可根据血气分析和缺氧情况调节，氧浓度大于70%，使用一般不超过24小时
- 肺损伤：以气压伤最常见。肺损伤实质上与高容通气有关，而非高压造成，主张将"气压伤"改为"容积伤"，因此控制潮气量可以预防气压伤的发生，目前倾向于选用接近正常自主呼吸的潮气量（6～8ml/kg），尽量使用平台压不超过35cmH$_2$O

【心理护理】

应多了解和关心患者的心理状况，特别是对建立人工气道和使用机械通气的患者，应经常巡视，让患者说出或写出引起或加重焦虑的因素，指导患者应用放松、分散注意力，以缓解患者的紧张和焦虑。

【健康指导】

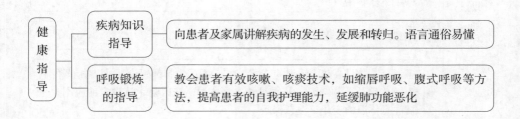

健康指导
- 疾病知识指导：向患者及家属讲解疾病的发生、发展和转归。语言通俗易懂
- 呼吸锻炼的指导：教会患者有效咳嗽、咳痰技术，如缩唇呼吸、腹式呼吸等方法，提高患者的自我护理能力，延缓肺功能恶化

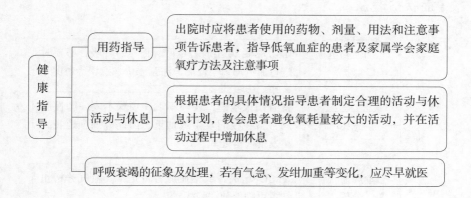

健康指导
- 用药指导：出院时应将患者使用的药物、剂量、用法和注意事项告诉患者，指导低氧血症的患者及家属学会家庭氧疗方法及注意事项
- 活动与休息：根据患者的具体情况指导患者制定合理的活动与休息计划，教会患者避免氧耗量较大的活动，并在活动过程中增加休息
- 呼吸衰竭的征象及处理，若有气急、发绀加重等变化，应尽早就医

六、肺源性脑病

肺源性脑病（简称肺性脑病）是肺源性心脏病的一种并发症，也是呼吸衰竭发展的严重阶段，导致严重缺氧和二氧化碳潴留，引起以中枢神经系统功能障碍为主要表现的一组临床综合征。多发生于肺源性心脏病的急性发作期。呼吸道感染、使用镇静剂或给氧不当常为诱发因素。

【一般护理】

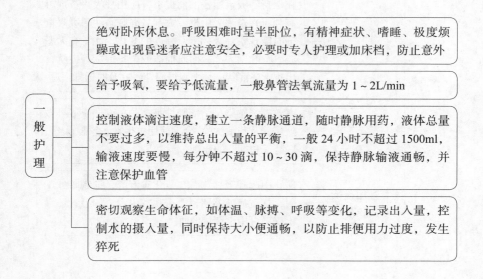

一般护理
- 绝对卧床休息。呼吸困难时呈半卧位，有精神症状、嗜睡、极度烦躁或出现昏迷者应注意安全，必要时专人护理或加床档，防止意外
- 给予吸氧，要给予低流量，一般鼻管法氧流量为 1～2L/min
- 控制液体滴注速度，建立一条静脉通道，随时静脉用药，液体总量不要过多，以维持总出入量的平衡，一般 24 小时不超过 1500ml，输液速度要慢，每分钟不超过 10～30 滴，保持静脉输液通畅，并注意保护血管
- 密切观察生命体征，如体温、脉搏、呼吸等变化，记录出入量，控制水的摄入量，同时保持大小便通畅，以防止排便用力过度，发生猝死

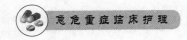

【症状护理】

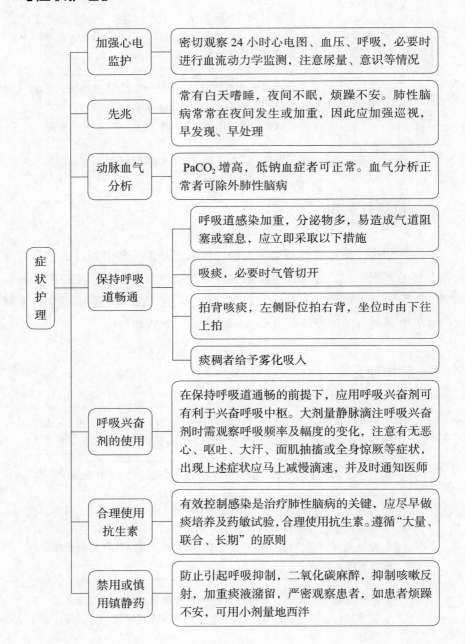

	加强心电监护	密切观察24小时心电图、血压、呼吸，必要时进行血流动力学监测，注意尿量、意识等情况
	先兆	常有白天嗜睡，夜间不眠，烦躁不安。肺性脑病常常在夜间发生或加重，因此应加强巡视，早发现、早处理
	动脉血气分析	$PaCO_2$增高，低钠血症者可正常。血气分析正常者可除外肺性脑病
症状护理	保持呼吸道畅通	呼吸道感染加重，分泌物多，易造成气道阻塞或窒息，应立即采取以下措施
		吸痰，必要时气管切开
		拍背咳痰，左侧卧位拍右背，坐位时由下往上拍
		痰稠者给予雾化吸入
	呼吸兴奋剂的使用	在保持呼吸道通畅的前提下，应用呼吸兴奋剂可有利于兴奋呼吸中枢。大剂量静脉滴注呼吸兴奋剂时需观察呼吸频率及幅度的变化，注意有无恶心、呕吐、大汗、面肌抽搐或全身惊厥等症状，出现上述症状应马上减慢滴速，并及时通知医师
	合理使用抗生素	有效控制感染是治疗肺性脑病的关键，应尽早做痰培养及药敏试验，合理使用抗生素。遵循"大量、联合、长期"的原则
	禁用或慎用镇静药	防止引起呼吸抑制，二氧化碳麻醉，抑制咳嗽反射，加重痰液潴留，严密观察患者，如患者烦躁不安，可用小剂量地西泮

【并发症护理】

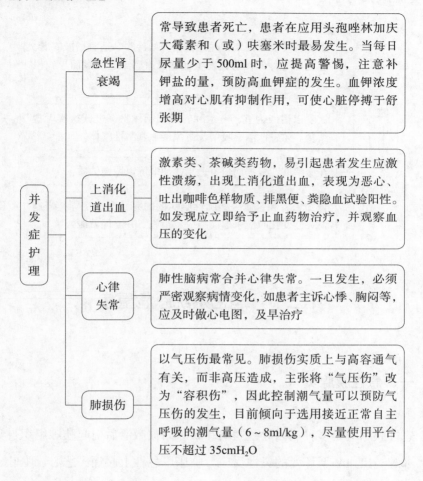

并发症护理

急性肾衰竭
常导致患者死亡，患者在应用头孢唑林加庆大霉素和（或）呋塞米时最易发生。当每日尿量少于 500ml 时，应提高警惕，注意补钾盐的量，预防高血钾症的发生。血钾浓度增高对心肌有抑制作用，可使心脏停搏于舒张期

上消化道出血
激素类、茶碱类药物，易引起患者发生应激性溃疡，出现上消化道出血，表现为恶心、吐出咖啡色样物质、排黑便、粪隐血试验阳性。如发现应立即给予止血药物治疗，并观察血压的变化

心律失常
肺性脑病常合并心律失常。一旦发生，必须严密观察病情变化，如患者主诉心悸、胸闷等，应及时做心电图，及早治疗

肺损伤
以气压伤最常见。肺损伤实质上与高容通气有关，而非高压造成，主张将"气压伤"改为"容积伤"，因此控制潮气量可以预防气压伤的发生，目前倾向于选用接近正常自主呼吸的潮气量（6~8ml/kg），尽量使用平台压不超过 35cmH$_2$O

【心理护理】

肺性脑病患者常为老年患者，性格怪僻、固执，加之久病，缺乏自信心，有时不合作，因此需要多一分耐心，细心进行治疗护理，悉心安慰患者，使之精神愉快，提高战胜疾病的信心，安心休养。

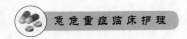

【健康指导】

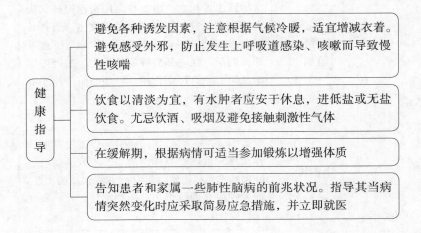

健康指导 —

避免各种诱发因素，注意根据气候冷暖，适宜增减衣着。避免感受外邪，防止发生上呼吸道感染、咳嗽而导致慢性咳喘

饮食以清淡为宜，有水肿者应安于休息，进低盐或无盐饮食。尤忌饮酒、吸烟及避免接触刺激性气体

在缓解期，根据病情可适当参加锻炼以增强体质

告知患者和家属一些肺性脑病的前兆状况。指导其当病情突然变化时应采取简易应急措施，并立即就医

第二节　消化系统急危重症

一、急性胰腺炎

急性胰腺炎是多种病因导致胰酶在胰腺内被激活后引起胰腺组织自身消化、水肿、出血甚至坏死的炎性反应。临床以急性上腹痛、恶心、呕吐、发热和血胰酶增高等为特点。

【一般护理】

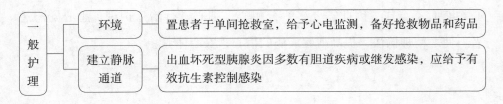

一般护理 —

环境　置患者于单间抢救室，给予心电监测，备好抢救物品和药品

建立静脉通道　出血坏死型胰腺炎因多数有胆道疾病或继发感染，应给予有效抗生素控制感染

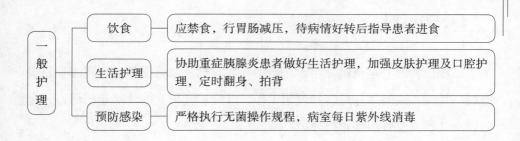

	饮食	应禁食，行胃肠减压，待病情好转后指导患者进食
一般护理	生活护理	协助重症胰腺炎患者做好生活护理，加强皮肤护理及口腔护理，定时翻身、拍背
	预防感染	严格执行无菌操作规程，病室每日紫外线消毒

【症状护理】

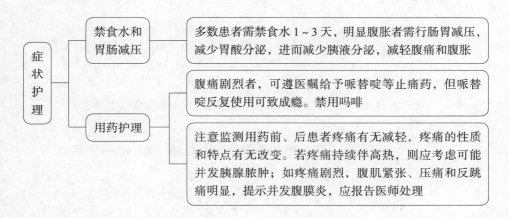

	禁食水和胃肠减压	多数患者需禁食水 1~3 天，明显腹胀者需行肠胃减压，减少胃酸分泌，进而减少胰液分泌，减轻腹痛和腹胀
症状护理	用药护理	腹痛剧烈者，可遵医嘱给予哌替啶等止痛药，但哌替啶反复使用可致成瘾。禁用吗啡
		注意监测用药前、后患者疼痛有无减轻，疼痛的性质和特点有无改变。若疼痛持续伴高热，则应考虑可能并发胰腺脓肿；如疼痛剧烈，腹肌紧张、压痛和反跳痛明显，提示并发腹膜炎，应报告医师处理

【并发症护理】

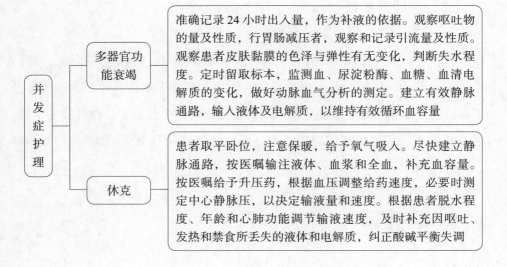

| | 多器官功能衰竭 | 准确记录 24 小时出入量，作为补液的依据。观察呕吐物的量及性质，行胃肠减压者，观察和记录引流量及性质。观察患者皮肤黏膜的色泽与弹性有无变化，判断失水程度。定时留取标本，监测血、尿淀粉酶、血糖、血清电解质的变化，做好动脉血气分析的测定。建立有效静脉通路，输入液体及电解质，以维持有效循环血容量 |
|并发症护理| 休克 | 患者取平卧位，注意保暖，给予氧气吸入。尽快建立静脉通路，按医嘱输注液体、血浆和全血，补充血容量。按医嘱给予升压药，根据血压调整给药速度，必要时测定中心静脉压，以决定输液量和速度。根据患者脱水程度、年龄和心肺功能调节输液速度，及时补充因呕吐、发热和禁食所丢失的液体和电解质，纠正酸碱平衡失调 |

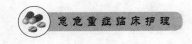

【心理护理】

减轻患者的心理负担，给予正确引导和安慰，以解除其思想顾虑和恐惧心理。针对不同问题作好解释说明工作，鼓励患者树立战胜疾病的信心，充分调动其积极配合治疗和护理。

【健康指导】

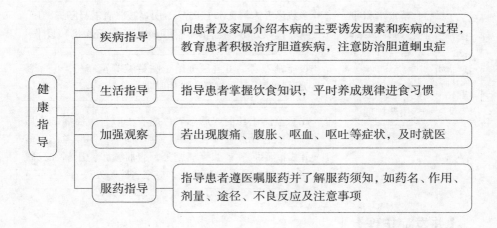

健康指导

疾病指导 —— 向患者及家属介绍本病的主要诱发因素和疾病的过程，教育患者积极治疗胆道疾病，注意防治胆道蛔虫症

生活指导 —— 指导患者掌握饮食知识，平时养成规律进食习惯

加强观察 —— 若出现腹痛、腹胀、呕血、呕吐等症状，及时就医

服药指导 —— 指导患者遵医嘱服药并了解服药须知，如药名、作用、剂量、途径、不良反应及注意事项

二、急性胃扩张

急性胃扩张是指短期内由于大量气体和液体积聚，胃和十二指肠上段高度扩张而致的一种综合征。多数发生于饱餐和腹部手术后。神经功能紊乱，细菌的毒素作用导致胃及肠壁的肌肉麻痹是发病的主要因素，也可发生于慢性消耗性疾病长期卧床的患者。是急腹症中一种比较常见的疾病，其发病急、进展快。

【一般护理】

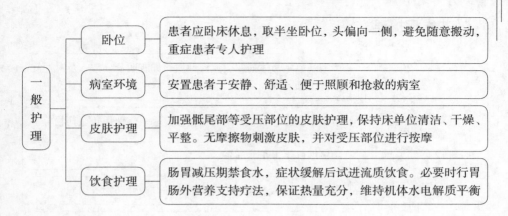

一般护理
- 卧位：患者应卧床休息，取半坐卧位，头偏向一侧，避免随意搬动，重症患者专人护理
- 病室环境：安置患者于安静、舒适、便于照顾和抢救的病室
- 皮肤护理：加强骶尾部等受压部位的皮肤护理，保持床单位清洁、干燥、平整。无摩擦物刺激皮肤，并对受压部位进行按摩
- 饮食护理：肠胃减压期禁食水，症状缓解后试进流质饮食。必要时行胃肠外营养支持疗法，保证热量充分，维持机体水电解质平衡

【症状护理】

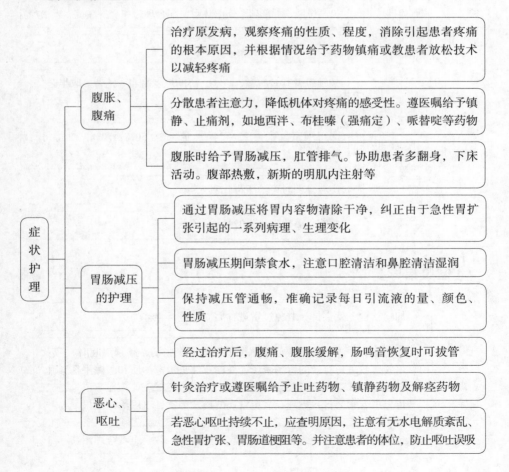

症状护理
- 腹胀、腹痛
  - 治疗原发病，观察疼痛的性质、程度，消除引起患者疼痛的根本原因，并根据情况给予药物镇痛或教患者放松技术以减轻疼痛
  - 分散患者注意力，降低机体对疼痛的感受性。遵医嘱给予镇静、止痛剂，如地西泮、布桂嗪（强痛定）、哌替啶等药物
  - 腹胀时给予胃肠减压，肛管排气。协助患者多翻身，下床活动。腹部热敷，新斯的明肌内注射等
- 胃肠减压的护理
  - 通过胃肠减压将胃内容物清除干净，纠正由于急性胃扩张引起的一系列病理、生理变化
  - 胃肠减压期间禁食水，注意口腔清洁和鼻腔清洁湿润
  - 保持减压管通畅，准确记录每日引流液的量、颜色、性质
  - 经过治疗后，腹痛、腹胀缓解，肠鸣音恢复时可拔管
- 恶心、呕吐
  - 针灸治疗或遵医嘱给予止吐药物、镇静药物及解痉药物
  - 若恶心呕吐持续不止，应查明原因，注意有无水电解质紊乱、急性胃扩张、胃肠道梗阻等。并注意患者的体位，防止呕吐误吸

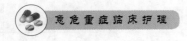

【并发症护理】

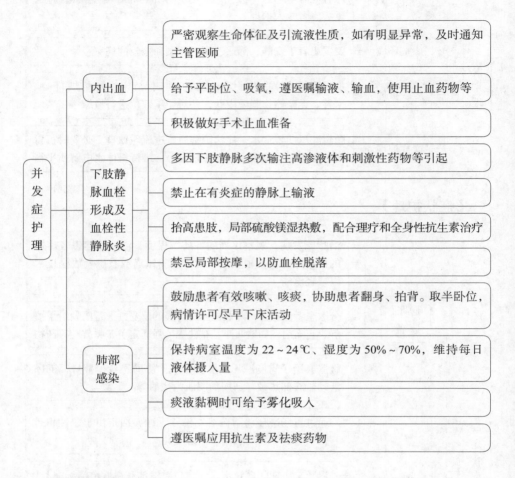

并发症护理

内出血
- 严密观察生命体征及引流液性质，如有明显异常，及时通知主管医师
- 给予平卧位、吸氧，遵医嘱输液、输血，使用止血药物等
- 积极做好手术止血准备

下肢静脉血栓形成及血栓性静脉炎
- 多因下肢静脉多次输注高渗液体和刺激性药物等引起
- 禁止在有炎症的静脉上输液
- 抬高患肢，局部硫酸镁湿热敷，配合理疗和全身性抗生素治疗
- 禁忌局部按摩，以防血栓脱落

肺部感染
- 鼓励患者有效咳嗽、咳痰，协助患者翻身、拍背。取半卧位，病情许可尽早下床活动
- 保持病室温度为 22 ~ 24℃、湿度为 50% ~ 70%，维持每日液体摄入量
- 痰液黏稠时可给予雾化吸入
- 遵医嘱应用抗生素及祛痰药物

【健康指导】

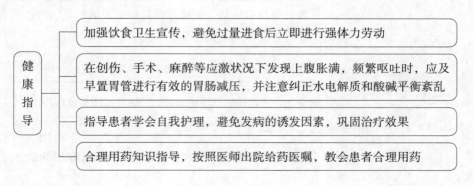

健康指导
- 加强饮食卫生宣传，避免过量进食后立即进行强体力劳动
- 在创伤、手术、麻醉等应激状况下发现上腹胀满，频繁呕吐时，应及早置胃管进行有效的胃肠减压，并注意纠正水电解质和酸碱平衡紊乱
- 指导患者学会自我护理，避免发病的诱发因素，巩固治疗效果
- 合理用药知识指导，按照医师出院给药医嘱，教会患者合理用药

三、急性出血性坏死性肠炎

急性出血性坏死性肠炎是与 C 型产气荚膜芽胞杆菌感染有联系的一种急性肠炎，本病病变主要在小肠，病理改变以肠壁出血坏死为特征。

【一般护理】

```
        ┌─ 密切注意患者神志、体温等变化，体温高者给予物理降温或药物降温

        ├─ 观察患者的血压、脉搏、呼吸、大便性状、尿量等，详细记录出入量

        ├─ 绝对卧床休息，半卧位或侧卧位，减轻腹部张力，不宜多用镇痛剂

        ├─ 加强皮肤护理，预防压疮发生，骨突出部位必要时加垫小棉圈或气圈

        ├─ 禁食水，腹胀明显时行胃肠减压，做好胃肠减压护理，观察腹胀消退
一        │  情况及引流液的量、色及性质。禁食期间静脉输入营养液体
般
护 ──────┤  快速输液以补充血容量，积极补充有效循环血量，补充热量和营养，
理        ├─ 纠正电解质紊乱，改善微循环和纠正酸中毒，有血压下降、脉搏细弱、
        │  脉速及末梢循环不佳时，积极预防多器官功能衰竭

        ├─ 观察大便情况，及时、正确留取大便标本送检。每次便后用温水洗净
        │  臀部并涂油膏等，减少大便对皮肤刺激，保持臀部皮肤的完整性

        ├─ 观察呕吐情况，呕吐时，头偏向一侧，记录呕吐物的色、质及量

        └─ 早期应用肾上腺皮质激素，可改善毛细血管通透性、抗炎、抗过敏及
           解毒，但有加重肠出血及肠穿孔的危险
```

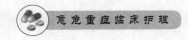

【并发症护理】

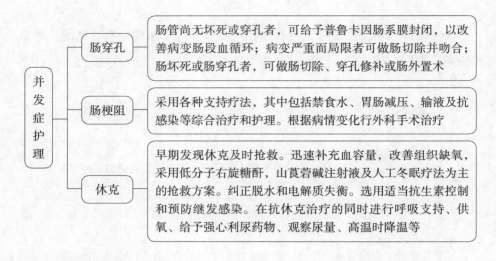

	肠穿孔	肠管尚无坏死或穿孔者，可给予普鲁卡因肠系膜封闭，以改善病变肠段血循环；病变严重而局限者可做肠切除并吻合；肠坏死或肠穿孔者，可做肠切除、穿孔修补或肠外置术
并发症护理	肠梗阻	采用各种支持疗法，其中包括禁食水、胃肠减压、输液及抗感染等综合治疗和护理。根据病情变化行外科手术治疗
	休克	早期发现休克及时抢救。迅速补充血容量，改善组织缺氧，采用低分子右旋糖酐，山莨菪碱注射液及人工冬眠疗法为主的抢救方案。纠正脱水和电解质失衡。选用适当抗生素控制和预防继发感染。在抗休克治疗的同时进行呼吸支持、供氧、给予强心利尿药物、观察尿量、高温时降温等

【心理护理】

让患者充分了解此病的情况，有助于患者消除恐惧感，配合各项检查。如保守治疗无明显效果，患者腹痛加剧，休克症状明显，应考虑手术治疗。做好术前宣教，让患者积极配合治疗，早日康复。

【健康指导】

帮助患者掌握有关饮食的控制、皮肤和口腔卫生等护理知识，并使其了解病情，取得配合。注意饮食卫生，避免食生冷油腻食物，及时治疗肠道寄生虫病。

四、暴发性肝功能衰竭

暴发性肝功能衰竭是由多种病因引起大量肝细胞坏死及严重肝功能损

害，既往无肝病史并在病后 8 周内出现肝性脑病的综合征。起病急、进展快、病死率高。早期诊断、早期治疗可降低病死率。

【一般护理】

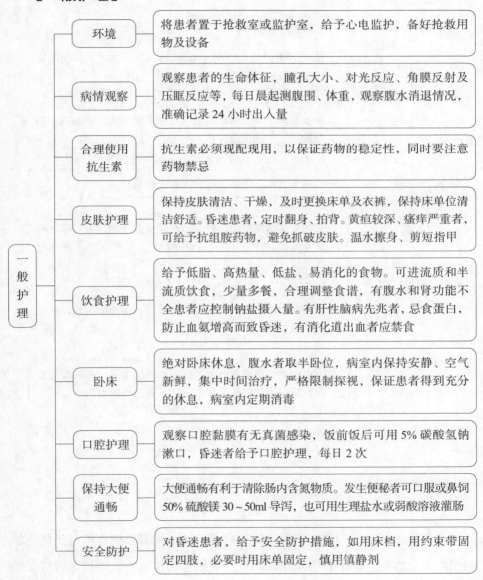

<table>
<tbody>
<tr><td rowspan="11">一般护理</td><td>环境</td><td>将患者置于抢救室或监护室，给予心电监护，备好抢救用物及设备</td></tr>
<tr><td>病情观察</td><td>观察患者的生命体征、瞳孔大小、对光反应、角膜反射及压眶反应等，每日晨起测腹围、体重，观察腹水消退情况，准确记录 24 小时出入量</td></tr>
<tr><td>合理使用抗生素</td><td>抗生素必须现配现用，以保证药物的稳定性，同时要注意药物禁忌</td></tr>
<tr><td>皮肤护理</td><td>保持皮肤清洁、干燥，及时更换床单及衣裤，保持床单位清洁舒适。昏迷患者，定时翻身、拍背。黄疸较深、瘙痒严重者，可给予抗组胺药物，避免抓破皮肤。温水擦身、剪短指甲</td></tr>
<tr><td>饮食护理</td><td>给予低脂、高热量、低盐、易消化的食物。可进流质和半流质饮食，少量多餐，合理调整食谱，有腹水和肾功能不全患者应控制钠盐摄入量。有肝性脑病先兆者，忌食蛋白，防止血氨增高而致昏迷，有消化道出血者应禁食</td></tr>
<tr><td>卧床</td><td>绝对卧床休息，腹水者取半卧位，病室内保持安静、空气新鲜，集中时间治疗，严格限制探视，保证患者得到充分的休息，病室内定期消毒</td></tr>
<tr><td>口腔护理</td><td>观察口腔黏膜有无真菌感染，饭前饭后用 5% 碳酸氢钠漱口，昏迷者给予口腔护理，每日 2 次</td></tr>
<tr><td>保持大便通畅</td><td>大便通畅有利于清除肠内含氮物质。发生便秘者可口服或鼻饲 50% 硫酸镁 30～50ml 导泻，也可用生理盐水或弱酸溶液灌肠</td></tr>
<tr><td>安全防护</td><td>对昏迷患者，给予安全防护措施，如用床档，用约束带固定四肢，必要时用床单固定，慎用镇静剂</td></tr>
</tbody>
</table>

【并发症护理】

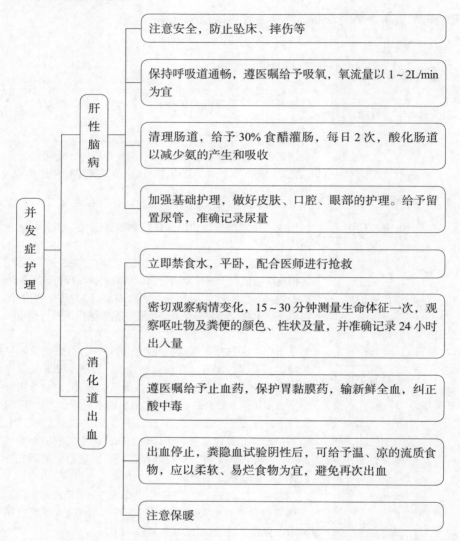

并发症护理

肝性脑病
- 注意安全，防止坠床、摔伤等
- 保持呼吸道通畅，遵医嘱给予吸氧，氧流量以 1～2L/min 为宜
- 清理肠道，给予 30% 食醋灌肠，每日 2 次，酸化肠道以减少氨的产生和吸收
- 加强基础护理，做好皮肤、口腔、眼部的护理。给予留置尿管，准确记录尿量

消化道出血
- 立即禁食水，平卧，配合医师进行抢救
- 密切观察病情变化，15～30 分钟测量生命体征一次，观察呕吐物及粪便的颜色、性状及量，并准确记录 24 小时出入量
- 遵医嘱给予止血药，保护胃黏膜药，输新鲜全血，纠正酸中毒
- 出血停止，粪隐血试验阴性后，可给予温、凉的流质食物，应以柔软、易烂食物为宜，避免再次出血

- 注意保暖

【心理护理】

多与患者及家属沟通，讲解疾病的有关知识，使其正确理解自己的病情而积极配合治疗。护士各项操作做到技术娴熟、动作轻柔，增加患者对医护

人员的信赖。患者意识恢复后，应指导患者保持安静，保持乐观情绪，消除恐惧心理，增强战胜疾病的信心，以最佳的心理状态配合治疗。

【健康指导】

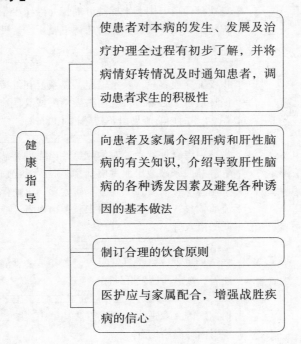

健康指导
- 使患者对本病的发生、发展及治疗护理全过程有初步了解，并将病情好转情况及时通知患者，调动患者求生的积极性
- 向患者及家属介绍肝病和肝性脑病的有关知识，介绍导致肝性脑病的各种诱发因素及避免各种诱因的基本做法
- 制订合理的饮食原则
- 医护应与家属配合，增强战胜疾病的信心

五、上消化道出血

上消化道出血是指十二指肠悬韧带以上的消化道，包括食管、胃、十二指肠、胰、胆道病变引起的出血，以及胃空肠吻合术后的空肠病变出血。上消化道大量出血一般指在数小时内失血量超过 800ml 或循环血容量的 20%，主要临床表现为呕血和（或）黑便，常伴有血容量减少而引起急性周围循环衰竭，严重者导致失血性休克而危及患者生命。

【一般护理】

	口腔护理	每日刷牙 2 次，防止口腔感染
	皮肤护理	应经常更换体位，按摩受压部位局部组织，保持皮肤清洁。每次排便后，用温水擦洗肛周，并涂抹少量滑石粉，或用棉垫、气圈等垫起，保持床褥平整干净。使用便器时，动作要轻
	建立静脉通道	积极补充血容量，及早输血，以恢复和维持血容量及有效循环血量。必要时可先用右旋糖酐或其他血浆代用品，但在 24 小时内右旋糖酐不应超过 1000ml
一般护理	饮食护理	指导患者合理饮食，对休克急性出血期伴恶心、呕吐、食管静脉曲张破裂出血者应禁食；对少量出血无呕吐者，可选用温凉、清淡、无刺激流质饮食，出血停止后，改为半流质饮食；对食管静脉曲张破裂出血者，应限制钠和蛋白质的摄入量
	吸氧	病情严重者应给予氧气吸入，尤其是食管静脉曲张破裂出血者，缺氧易诱发肝性脑病
	止血	根据病因采取适当的止血方法，可用三腔二囊管压迫止血或胃内降温法止血
	药物护理	遵医嘱及时给予止血药，用止血药过程中，根据药物的性质，掌握禁忌证，调节输液速度
	体位	凡有重度出血，绝对卧床休息，轻者可在室内活动。若出现休克时，应取垂头仰卧位，让下肢抬高 30°，以保证脑部供血
	密切观察病情变化	每 15 分钟观察一次，注意呼吸、脉搏、血压、神志的变化，并做好详细记录，注意呕血、便血量、性质。一般胃内储血量达 250～300ml 时，可引起呕血，若出血量在 50～70ml 之间，可出现黑便；若出血量达 500～1000ml 时，则出现全身症状，如头昏、心悸、乏力等，发现异常及时通知医师并配合抢救

【症状护理】

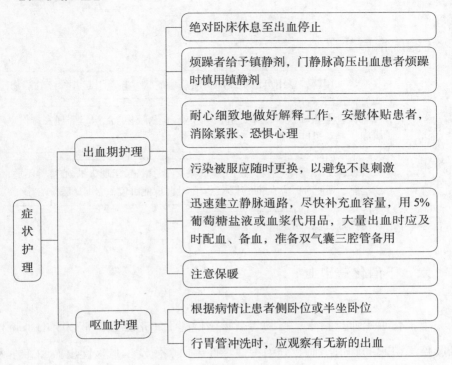

症状护理
├─ 出血期护理
│　├─ 绝对卧床休息至出血停止
│　├─ 烦躁者给予镇静剂，门静脉高压出血患者烦躁时慎用镇静剂
│　├─ 耐心细致地做好解释工作，安慰体贴患者，消除紧张、恐惧心理
│　├─ 污染被服应随时更换，以避免不良刺激
│　├─ 迅速建立静脉通路，尽快补充血容量，用5%葡萄糖盐液或血浆代用品，大量出血时应及时配血、备血，准备双气囊三腔管备用
│　└─ 注意保暖
└─ 呕血护理
　　├─ 根据病情让患者侧卧位或半坐卧位
　　└─ 行胃管冲洗时，应观察有无新的出血

【并发症护理】

1. 休克（急性上消化道出血时）

按休克患者护理常规护理。

2. 贫血（慢性上消化道出血时）

按血液内科贫血疾病护理常规护理。

【心理护理】

观察患者有无紧张、恐惧、悲观、沮丧等心理反应。患者呕血、黑便时情绪紧张，护士应陪护在床旁安慰，及时清除血迹。耐心解答患者及家属的

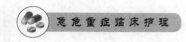

提问，告诉家属不远离患者，允许家属陪伴，使患者有安全感。

【健康指导】

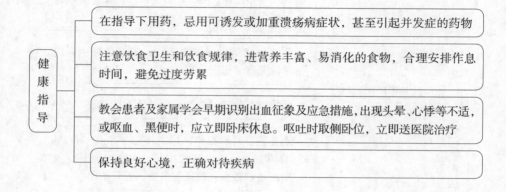

健康指导

- 在指导下用药，忌用可诱发或加重溃疡病症状，甚至引起并发症的药物
- 注意饮食卫生和饮食规律，进营养丰富、易消化的食物，合理安排作息时间，避免过度劳累
- 教会患者及家属学会早期识别出血征象及应急措施，出现头晕、心悸等不适，或呕血、黑便时，应立即卧床休息。呕吐时取侧卧位，立即送医院治疗
- 保持良好心境，正确对待疾病

六、下消化道出血

下消化道出血是指十二指肠与空肠移行部十二指肠悬韧带以下的小肠和结肠疾患引起的肠道出血。分为慢性隐性出血、慢性少量显性出血和急性大出血三种类型，常常是各种下消化道疾病的最常见症状，也可能是全身性疾病在下消化道的表现之一。因此在治疗上除止血、补充血容量以外，寻找下消化道出血部位、疾病性质进行原发病病因治疗最为重要。

【一般护理】

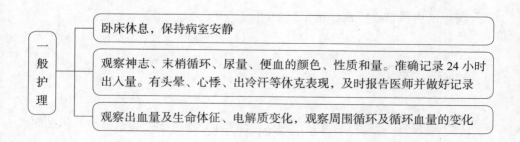

一般护理

- 卧床休息，保持病室安静
- 观察神志、末梢循环、尿量、便血的颜色、性质和量。准确记录24小时出入量。有头晕、心悸、出冷汗等休克表现，及时报告医师并做好记录
- 观察出血量及生命体征、电解质变化，观察周围循环及循环血量的变化

大便次数频繁者，每次便后应擦净，保持臀部清洁、干燥。注意皮肤护理

在大出血时，每 15～30 分钟测脉搏、血压一次

观察下消化道出血是否有合并穿孔的危险体征，如剧烈腹痛、腹部如板僵硬、休克等

需要输血治疗时，确保安全、及时，保持静脉输液通畅

一般护理

容易出现低血容量性休克，上下床或到洗手间都需他人协助，避免跌倒

使用特殊药物应严格掌握滴速，不宜过快

遵医嘱使用止血药，并严密观察用药效果

遵医嘱严格控制饮食，出血活动期禁食。出血停止后按序给予温凉流质、半流质及易消化的软质饮食，出血后 3 天未排大便患者，慎用泻药

如患者出现烦躁不安、出冷汗、四肢发凉、血压下降、脉快而弱、肠鸣音活跃、有活动性出血的指征，应及时通知医师

【症状护理】

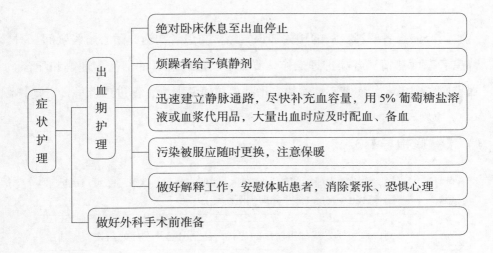

绝对卧床休息至出血停止

烦躁者给予镇静剂

症状护理　出血期护理

迅速建立静脉通路，尽快补充血容量，用 5% 葡萄糖盐溶液或血浆代用品，大量出血时应及时配血、备血

污染被服应随时更换，注意保暖

做好解释工作，安慰体贴患者，消除紧张、恐惧心理

做好外科手术前准备

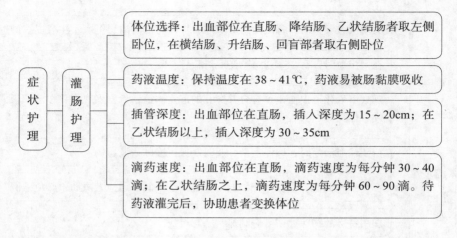

【并发症护理】

1. 休克（急性下消化道出血时）
按休克患者护理常规护理。
2. 贫血（慢性下消化道出血时）
按血液内科贫血疾病护理常规护理。

【心理护理】

耐心向患者解释疾病的相关知识，经常与患者沟通，耐心解答疑问。对待患者态度热情，各项护理操作认真细心，取得患者的信任、理解和配合。嘱家属安慰患者，使其心情愉快，增强机体康复能力，促进患者早日康复。

【健康指导】

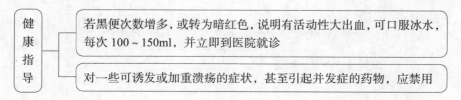

健康指导 ─┬─ 注意饮食卫生，合理安排作息时间。戒烟、戒酒

└─ 向患者及家属宣传相关疾病知识，日常生活中注意事项，掌握相关的急救知识。保持良好心境，正确对待疾病

七、肝性脑病

肝性脑病是严重肝病引起的、以代谢紊乱为基础的中枢神经系统功能失调的综合病症，其主要临床表现是意识障碍、行为失常和昏迷。该病发生机制尚不明确。氨学说、假性神经递质学说、γ-氨基丁酸等神经化学机制是其发病假说。

【一般护理】

1. 环境

应置患者于单间抢救室，给予心电监测，备好抢救物品和药品。

2. 加强安全防护

加强安全防护 ─┬─ 去除病房内一切不安全因素，以防伤人及自伤

├─ 将患者转移到安全的病床，避开窗边

├─ 及时和患者家属联系，说明病情，让家属有心理准备，并请家属来院 24 小时陪护，以免发生意外。对没有家属陪护的患者，应派专人守护

└─ 医护人员在患者出现狂躁时，应以说服、劝导的口气。当劝说无效时，为避免伤人伤己，可用约束带。切不可为使患者转入安静，滥用镇静剂

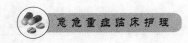

3．做好口腔护理

保持呼吸道通畅，防治口腔感染。

4．皮肤护理

保持床单清洁平整无渣屑，注意皮肤护理，预防压疮。冲洗会阴，观察有无会阴部水肿，男患者若有阴囊水肿、可用吊带将阴囊托起，以免与双腿摩擦损伤局部皮肤。

5．立即建立静脉通路

及时合理用药。注意严格控制液体输入速度，防止稀释性低钾及低钠血症、心力衰竭、肺水肿以及脑水肿的发生。

6．严格遵医嘱用药

肝硬化患者应严格遵医嘱用药，将药物对肝的影响减到最少。有食管、胃底静脉曲张者，应将药研碎服用，以防划破曲张变薄的静脉。肝功能不全或有肝昏迷前期症状出现时，不能随意使用镇静药、麻醉药及四环素类药。

7．观察生命体征和电解质酸碱平衡

特别是使用利尿剂的患者，更须加强观察。应定期测定电解质，并及时给予补充纠正，在使用利尿剂时，宜联合间歇使用，以避免电解质紊乱。

8．保持大便通畅

每日了解患者的排便情况，保持每日 1 次，有便秘时采取乳果糖口服，必要时给米醋稀释灌肠通便。保持大便通畅，是预防肝性脑病发生的必要措施之一。

【症状护理】

1．意识混乱患者护理

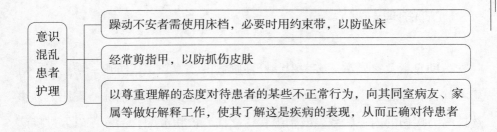

意识
混乱
患者
护理
- 躁动不安者需使用床档，必要时用约束带，以防坠床
- 经常剪指甲，以防抓伤皮肤
- 以尊重理解的态度对待患者的某些不正常行为，向其同室病友、家属等做好解释工作，使其了解这是疾病的表现，从而正确对待患者

2. 昏迷患者护理

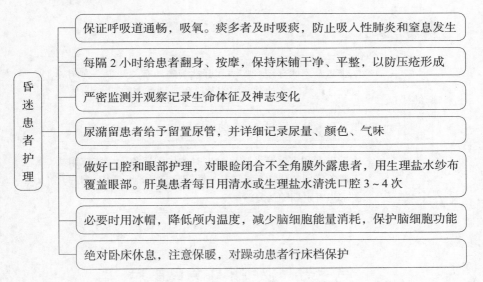

昏迷患者护理
- 保证呼吸道通畅，吸氧。痰多者及时吸痰，防止吸入性肺炎和窒息发生
- 每隔 2 小时给患者翻身、按摩，保持床铺干净、平整，以防压疮形成
- 严密监测并观察记录生命体征及神志变化
- 尿潴留患者给予留置尿管，并详细记录尿量、颜色、气味
- 做好口腔和眼部护理，对眼睑闭合不全角膜外露患者，用生理盐水纱布覆盖眼部。肝臭患者每日用清水或生理盐水清洗口腔 3～4 次
- 必要时用冰帽，降低颅内温度，减少脑细胞能量消耗，保护脑细胞功能
- 绝对卧床休息，注意保暖，对躁动患者行床档保护

【并发症护理】

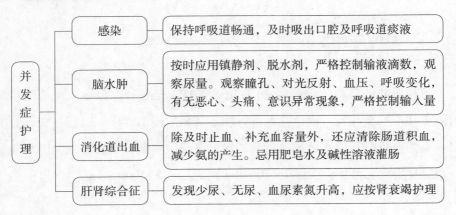

并发症护理
- 感染 — 保持呼吸道畅通，及时吸出口腔及呼吸道痰液
- 脑水肿 — 按时应用镇静剂、脱水剂，严格控制输液滴数，观察尿量。观察瞳孔、对光反射、血压、呼吸变化，有无恶心、头痛、意识异常现象，严格控制输入量
- 消化道出血 — 除及时止血、补充血容量外，还应清除肠道积血，减少氨的产生。忌用肥皂水及碱性溶液灌肠
- 肝肾综合征 — 发现少尿、无尿、血尿素氮升高，应按肾衰竭护理

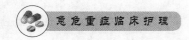

【心理护理】

帮助患者及家属掌握有关引起肝性脑病的基本知识，防止一切诱因。对患者饮食、休息、用药等进行引导，提示性护理，减缓或消除心理压力，讲述情绪与疾病的内在联系，鼓励患者树立信心，积极配合治疗，以促进疾病早日康复。

【健康指导】

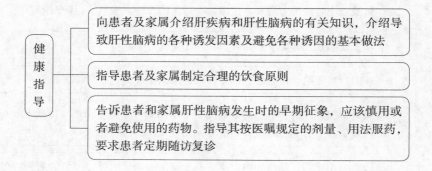

健康指导
- 向患者及家属介绍肝疾病和肝性脑病的有关知识，介绍导致肝性脑病的各种诱发因素及避免各种诱因的基本做法
- 指导患者及家属制定合理的饮食原则
- 告诉患者和家属肝性脑病发生时的早期征象，应该慎用或者避免使用的药物。指导其按医嘱规定的剂量、用法服药，要求患者定期随访复诊

第三节　泌尿系统急危重症

一、急性肾衰竭

急性肾功能衰竭（acute renal failure, ARF）是各种原因导致肾功能在短时间（几小时至几天）内急剧地进行性下降而出现的临床综合征。临床上主要表现为血肌酐和尿素氮迅速升高，水、电解质和酸碱平衡紊乱，以及全身各系统并发症。常伴有少尿（<400ml/d）或无尿（<100ml/d）。

【一般护理】

一般护理

- 将患者置单间，保持室内空气新鲜、清洁，定期进行空气消毒

- 严密观察病情变化，观察有无左心衰竭、肺水肿的表现以及肾功能的改变，备好抢救药品。有急性肺水肿时，及时吸氧，液化瓶内放 75% 酒精

- 准确记录 24 小时出入量，特别是尿量。无尿者应限制钠盐及水的摄入，每日 600 ~ 800ml

- 对贫血或出血者，按医嘱输新鲜血时，滴速宜慢，观察有无输血反应

- 及时准确应用各种药物，并观察用药效果

- 监测生命体征、尿量、血尿素氮、血肌酐及血电解质的变化，发现异常，及时报告医师

- 禁用库存血，学会自测尿量、体重。定期随访，监测肾功能、电解质等

- 给予高糖、低脂肪、低蛋白、低盐易消化饮食

- 绝对卧床休息，有抽搐昏迷者应采取保护措施，防止坠床。烦躁不安者，应用镇静剂，保持呼吸道通畅

- 注意口腔卫生，经常漱口，避免口腔溃烂及口腔炎。加强皮肤护理，预防压疮发生

- 指导患者合理安排活动和休息，严格遵守饮食计划，加强营养，避免发生负氮平衡；注意个人卫生，避免感冒

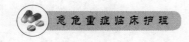

【症状护理】

1．少尿期护理

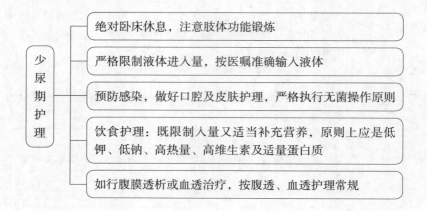

少尿期护理
- 绝对卧床休息，注意肢体功能锻炼
- 严格限制液体进入量，按医嘱准确输入液体
- 预防感染，做好口腔及皮肤护理，严格执行无菌操作原则
- 饮食护理：既限制入量又适当补充营养，原则上应是低钾、低钠、高热量、高维生素及适量蛋白质
- 如行腹膜透析或血透治疗，按腹透、血透护理常规

2．多尿期护理

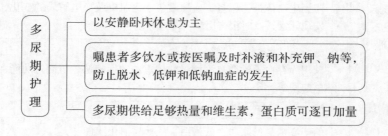

多尿期护理
- 以安静卧床休息为主
- 嘱患者多饮水或按医嘱及时补液和补充钾、钠等，防止脱水、低钾和低钠血症的发生
- 多尿期供给足够热量和维生素，蛋白质可逐日加量

3．恢复期护理

控制及预防感染，给予高热量、高蛋白饮食，鼓励逐渐恢复活动，防止出现肌肉无力现象。

4．血液透析的护理

指导患者采取舒适体位，尽量延长静脉置管使用时间，保证及时透析。透析过程中严密观察病情变化，持续监测生命体征，每30分钟测血压一次。透析前后测量体重，准确记录出入液量，保持24小时内出入平衡。透析后注意观察有无出血情况，并注意血压变化。

【并发症护理】

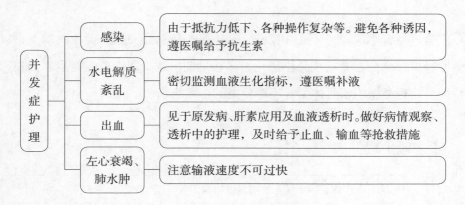

【心理护理】

护士应注意做好保护性医疗措施，鼓励患者消除顾虑和恐惧心理，如需进行血液透析时，向患者说明血液透析治疗目的，血液透析的过程及透析后可能出现的情况，使患者有充分的心理准备，消除紧张心理，配合治疗，急性期绝对卧床休息，症状减轻后适当增加活动量。加强和患者沟通，增加患者康复的信息，加强护理，使患者具有安全感、信赖感和良好的心理状态。

【健康指导】

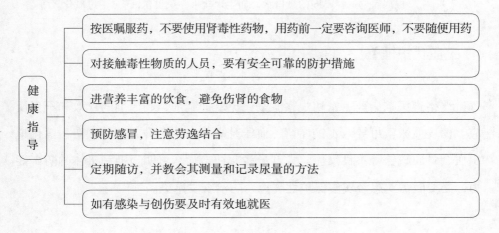

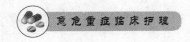

二、急进性肾小球肾炎

急进性肾小球肾炎（rapidly progressive glomerulonephritis，RPGN）是以急性肾炎综合征、肾功能急剧恶化，多在早期出现少尿性急性肾衰竭为临床特征，病理类型为新月体型肾小球肾炎的一组疾病。

【一般护理】

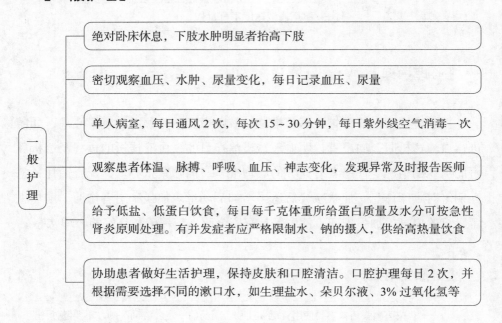

一般护理
- 绝对卧床休息，下肢水肿明显者抬高下肢
- 密切观察血压、水肿、尿量变化，每日记录血压、尿量
- 单人病室，每日通风2次，每次15～30分钟，每日紫外线空气消毒一次
- 观察患者体温、脉搏、呼吸、血压、神志变化，发现异常及时报告医师
- 给予低盐、低蛋白饮食，每日每千克体重所给蛋白质量及水分可按急性肾炎原则处理。有并发症者应严格限制水、钠的摄入，供给高热量饮食
- 协助患者做好生活护理，保持皮肤和口腔清洁。口腔护理每日2次，并根据需要选择不同的漱口水，如生理盐水、朵贝尔液、3%过氧化氢等

【症状护理】

严格遵医嘱用药，密切观察激素、免疫抑制剂、利尿剂的疗效和不良反应。糖皮质激素可导致水钠潴留、血压升高、血糖上升、精神兴奋、消化道出血、骨质疏松等不良反应。大剂量激素冲击疗法可明显抑制机体的防御能力，必要时需对患者实施保护性隔离，防治继发感染。

【并发症护理】

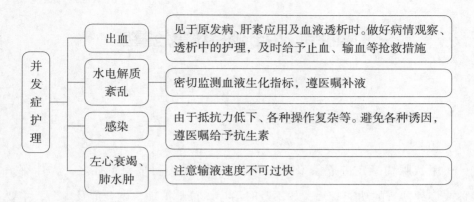

【心理护理】

做好患者透析及血浆置换前的思想工作。向患者解释该疾病的病理过程，说明肾穿刺术的重要意义，提供有关该病的国内外最新消息和有关知识。介绍做过肾穿刺术的患者与其认识，让其一起讨论术前、术后的体会，消除患者紧张心理。协助亲人、朋友、社会和家庭，对患者表示关心和支持。

【健康指导】

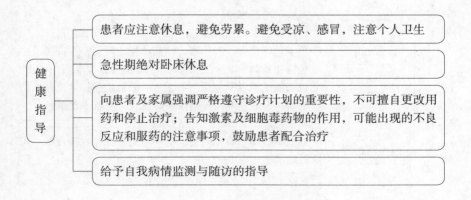

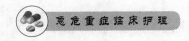

第四节　内分泌系统急危重症

一、甲状腺功能亢进危象

甲状腺功能亢进危象（简称甲亢危象）是内科危象重症之一，伴有一种或多种器官的功能衰竭，如不及时治疗、抢救护理，就会危及生命，主要表现有高热、心动过速或心律失常，左心衰竭、烦躁不安、昏迷，有时伴恶心、呕吐、腹泻、黄疸、精神改变等。

【一般护理】

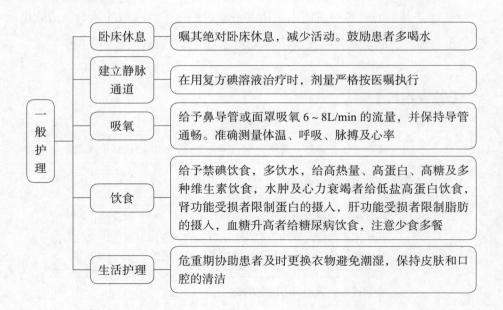

【症状护理】

1. 体液不足的护理

体液不足的护理	建立静脉通道，及时补液，以维持电解质平衡，保证充足的循环血量
	及时采取降温措施，应用止泻药
	严密观察 24 小时出入量、尿量并记录，以指导补液量
	观察皮肤黏膜脱水的改善情况
	鼓励患者多饮水

2. 体温过高的护理

体温过高的护理	置单人病室，保持病室空气流通，温度 20～22℃，湿度 50%～70%。每日用紫外线消毒 2 次，每次 30 分钟，用消毒液擦地板每日 2 次。减少探视人数（必要时谢绝探视）、次数，以减少感染机会
	给予乙醇擦浴，冰敷大动脉处，液体经冷藏后输注。按医嘱应用药物降温，但避免应用水杨酸盐降温
	供给高热量、高蛋白、高维生素易消化流质或半流质饮食，鼓励多饮水
	加强口腔护理，在晨起、睡前、饭后协助漱口或用生理盐水棉球擦拭，保持口腔清洁湿润
	减少衣物，以利降温。加强皮肤护理，及时擦干汗液和更换汗湿的衣物，以防着凉
	监测血常规，每日复查血常规 1 次，并根据结果补充白细胞或应用升高白细胞药物
	密切观察病情，监测生命体征，每 4 小时 1 次，必要时随时测量并记录。
	按医嘱应用抗生素

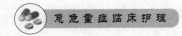
3. 心输出量减少的护理

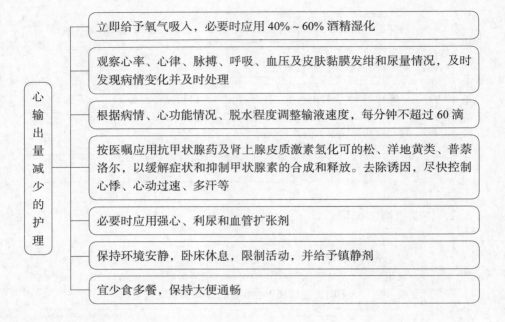

心输出量减少的护理

- 立即给予氧气吸入，必要时应用 40%～60% 酒精湿化
- 观察心率、心律、脉搏、呼吸、血压及皮肤黏膜发绀和尿量情况，及时发现病情变化并及时处理
- 根据病情、心功能情况、脱水程度调整输液速度，每分钟不超过 60 滴
- 按医嘱应用抗甲状腺药及肾上腺皮质激素氢化可的松、洋地黄类、普萘洛尔，以缓解症状和抑制甲状腺素的合成和释放。去除诱因，尽快控制心悸、心动过速、多汗等
- 必要时应用强心、利尿和血管扩张剂
- 保持环境安静，卧床休息，限制活动，并给予镇静剂
- 宜少食多餐，保持大便通畅

4. 自理能力低下的护理

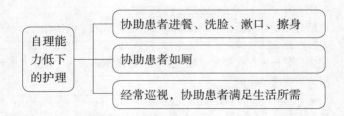

自理能力低下的护理

- 协助患者进餐、洗脸、漱口、擦身
- 协助患者如厕
- 经常巡视，协助患者满足生活所需

5. 个人应对无效的护理

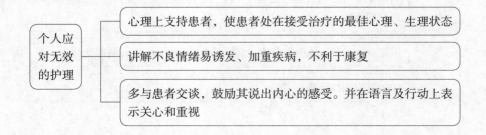

个人应对无效的护理

- 心理上支持患者，使患者处在接受治疗的最佳心理、生理状态
- 讲解不良情绪易诱发、加重疾病，不利于康复
- 多与患者交谈，鼓励其说出内心的感受。并在语言及行动上表示关心和重视

6. 药物的不良反应肝功能损害护理

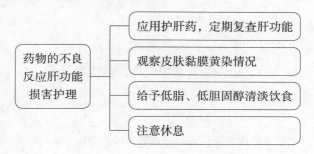

药物的不良反应肝功能损害护理 —— 应用护肝药，定期复查肝功能
观察皮肤黏膜黄染情况
给予低脂、低胆固醇清淡饮食
注意休息

7. 孕产妇的护理

孕妇要注意胎心和子宫收缩情况，产妇要注意产后出血量，防止产后出血及感染。

8. 突眼的护理

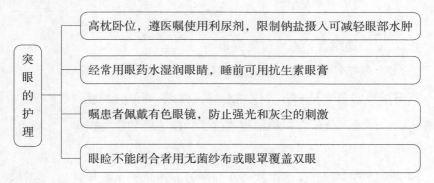

突眼的护理 —— 高枕卧位，遵医嘱使用利尿剂，限制钠盐摄入可减轻眼部水肿
经常用眼药水湿润眼睛，睡前可用抗生素眼膏
嘱患者佩戴有色眼镜，防止强光和灰尘的刺激
眼睑不能闭合者用无菌纱布或眼罩覆盖双眼

【心理护理】

心理护理对稳定患者病情，促进疾病转归可起到积极的作用。护理人员在抢救过程中不可惊慌失措，动作要敏捷，保持沉着、冷静，操作准确无误，使患者产生安全感。对过度紧张者，可遵医嘱使用镇静剂以稳定其情绪。与患者保持良好沟通，了解患者思想活动，尊重患者人格，确认患者的不适，接受患者对不适症状的行为反应。

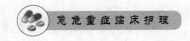

【健康指导】

1. 积极治疗原发病甲亢，避免危象的发生。

2. 合理调整饮食，患者禁食含碘饮食，多饮水。

3. 避免各种诱发因素

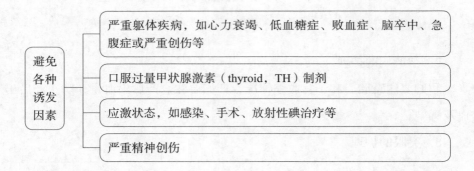

避免各种诱发因素

- 严重躯体疾病，如心力衰竭、低血糖症、败血症、脑卒中、急腹症或严重创伤等
- 口服过量甲状腺激素（thyroid，TH）制剂
- 应激状态，如感染、手术、放射性碘治疗等
- 严重精神创伤

4. 注意劳逸结合，避免过度劳累。

5. 按医嘱坚持按剂量、按疗程服药

不可随意减量和停药。并定期复查血常规、肝功以及甲状腺功能指标。了解药物治疗的不良反应：粒细胞减少、药疹、肝功能受损。

6. 及时就诊

指导患者及家属当病情突然变化时要及时就诊，争取早就诊，早治疗。

二、甲状腺功能减退危象

甲状腺功能减退危象，又称黏液性水肿昏迷，是由于甲状腺素长期缺乏，以机体功能逐渐反应低下直至昏迷为特征的慢性系统性功能紊乱。常在冬季寒冷时发病，其诱发因素有寒冷、感染、手术、严重躯体疾病、中断甲状腺激素（TH）替代治疗和使用麻醉、镇静剂等。

【一般护理】

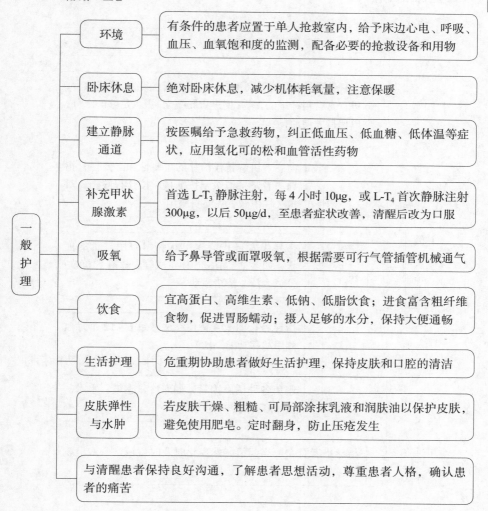

一般护理

环境	有条件的患者应置于单人抢救室内，给予床边心电、呼吸、血压、血氧饱和度的监测，配备必要的抢救设备和用物
卧床休息	绝对卧床休息，减少机体耗氧量，注意保暖
建立静脉通道	按医嘱给予急救药物，纠正低血压、低血糖、低体温等症状，应用氢化可的松和血管活性药物
补充甲状腺激素	首选 L-T$_3$ 静脉注射，每 4 小时 10μg，或 L-T$_4$ 首次静脉注射 300μg，以后 50μg/d，至患者症状改善，清醒后改为口服
吸氧	给予鼻导管或面罩吸氧，根据需要可行气管插管机械通气
饮食	宜高蛋白、高维生素、低钠、低脂饮食；进食富含粗纤维食物，促进胃肠蠕动；摄入足够的水分，保持大便通畅
生活护理	危重期协助患者做好生活护理，保持皮肤和口腔的清洁
皮肤弹性与水肿	若皮肤干燥、粗糙、可局部涂抹乳液和润肤油以保护皮肤，避免使用肥皂。定时翻身，防止压疮发生
	与清醒患者保持良好沟通，了解患者思想活动，尊重患者人格，确认患者的痛苦

【心理护理】

细心观察患者，积极与患者交流，了解和掌握患者心理，因势利导、耐心回答患者提出的问题，针对个体情况进行耐心细致的卫生宣教，讲述甲状腺功能减退危象的诱发因素，提供详细的诊治资料，使患者对甲状腺功能减退危象有较全面的认识、积极配合治疗。

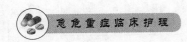

【健康指导】

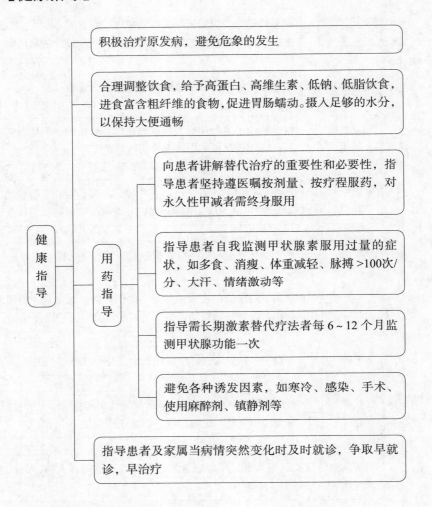

健康指导
├─ 积极治疗原发病，避免危象的发生
├─ 合理调整饮食，给予高蛋白、高维生素、低钠、低脂饮食，进食富含粗纤维的食物，促进胃肠蠕动。摄入足够的水分，以保持大便通畅
├─ 用药指导
│   ├─ 向患者讲解替代治疗的重要性和必要性，指导患者坚持遵医嘱按剂量、按疗程服药，对永久性甲减者需终身服用
│   ├─ 指导患者自我监测甲状腺素服用过量的症状，如多食、消瘦、体重减轻、脉搏>100次/分、大汗、情绪激动等
│   ├─ 指导需长期激素替代疗法者每6~12个月监测甲状腺功能一次
│   └─ 避免各种诱发因素，如寒冷、感染、手术、使用麻醉剂、镇静剂等
└─ 指导患者及家属当病情突然变化时及时就诊，争取早就诊，早治疗

三、肾上腺皮质功能减退危象

肾上腺皮质功能减退危象指由于各种原因导致肾上腺皮质激素分泌不足或阙如而引起的一系列临床症状，可累及多个系统。主要表现为肾上腺皮质激素缺乏所致的症状，如脱水、血压下降、直立性低血压、虚脱、厌食、呕吐、精神不振、嗜睡，甚至昏迷。

【一般护理】

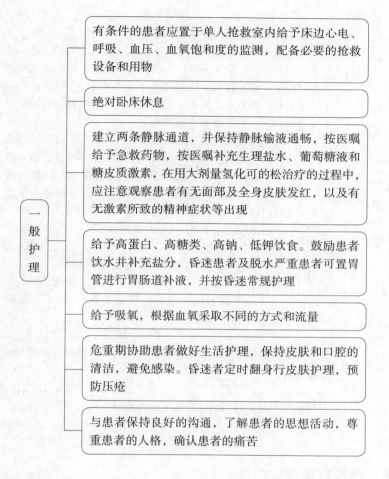

一般护理
- 有条件的患者应置于单人抢救室内给予床边心电、呼吸、血压、血氧饱和度的监测，配备必要的抢救设备和用物
- 绝对卧床休息
- 建立两条静脉通道，并保持静脉输液通畅，按医嘱给予急救药物，按医嘱补充生理盐水、葡萄糖液和糖皮质激素，在用大剂量氢化可的松治疗的过程中，应注意观察患者有无面部及全身皮肤发红，以及有无激素所致的精神症状等出现
- 给予高蛋白、高糖类、高钠、低钾饮食。鼓励患者饮水并补充盐分，昏迷患者及脱水严重患者可置胃管进行胃肠道补液，并按昏迷常规护理
- 给予吸氧，根据血氧采取不同的方式和流量
- 危重期协助患者做好生活护理，保持皮肤和口腔的清洁，避免感染。昏迷者定时翻身行皮肤护理，预防压疮
- 与患者保持良好的沟通，了解患者的思想活动，尊重患者的人格，确认患者的痛苦

【心理护理】

细心观察患者，积极与患者交流，了解和掌握患者的心理，因势利导、耐心回答患者提出的问题，针对个体情况进行耐心细致的卫生宣教，讲述肾上腺皮质功能减退危象的诱发因素，提供详细的诊治资料，使患者对肾上腺皮质功能减退危象有较全面的认识，积极配合治疗。

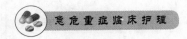

【健康指导】

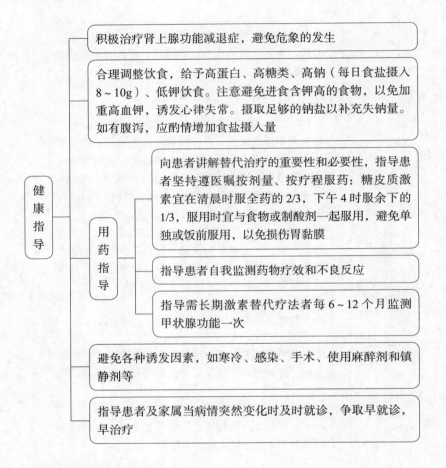

健康指导
- 积极治疗肾上腺功能减退症，避免危象的发生
- 合理调整饮食，给予高蛋白、高糖类、高钠（每日食盐摄入8～10g）、低钾饮食。注意避免进食含钾高的食物，以免加重高血钾，诱发心律失常。摄取足够的钠盐以补充失钠量。如有腹泻，应酌情增加食盐摄入量
- 用药指导
  - 向患者讲解替代治疗的重要性和必要性，指导患者坚持遵医嘱按剂量、按疗程服药：糖皮质激素宜在清晨时服全药的2/3，下午4时服余下的1/3，服用时宜与食物或制酸剂一起服用，避免单独或饭前服用，以免损伤胃黏膜
  - 指导患者自我监测药物疗效和不良反应
  - 指导需长期激素替代疗法者每6～12个月监测甲状腺功能一次
- 避免各种诱发因素，如寒冷、感染、手术、使用麻醉剂和镇静剂等
- 指导患者及家属当病情突然变化时及时就诊，争取早就诊，早治疗

四、糖尿病酮症酸中毒

糖尿病酮症酸中毒（DKA）为最常见的糖尿病急症。主要是由于糖尿病代谢紊乱加重，脂肪酸在肝氧化产生大量酮体，超过机体的处理能力，以至于血酮体增加，尿酮体阳性。临床早期表现为"三多一少"症状加重，酸中毒失代偿后，病情迅速恶化、疲乏、食欲减退、恶心、呕吐、多尿、口渴、头痛、呼吸深快，呼气中有烂苹果味。

【一般护理】

一般护理	环境	有条件的患者应置于单人抢救室内，配备血糖检测仪和尿酮测试物品，必要时给予心电、呼吸、血压、血氧饱和度的监测，配备必要的抢救设备和用物。保持病房安静，空气流通
	卧床休息	嘱其绝对卧床休息。一切日常生活由护理人员帮助解决。由护理人员协助正确留取尿标本以测尿酮是否转阴
	建立静脉通道	迅速建立两条静脉通路. 保证胰岛素及液体量及时补充。输液量及输液速度，准确执行医嘱，根据脱水程度及电解质紊乱情况，调节输液速度
	按医嘱准确足量使用胰岛素	抢救糖尿病酮症酸中毒患者，使用小量胰岛素与及时补充液体是非常重要的同步措施。入院立即建立两条静脉通道（最好在同一侧上下肢，另一侧便于测血压及采集血标本），一条快速输注液体及抗生素，另一条给予小剂量胰岛素 6～8U 加生理盐水 100ml，均匀滴注 1 小时，定时监测血糖，如下降至 13.9mmol/L 及以下时，应及时改变液体为 5% 葡萄糖液 500ml 加入胰岛素 8U 持续缓慢滴注补液，如有不适应及时报告医师
	给予吸氧	根据血氧采取不同的方式和流量
	饮食	适当限制患者饮食中含糖及动物脂肪较高的食物及饮食的量，餐前查血糖以指导胰岛素用量。注射胰岛素后保证患者按时进食。嘱患者多饮水、多排尿促进尿酮排出
	生活护理	危重期协助患者做好生活护理，保持皮肤和口腔清洁，避免口腔内细菌繁殖引起感染

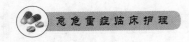

【症状护理】

护理症状

如患者有昏迷或意识障碍，保持呼吸道通畅，及时清除呼吸道分泌物及呕吐物，头偏向一侧，防止窒息。必要时吸氧、保暖，烦躁不安者应加床档。加强口腔护理，昏迷患者口腔护理每日 2 次，应用 pH 试纸选择漱口液

保持皮肤清洁，及时更换汗湿的衣裤。床单位平整、干燥，定时翻身，避免拖拉动作。按摩受压处皮肤，可用 50% 红花酒精按摩

如患者恶心、呕吐明显，应密切观察呕吐程度，呕吐物的颜色、量、次数及患者的难受程度。遵医嘱及时应用止吐药，预防因呕吐而造成的脱水

注意保暖及皮肤护理，按时清洁皮肤、翻身以预防压疮和继发感染

【并发症护理】

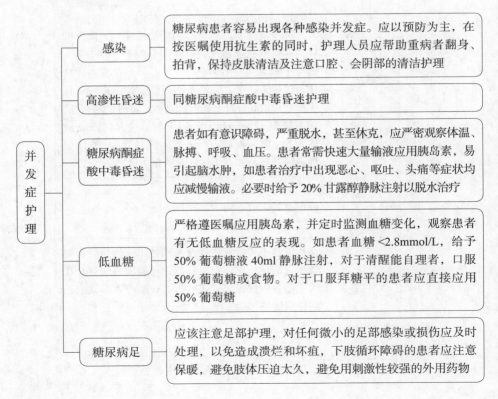

并发症护理

感染：糖尿病患者容易出现各种感染并发症。应以预防为主，在按医嘱使用抗生素的同时，护理人员应帮助重病者翻身、拍背，保持皮肤清洁及注意口腔、会阴部的清洁护理

高渗性昏迷：同糖尿病酮症酸中毒昏迷护理

糖尿病酮症酸中毒昏迷：患者如有意识障碍，严重脱水，甚至休克，应严密观察体温、脉搏、呼吸、血压。患者常需快速大量输液应用胰岛素，易引起脑水肿，如患者治疗中出现恶心、呕吐、头痛等症状均应减慢输液。必要时给予 20% 甘露醇静脉注射以脱水治疗

低血糖：严格遵医嘱应用胰岛素，并定时监测血糖变化，观察患者有无低血糖反应的表现。如患者血糖 <2.8mmol/L，给予 50% 葡萄糖液 40ml 静脉注射，对于清醒能自理者，口服 50% 葡萄糖或食物。对于口服拜糖平的患者应直接应用 50% 葡萄糖

糖尿病足：应该注意足部护理，对任何微小的足部感染或损伤应及时处理，以免造成溃烂和坏疽，下肢循环障碍的患者应注意保暖，避免肢体压迫太久，避免用刺激性较强的外用药物

【心理护理】

患者的心理变化对血糖波动有很大的影响，使患者心情愉快，有助于血糖的控制，护理人员应多安慰患者，鼓励其树立战胜疾病的信心，经常进行糖尿病健康教育，使患者对糖尿病知识有所掌握，从而避免并发症的发生，提高生活质量。

【健康指导】

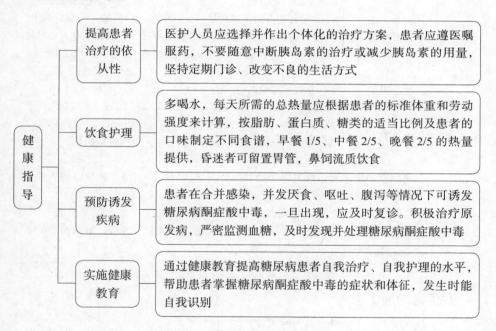

五、糖尿病乳酸酸中毒

糖尿病乳酸酸中毒是糖尿病患者葡萄糖氧化过程受阻滞，增强了葡萄糖酵解，产生大量乳酸，如乳酸脱氢酶不足，乳酸不能继续氧化成丙酮酸，使乳酸的合成大于降解和排泄，体内乳酸聚集而引起的一种糖尿病急性代谢性并发症。

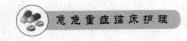

【一般护理】

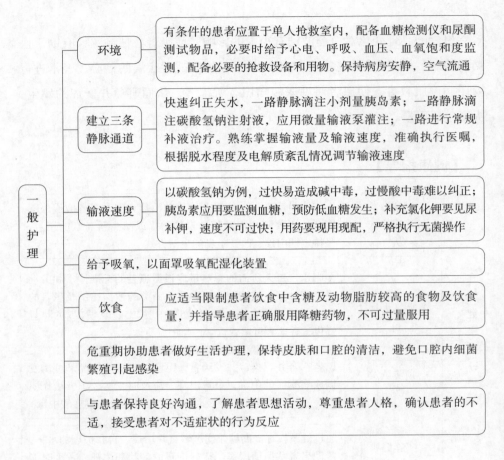

一般护理

环境 — 有条件的患者应置于单人抢救室内，配备血糖检测仪和尿酮测试物品，必要时给予心电、呼吸、血压、血氧饱和度监测，配备必要的抢救设备和用物。保持病房安静，空气流通

建立三条静脉通道 — 快速纠正失水，一路静脉滴注小剂量胰岛素；一路静脉滴注碳酸氢钠注射液，应用微量输液泵灌注；一路进行常规补液治疗。熟练掌握输液量及输液速度，准确执行医嘱，根据脱水程度及电解质紊乱情况调节输液速度

输液速度 — 以碳酸氢钠为例，过快易造成碱中毒，过慢酸中毒难以纠正；胰岛素应用要监测血糖，预防低血糖发生；补充氯化钾要见尿补钾，速度不可过快；用药要现用现配，严格执行无菌操作

给予吸氧，以面罩吸氧配湿化装置

饮食 — 应适当限制患者饮食中含糖及动物脂肪较高的食物及饮食量，并指导患者正确服用降糖药物，不可过量服用

危重期协助患者做好生活护理，保持皮肤和口腔的清洁，避免口腔内细菌繁殖引起感染

与患者保持良好沟通，了解患者思想活动，尊重患者人格，确认患者的不适，接受患者对不适症状的行为反应

【症状护理】

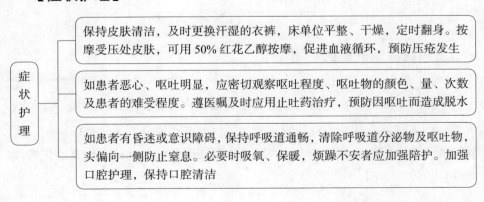

症状护理

保持皮肤清洁，及时更换汗湿的衣裤，床单位平整、干燥，定时翻身。按摩受压处皮肤，可用50%红花乙醇按摩，促进血液循环，预防压疮发生

如患者恶心、呕吐明显，应密切观察呕吐程度、呕吐物的颜色、量、次数及患者的难受程度。遵医嘱及时应用止吐药治疗，预防因呕吐而造成脱水

如患者有昏迷或意识障碍，保持呼吸道通畅，清除呼吸道分泌物及呕吐物，头偏向一侧防止窒息。必要时吸氧、保暖，烦躁不安应加强陪护。加强口腔护理，保持口腔清洁

【并发症护理】

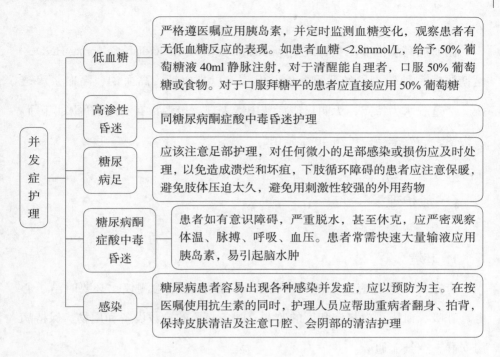

并发症护理

低血糖：严格遵医嘱应用胰岛素，并定时监测血糖变化，观察患者有无低血糖反应的表现。如患者血糖 <2.8mmol/L，给予 50% 葡萄糖液 40ml 静脉注射，对于清醒能自理者，口服 50% 葡萄糖或食物。对于口服拜糖平的患者应直接应用 50% 葡萄糖

高渗性昏迷：同糖尿病酮症酸中毒昏迷护理

糖尿病足：应该注意足部护理，对任何微小的足部感染或损伤应及时处理，以免造成溃烂和坏疽，下肢循环障碍的患者应注意保暖，避免肢体压迫太久，避免用刺激性较强的外用药物

糖尿病酮症酸中毒昏迷：患者如有意识障碍，严重脱水，甚至休克，应严密观察体温、脉搏、呼吸、血压。患者常需快速大量输液应用胰岛素，易引起脑水肿

感染：糖尿病患者容易出现各种感染并发症，应以预防为主。在按医嘱使用抗生素的同时，护理人员应帮助重病者翻身、拍背，保持皮肤清洁及注意口腔、会阴部的清洁护理

【健康指导】

健康指导

合理的控制饮食。严格控制热量及钠盐的摄入；控制总热量，根据患者标准体重及劳动强度计算其每日所需总热量，按照糖类占总热量的 50%～60%，蛋白质占 15%～20%，脂肪占 20%～30% 的比例制定饮食处方，患者三餐的热量分配为 1/5、2/5、2/5 或分四餐为 2/7、2/7、2/7、1/7，菜肴应尽可能味淡一些，如果有水肿或血压高者，食盐应在 2g/d 以内，尽量不吃腌制食物

乳酸性酸中毒是糖尿病最严重的并发症之一。正常剂量服用二甲双胍极少出现，服大剂量的二甲双胍容易出现乳酸性酸中毒，应避免

注意劳逸结合，适当进行运动锻炼。糖尿病患者宜在餐后 1～2 小时运动

按医嘱服药，定期门诊随访。学会自我监测，控制好血糖、血压、糖化血红蛋白等指标。指导患者及家属，当病情突然变化时要及时就诊

积极治疗高血压、高脂血症、糖尿病等疾病，正确遵医嘱服药

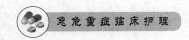

六、糖尿病高渗性非酮症昏迷

糖尿病高渗性非酮症昏迷（hyperosmolar nonketotic diabetic coma, HNDC）是糖尿病一种较少见的严重急性并发症，以高血糖、高血钠、高血浆渗透压、严重脱水为特点，无明显酮症酸中毒表现，患者常有不同程度意识障碍或昏迷，病死率高，可达40%～70%。

【一般护理】

1. 环境

有条件的患者应置于单人抢救室内，配备血糖检测仪，必要时给予心电、呼吸、血压、血氧饱和度的监测，配备必要的抢救设备和用物。保持病房安静，空气流通。

2. 卧床休息

嘱其绝对卧床休息，减少活动。定时翻身皮肤护理，预防压疮。

3. 补液护理

补液是重要的护理措施，还可应用鼻饲胃肠补液配合静脉补液。补液以先快后慢为原则，总输入量按脱水程度或体重的10%～15%补充，第一个2小时补液量1500～2000ml，24小时补液量6～10L，静脉滴注补总液体量的1/2，剩余1/2由胃肠道补液，至电解质正常后逐渐减少补液量。补液过程中应观察患者的尿量、颈静脉充盈程度，心肺情况。老年患者以及冠心病者，不宜过快、过多。

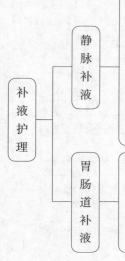

补液护理	静脉补液	使用静脉留置针及双通道正压接头，且选择粗、直、远离关节和静脉瓣的血管进行穿刺，以保持静脉通畅。建立两条静脉通路，一条为静脉补液，另一条为输注胰岛素。治疗开始时，先使用生理盐水250~2000ml，根据血钠、渗透压情况决定是否使用低渗液。补液量需视失水程度，不宜过快、过多，以免发生脑水肿、肺水肿。当血糖下降至13.9mmol/L时应开始补5%葡萄糖和钾盐，同时暂停胰岛素治疗并密切监测血糖变化
	胃肠道补液	置胃管（或口服），胃管内注入温开水，温度38~40℃，每小时100~200ml，每次50~100ml，缓慢注入，过快过多会引起胃黏膜出血及液体从胃管内逆流，影响治疗，加重病情。胃肠补液定时定量，每次注水前抽吸胃液检查胃管是否在胃内，并观察是否有胃潴留

4. 静脉应用小剂量胰岛素

以4~6U/h持续静脉滴注，血糖无下降者用量可加倍，血糖降至13.9mmol/L改为输5%葡萄糖液或5%葡萄糖盐液加入胰岛素（葡萄糖:胰岛素为3~4g）:1U，直至患者能进糖尿病饮食，改为餐前皮下注射胰岛素。

5. 给予吸氧

根据血氧采取不同方式和流量。

6. 饮食

适当限制患者饮食含糖及动物脂肪较高的食物及饮食量，餐前查血糖以指导胰岛素用量。注射胰岛素后保证患者进食。

7. 危重期

危重期协助患者做好生活护理，保持皮肤和口腔的清洁。

8. 沟通

了解患者思想活动，尊重患者人格，确认患者的不适，接受患者对不适症状的行为反应。

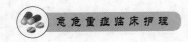

【并发症护理】

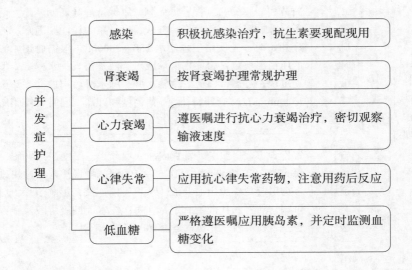

并发症护理

- 感染 —— 积极抗感染治疗，抗生素要现配现用
- 肾衰竭 —— 按肾衰竭护理常规护理
- 心力衰竭 —— 遵医嘱进行抗心力衰竭治疗，密切观察输液速度
- 心律失常 —— 应用抗心律失常药物，注意用药后反应
- 低血糖 —— 严格遵医嘱应用胰岛素，并定时监测血糖变化

【心理护理】

护士要关心体贴患者及家属，进行健康教育及并发症的防护教育，配合医护人员治疗和护理，讲解疾病的相关知识，解除其焦虑情绪。

【健康指导】

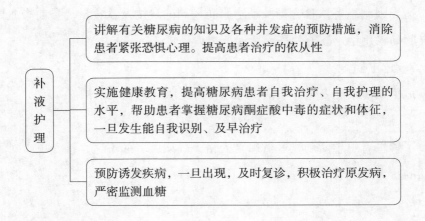

补液护理

- 讲解有关糖尿病的知识及各种并发症的预防措施，消除患者紧张恐惧心理。提高患者治疗的依从性
- 实施健康教育，提高糖尿病患者自我治疗、自我护理的水平，帮助患者掌握糖尿病酮症酸中毒的症状和体征，一旦发生能自我识别、及早治疗
- 预防诱发疾病，一旦出现，及时复诊，积极治疗原发病，严密监测血糖

第五节 神经系统急危重症

一、脑梗死

脑梗死是指局部脑组织由于缺血而发生坏死所致的脑软化，在脑血管病中最常见。临床中最常见的有脑血栓形成和脑栓塞。

【一般护理】

一般护理

- 病室清洁、安静、光线柔和、空气新鲜
- 多喝水，饮食清淡易消化，高蛋白、高维生素的软食或流质食物。少食多餐，必要时鼻饲饮食。做好口腔护理
- 保持呼吸道通畅，必要时给予吸氧。意识清楚者，翻身拍背同时鼓励咳痰，可配合超声雾化吸入
- 保持床单位干燥平整，每 1~2 小时翻身、拍背，按摩受压部位，可用红花酒精按摩，改善循环，防止压疮发生
- 对尿潴留患者，严格做好留置导尿的护理。女性患者注意会阴部卫生，每日冲洗 1 次
- 保持大便通畅，训练排便习惯，必要时服用缓泻剂。禁食刺激性饮料
- 注意保暖，同时注意防止烫伤的发生
- 注意生命体征的观察，详细记录出入量，准备好抢救物品

【症状护理】

1. 加强监护

加强心电血压监护密切观察体温、心率、血压、呼吸的变化。

2. 躯体移动障碍

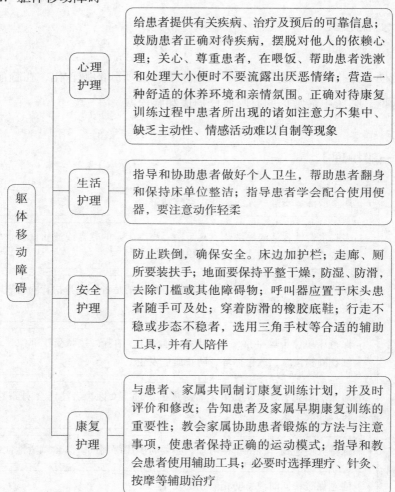

心理护理：给患者提供有关疾病、治疗及预后的可靠信息；鼓励患者正确对待疾病，摆脱对他人的依赖心理；关心、尊重患者，在喂饭、帮助患者洗漱和处理大小便时不要流露出厌恶情绪；营造一种舒适的休养环境和亲情氛围。正确对待康复训练过程中患者所出现的诸如注意力不集中、缺乏主动性、情感活动难以自制等现象

生活护理：指导和协助患者做好个人卫生，帮助患者翻身和保持床单位整洁；指导患者学会配合使用便器，要注意动作轻柔

安全护理：防止跌倒，确保安全。床边加护栏；走廊、厕所要装扶手；地面要保持平整干燥，防湿、防滑，去除门槛或其他障碍物；呼叫器应置于床头患者随手可及处；穿着防滑的橡胶底鞋；行走不稳或步态不稳者，选用三角手杖等合适的辅助工具，并有人陪伴

康复护理：与患者、家属共同制订康复训练计划，并及时评价和修改；告知患者及家属早期康复训练的重要性；教会家属协助患者锻炼的方法与注意事项，使患者保持正确的运动模式；指导和教会患者使用辅助工具；必要时选择理疗、针灸、按摩等辅助治疗

3. 吞咽障碍

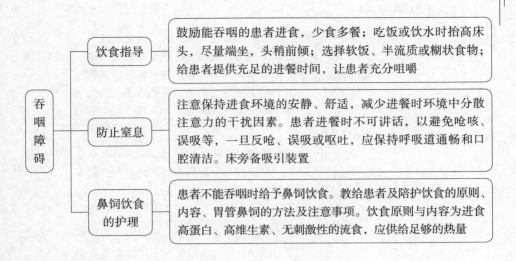

	饮食指导	鼓励能吞咽的患者进食，少食多餐；吃饭或饮水时抬高床头，尽量端坐，头稍前倾；选择软饭、半流质或糊状食物；给患者提供充足的进餐时间，让患者充分咀嚼
吞咽障碍	防止窒息	注意保持进食环境的安静、舒适，减少进餐时环境中分散注意力的干扰因素。患者进餐时不可讲话，以避免呛咳、误吸等，一旦反呛、误吸或呕吐，应保持呼吸道通畅和口腔清洁。床旁备吸引装置
	鼻饲饮食的护理	患者不能吞咽时给予鼻饲饮食。教给患者及陪护饮食的原则、内容、胃管鼻饲的方法及注意事项。饮食原则与内容为进食高蛋白、高维生素、无刺激性的流食，应供给足够的热量

4. 语言沟通障碍

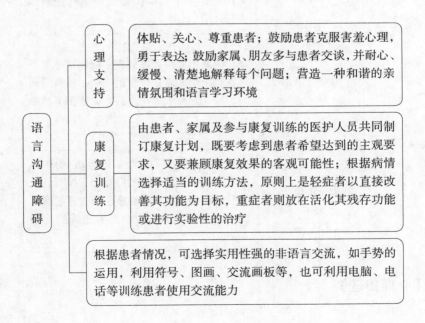

	心理支持	体贴、关心、尊重患者；鼓励患者克服害羞心理，勇于表达；鼓励家属、朋友多与患者交谈，并耐心、缓慢、清楚地解释每个问题；营造一种和谐的亲情氛围和语言学习环境
语言沟通障碍	康复训练	由患者、家属及参与康复训练的医护人员共同制订康复计划，既要考虑到患者希望达到的主观要求，又要兼顾康复效果的客观可能性；根据病情选择适当的训练方法，原则上是轻症者以直接改善其功能为目标，重症者则放在活化其残存功能或进行实验性的治疗
		根据患者情况，可选择实用性强的非语言交流，如手势的运用，利用符号、图画、交流画板等，也可利用电脑、电话等训练患者使用交流能力

5. 翻身清洁

定时翻身，预防压疮发生，给予红花酒精按摩受压部位及骶尾部的皮肤，保持床单位和皮肤的清洁。

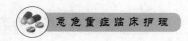

【并发症护理】

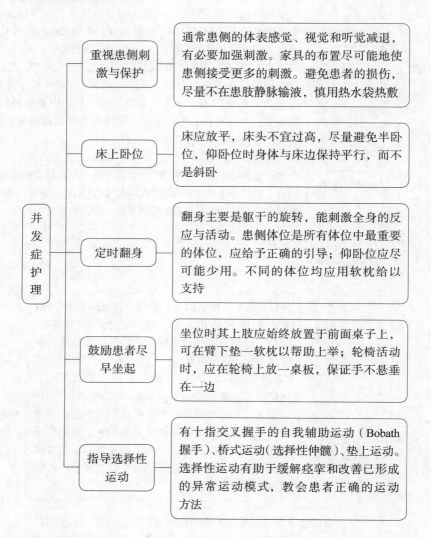

并发症护理

重视患侧刺激与保护
通常患侧的体表感觉、视觉和听觉减退，有必要加强刺激。家具的布置尽可能地使患侧接受更多的刺激。避免患者的损伤，尽量不在患肢静脉输液，慎用热水袋热敷

床上卧位
床应放平，床头不宜过高，尽量避免半卧位，仰卧位时身体与床边保持平行，而不是斜卧

定时翻身
翻身主要是躯干的旋转，能刺激全身的反应与活动。患侧体位是所有体位中最重要的体位，应给予正确的引导；仰卧位应尽可能少用。不同的体位均应用软枕给以支持

鼓励患者尽早坐起
坐位时其上肢应始终放置于前面桌子上，可在臂下垫一软枕以帮助上举；轮椅活动时，应在轮椅上放一桌板，保证手不悬垂在一边

指导选择性运动
有十指交叉握手的自我辅助运动（Bobath握手）、桥式运动（选择性伸髋）、垫上运动。选择性运动有助于缓解痉挛和改善已形成的异常运动模式，教会患者正确的运动方法

【心理护理】

重视患者的心理活动，解除由运动障碍、语言障碍带来的思想负担；护士要有良好的素质，耐心、细心，热情；深入了解患者生病前的家庭背景、工作环境、社会因素等第一手材料，减少患者的思想波动，以免造成情绪激动。

【健康指导】

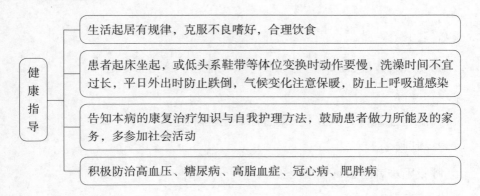

健康指导

- 生活起居有规律，克服不良嗜好，合理饮食
- 患者起床坐起，或低头系鞋带等体位变换时动作要慢，洗澡时间不宜过长，平日外出时防止跌倒，气候变化注意保暖，防止上呼吸道感染
- 告知本病的康复治疗知识与自我护理方法，鼓励患者做力所能及的家务，多参加社会活动
- 积极防治高血压、糖尿病、高脂血症、冠心病、肥胖病

二、脑出血

脑出血又称脑溢血，是指非外伤性脑实质内的自发性出血，病因多样，绝大多数是高血压小动脉硬化的血管破裂引起，故也称高血压性脑出血。脑出血为高病死率和高致残率的疾病。

【一般护理】

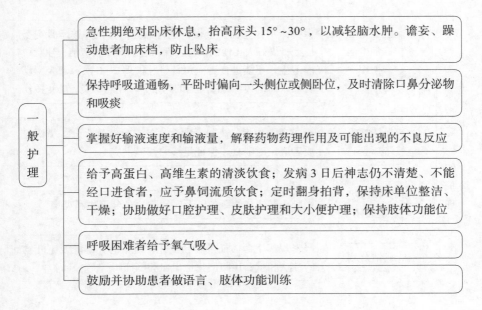

一般护理

- 急性期绝对卧床休息，抬高床头 15°~30°，以减轻脑水肿。谵妄、躁动患者加床档，防止坠床
- 保持呼吸道通畅，平卧时偏向一头侧位或侧卧位，及时清除口鼻分泌物和吸痰
- 掌握好输液速度和输液量，解释药物药理作用及可能出现的不良反应
- 给予高蛋白、高维生素的清淡饮食；发病 3 日后神志仍不清楚、不能经口进食者，应予鼻饲流质饮食；定时翻身拍背，保持床单位整洁、干燥；协助做好口腔护理、皮肤护理和大小便护理；保持肢体功能位
- 呼吸困难者给予氧气吸入
- 鼓励并协助患者做语言、肢体功能训练

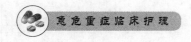
【症状护理】

1. 观察

密切观察体温、脉搏、血压、呼吸、神志、瞳孔的变化。

2. 降温

体温超过 38.5℃者给予头部置冰袋物理降温。

3. 呼吸

呼吸困难者给予氧气吸入。

4. 导尿管

尿潴留患者可留置导尿管，做好留置尿管的护理，并记录 24 小时尿量。

5. 大便干燥

大便干燥者给予开塞露或低压灌肠。

6. 昏迷

昏迷患者按昏迷护理常规执行。

7. 意识障碍的护理

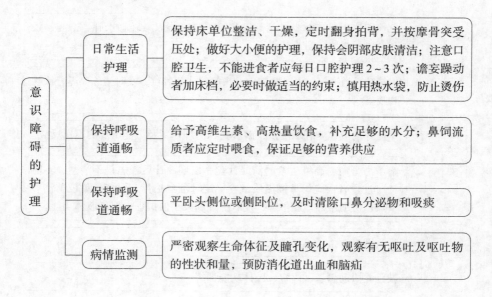

意识障碍的护理

日常生活护理：保持床单位整洁、干燥，定时翻身拍背，并按摩骨突受压处；做好大小便的护理，保持会阴部皮肤清洁；注意口腔卫生，不能进食者应每日口腔护理 2～3 次；谵妄躁动者加床档，必要时做适当的约束；慎用热水袋，防止烫伤

保持呼吸道通畅：给予高维生素、高热量饮食，补充足够的水分；鼻饲流质者应定时喂食，保证足够的营养供应

保持呼吸道通畅：平卧头侧位或侧卧位，及时清除口鼻分泌物和吸痰

病情监测：严密观察生命体征及瞳孔变化，观察有无呕吐及呕吐物的性状和量，预防消化道出血和脑疝

8. 手术清除血肿降低颅内压

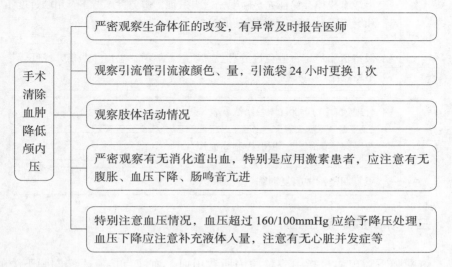

手术清除血肿降低颅内压

- 严密观察生命体征的改变，有异常及时报告医师
- 观察引流管引流液颜色、量，引流袋 24 小时更换 1 次
- 观察肢体活动情况
- 严密观察有无消化道出血，特别是应用激素患者，应注意有无腹胀、血压下降、肠鸣音亢进
- 特别注意血压情况，血压超过 160/100mmHg 应给予降压处理，血压下降应注意补充液体入量，注意有无心脏并发症等

【并发症护理】

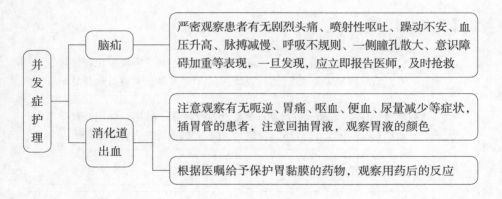

并发症护理

- 脑疝
  - 严密观察患者有无剧烈头痛、喷射性呕吐、躁动不安、血压升高、脉搏减慢、呼吸不规则、一侧瞳孔散大、意识障碍加重等表现，一旦发现，应立即报告医师，及时抢救
- 消化道出血
  - 注意观察有无呃逆、胃痛、呕血、便血、尿量减少等症状，插胃管的患者，注意回抽胃液，观察胃液的颜色
  - 根据医嘱给予保护胃黏膜的药物，观察用药后的反应

【心理护理】

与患者多沟通，安慰患者，使其排除思想顾虑，保持乐观的情绪配合治疗。

【健康指导】

生活有规律，保证充足睡眠，适当锻炼，避免过度劳累、用脑过度和突然用力过猛，保持大便通畅

保持情绪稳定，避免过分喜悦、愤怒、焦虑、恐惧、悲伤、惊吓等不良刺激

健康指导

合理饮食，戒烟酒，忌暴饮暴食

按医嘱正确服药，积极控制高血压

康复期坚持做康复训练

三、蛛网膜下腔出血

蛛网膜下隙出血是指由各种原因所致出血、血液直接流入蛛网膜下隙的总称。临床上通常将蛛网膜下隙出血分为自发性和外伤性两大类。

【一般护理】

保持病室环境安静、舒适，减少探视，避免声、光刺激和频繁接触患者，治疗活动应集中进行。病室内应备有必要的抢救设备和药品

绝对卧床 4~6 周，卧床期间禁止坐起、洗头、沐浴、如厕及其他下床活动；抬高床头 15°~30°，有利于呼吸；抽搐昏迷患者应加床档

必要时给予吸氧

一般护理

控制输液速度及输液量，了解药物药理作用及可能出现的不良反应

宜高蛋白、高维生素清淡饮食，必要时给予鼻饲流质饮食；定时翻身拍背，保持床单整洁、干燥；协助做好口腔护理、皮肤护理和大小便护理

保持大便通畅，忌用力排便、屏气、剧烈咳嗽等

与患者保持良好的沟通，缓解心理压力。鼓励并协助患者做语言、肢体功能康复训练

【症状护理】

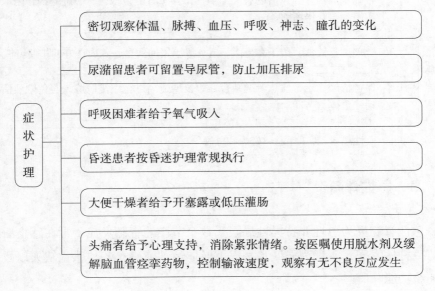

症状护理

- 密切观察体温、脉搏、血压、呼吸、神志、瞳孔的变化
- 尿潴留患者可留置导尿管，防止加压排尿
- 呼吸困难者给予氧气吸入
- 昏迷患者按昏迷护理常规执行
- 大便干燥者给予开塞露或低压灌肠
- 头痛者给予心理支持，消除紧张情绪。按医嘱使用脱水剂及缓解脑血管痉挛药物，控制输液速度，观察有无不良反应发生

【并发症护理】

蛛网膜下隙再出血为主要并发症。首次出血后 1 个月再出血的危险性最大，2 周内再发率最高。临床特点为首次出血后病情稳定或好转情况下，突然再次出现剧烈头痛、呕吐、抽搐、昏迷，甚至去大脑强直及脑膜刺激征加重等，应密切病情观察，做好抢救设备及药品准备。

【心理护理】

蛛网膜下隙出血起病急骤，头痛剧烈，患者精神紧张、恐惧，心理负担大。所以，要安慰患者，缓解情绪，排除思想顾虑，使其配合治疗，增强战胜疾病的信心。

【健康指导】

健康指导

- 告知本病治疗与预后的有关知识，指导患者配合检查，明确病因，采取积极的治疗措施
- 合理调整饮食，给予高蛋白、富含维生素的饮食，养成良好的排便习惯
- 保持情绪稳定，注意劳逸结合，康复期适当进行康复锻炼，避免剧烈活动和重体力劳动
- 女性患者1～2年避免妊娠和分娩

四、急性脊髓炎

急性脊髓炎为急性非特异性局限于数个节段的脊髓炎症。常在感染后或疫苗接种后发病，表现为病变水平以下肢体运动障碍；各种感觉缺失以及自主神经功能障碍。

【一般护理】

一般护理

- 卧床休息，保持床单位清洁干燥、平整，床铺宜柔软，可使用压疮气垫
- 注意观察呼吸及感觉平面是否上升，如患者感觉憋气，胸闷，及时给予吸氧并报告医师。鼓励咳痰，保持呼吸道通畅
- 建立静脉通道，严格掌握好输液速度及输液量，了解药物药理作用及可能出现的不良反应
- 给予高蛋白、高维生素易消化饮食，多吃蔬菜、水果，以刺激肠蠕动，减轻便秘和肠胀气
- 受损平面以下禁用热水袋、热敷或其他暖具，防止烫伤
- 保持皮肤清洁，2～3小时翻身拍背1次，在骶尾、髋部、内外踝、足跟等骨隆处，可放置棉垫、棉圈等。保持肢体功能位置，棉被不宜太厚重
- 与患者多交流，生活上给予关心与照顾

【症状护理】

1. 躯体移动障碍

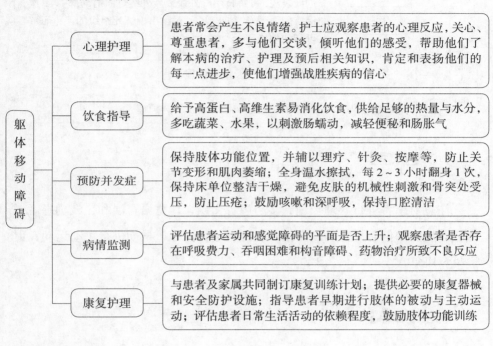

躯体移动障碍
- 心理护理：患者常会产生不良情绪。护士应观察患者的心理反应，关心、尊重患者，多与他们交谈，倾听他们的感受，帮助他们了解本病的治疗、护理及预后相关知识，肯定和表扬他们的每一点进步，使他们增强战胜疾病的信心
- 饮食指导：给予高蛋白、高维生素易消化饮食，供给足够的热量与水分，多吃蔬菜、水果，以刺激肠蠕动，减轻便秘和肠胀气
- 预防并发症：保持肢体功能位置，并辅以理疗、针灸、按摩等，防止关节变形和肌肉萎缩；全身温水擦拭，每2~3小时翻身1次，保持床单位整洁干燥，避免皮肤的机械性刺激和骨突处受压，防止压疮；鼓励咳嗽和深呼吸，保持口腔清洁
- 病情监测：评估患者运动和感觉障碍的平面是否上升；观察患者是否存在呼吸费力、吞咽困难和构音障碍、药物治疗所致不良反应
- 康复护理：与患者及家属共同制订康复训练计划；提供必要的康复器械和安全防护设施；指导患者早期进行肢体的被动与主动运动；评估患者日常生活活动的依赖程度，鼓励肢体功能训练

2. 排尿异常

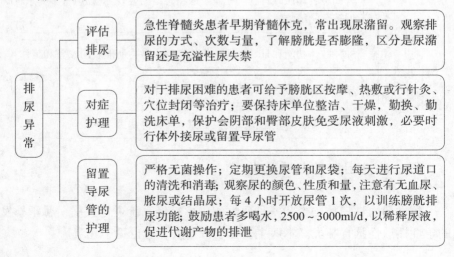

排尿异常
- 评估排尿：急性脊髓炎患者早期脊髓休克，常出现尿潴留。观察排尿的方式、次数与量，了解膀胱是否膨隆，区分是尿潴留还是充溢性尿失禁
- 对症护理：对于排尿困难的患者可给予膀胱区按摩、热敷或行针灸、穴位封闭等治疗；要保持床单位整洁、干燥，勤换、勤洗床单，保护会阴部和臀部皮肤免受尿液刺激，必要时行体外接尿或留置导尿管
- 留置导尿管的护理：严格无菌操作；定期更换尿管和尿袋；每天进行尿道口的清洗和消毒；观察尿的颜色、性质和量，注意有无血尿、脓尿或结晶尿；每4小时开放尿管1次，以训练膀胱排尿功能；鼓励患者多喝水，2500~3000ml/d，以稀释尿液，促进代谢产物的排泄

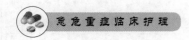

【并发症护理】

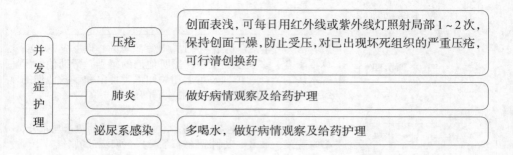

【心理护理】

注意对患者进行心理护理，多与患者交谈，注意语言温和，鼓励患者增强战胜疾病的信心，主动配合医师、护士进行治疗，早期进行主动运动，促进早日康复。

【健康指导】

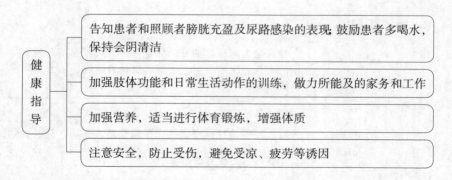

五、急性出血性白质脑炎

急性出血性白质脑炎为一种急性的中枢神经系统炎性疾病，属于暴发型的急性播散性脑脊髓炎。本病主要见于青年人，但也见于儿童。

【一般护理】

一般护理
- 保持病室整洁安静，通风良好，减少家属探视
- 急性期注意卧床休息，可局部按摩，保持肢体功能位
- 给予吸氧，根据血氧采取不同方式和流量。准确测量呼吸、体温
- 建立好静脉通道，严格掌握好输液速度及输液量，了解药物药理作用及可能出现的不良反应
- 饮食宜低脂肪、高热量、高蛋白，多食蔬菜、水果
- 急性期协助患者做好生活护理，保持皮肤和口腔的清洁
- 保持大便通畅，必要时服用缓泻剂
- 在患者活动耐力范围内，鼓励患者从事部分生活自理活动
- 与患者保持良好的沟通，了解患者的思想活动，尊重患者的人格

【症状护理】

症状护理
- 判断意识障碍程度，严密观察生命体征、瞳孔的变化、角膜反射等
- 保护患者以防止可能的损伤，制定必要的保护措施
- 予以高营养且易消化的食物，多食蔬菜、水果，多饮水。对于昏迷患者应保证营养的供给，必要时给予鼻饲流质饮食
- 保持肢体功能位，防止关节变形及肌肉萎缩。长期卧床患者2~3小时翻身1次，保持床单位清洁、干燥。操作动作轻柔，注意保暖，防止烫伤
- 患者需要长时间、大剂量的静脉输注，对血管刺激性大，要注意保护血管，由远而近、由细到粗的选择静脉，严格执行无菌技术操作
- 疼痛发作时卧床休息，注意保暖，遵医嘱给予及时、有效地药物

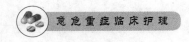
【并发症护理】

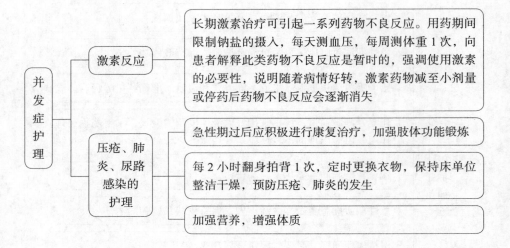

并发症护理
- 激素反应：长期激素治疗可引起一系列药物不良反应。用药期间限制钠盐的摄入，每天测血压，每周测体重1次，向患者解释此类药物不良反应是暂时的，强调使用激素的必要性，说明随着病情好转，激素药物减至小剂量或停药后药物不良反应会逐渐消失
- 压疮、肺炎、尿路感染的护理
  - 急性期过后应积极进行康复治疗，加强肢体功能锻炼
  - 每2小时翻身拍背1次，定时更换衣物，保持床单位整洁干燥，预防压疮、肺炎的发生
  - 加强营养，增强体质

【心理护理】

加强与患者的沟通，了解患者的心理状态，解释病情，帮助患者正确认识疾病的发生机制及可治愈性，介绍成功的病例及药物治疗的目的、意义。安慰、鼓励患者，使其对治疗充满信心。所有治疗操作要熟练、准确、轻巧，给患者以安全感。

【健康指导】

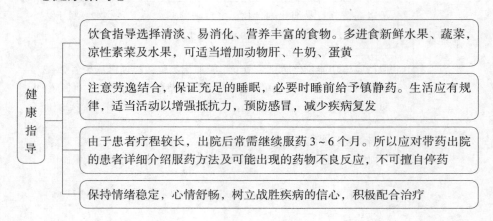

健康指导
- 饮食指导选择清淡、易消化、营养丰富的食物。多进食新鲜水果、蔬菜，凉性素菜及水果，可适当增加动物肝、牛奶、蛋黄
- 注意劳逸结合，保证充足的睡眠，必要时睡前给予镇静药。生活应有规律，适当活动以增强抵抗力，预防感冒，减少疾病复发
- 由于患者疗程较长，出院后常需继续服药3～6个月。所以应对带药出院的患者详细介绍服药方法及可能出现的药物不良反应，不可擅自停药
- 保持情绪稳定，心情舒畅，树立战胜疾病的信心，积极配合治疗

六、急性播散性脑脊髓炎

急性播散性脑脊髓炎是一种广泛累及中枢神经系统白质的急性炎症性脱髓鞘病，以多灶性或弥漫性脱髓鞘为其主要病理特点。通常发生于出疹、感染及疫苗接种后，故又称出疹后、感染后或疫苗接种后脑脊髓炎。

【一般护理】

保持病室整洁安静，通风良好，减少家属探视

急性期注意卧床休息，可以局部按摩，保持肢体功能位

给予吸氧，根据血氧采取不同方式和流量。准确测量呼吸、体温

建立好静脉通道，严格掌握好输液速度及输液量，了解药物药理作用及可能出现的不良反应

一般护理

饮食宜低脂肪、高热量、高蛋白，多食蔬菜、水果

急性期协助患者做好生活护理，保持皮肤和口腔的清洁

保持大便通畅，必要时服用缓泻剂

在患者活动耐力范围内，鼓励患者从事部分生活自理活动

与患者保持良好的沟通，了解患者的思想活动，尊重患者的人格，确认患者的痛苦，接受患者对疾病的行为反应

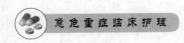
【症状护理】

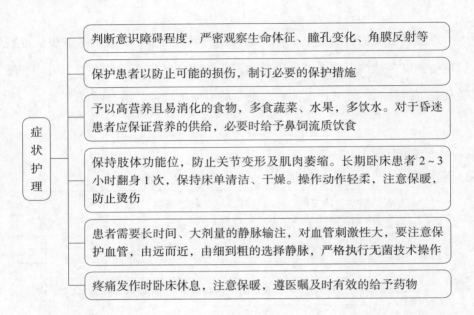

症状护理

- 判断意识障碍程度，严密观察生命体征、瞳孔变化、角膜反射等
- 保护患者以防止可能的损伤，制订必要的保护措施
- 予以高营养且易消化的食物，多食蔬菜、水果，多饮水。对于昏迷患者应保证营养的供给，必要时给予鼻饲流质饮食
- 保持肢体功能位，防止关节变形及肌肉萎缩。长期卧床患者 2~3 小时翻身 1 次，保持床单清洁、干燥。操作动作轻柔，注意保暖，防止烫伤
- 患者需要长时间、大剂量的静脉输注，对血管刺激性大，要注意保护血管，由远而近，由细到粗的选择静脉，严格执行无菌技术操作
- 疼痛发作时卧床休息，注意保暖，遵医嘱及时有效的给予药物

【并发症护理】

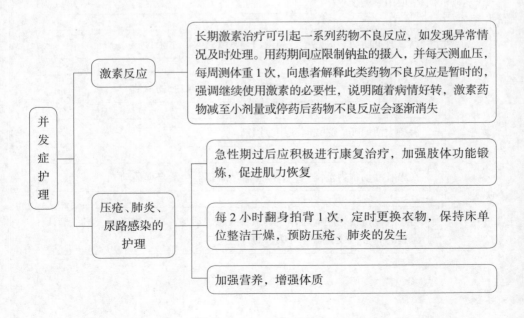

并发症护理

- 激素反应
  - 长期激素治疗可引起一系列药物不良反应，如发现异常情况及时处理。用药期间应限制钠盐的摄入，并每天测血压，每周测体重 1 次，向患者解释此类药物不良反应是暂时的，强调继续使用激素的必要性，说明随着病情好转，激素药物减至小剂量或停药后药物不良反应会逐渐消失
- 压疮、肺炎、尿路感染的护理
  - 急性期过后应积极进行康复治疗，加强肢体功能锻炼，促进肌力恢复
  - 每 2 小时翻身拍背 1 次，定时更换衣物，保持床单位整洁干燥，预防压疮、肺炎的发生
  - 加强营养，增强体质

【心理护理】

帮助患者正确认识疾病发生机制及可治愈性，介绍成功的病例及药物治疗的目的、意义。鼓励患者，使患者对治疗充满信心。认真倾听患者诉说，排除忧虑，尽量满足患者所需。所有治疗操作要熟练、准确、轻巧，给患者以安全感。

【健康指导】

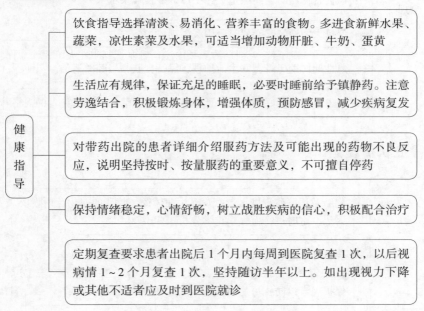

健康指导

饮食指导选择清淡、易消化、营养丰富的食物。多进食新鲜水果、蔬菜，凉性素菜及水果，可适当增加动物肝脏、牛奶、蛋黄

生活应有规律，保证充足的睡眠，必要时睡前给予镇静药。注意劳逸结合，积极锻炼身体，增强体质，预防感冒，减少疾病复发

对带药出院的患者详细介绍服药方法及可能出现的药物不良反应，说明坚持按时、按量服药的重要意义，不可擅自停药

保持情绪稳定，心情舒畅，树立战胜疾病的信心，积极配合治疗

定期复查要求患者出院后 1 个月内每周到医院复查 1 次，以后视病情 1~2 个月复查 1 次，坚持随访半年以上。如出现视力下降或其他不适者应及时到医院就诊

七、癫痫持续状态

癫痫持续状态是指一次癫痫发作持续 30 分钟以上，或连续多次发作，持续抽搐或有间断暂停，但意识一直模糊，即一次大发作后意识尚未恢复又出现另一次大发作，如此重复不止。此种患者急需进行抢救，否则可导致高热、脑水肿、衰竭而死亡。

【一般护理】

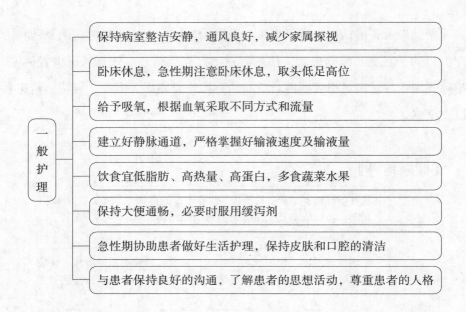

一般护理
- 保持病室整洁安静,通风良好,减少家属探视
- 卧床休息,急性期注意卧床休息,取头低足高位
- 给予吸氧,根据血氧采取不同方式和流量
- 建立好静脉通道,严格掌握好输液速度及输液量
- 饮食宜低脂肪、高热量、高蛋白,多食蔬菜水果
- 保持大便通畅,必要时服用缓泻剂
- 急性期协助患者做好生活护理,保持皮肤和口腔的清洁
- 与患者保持良好的沟通,了解患者的思想活动,尊重患者的人格

【症状护理】

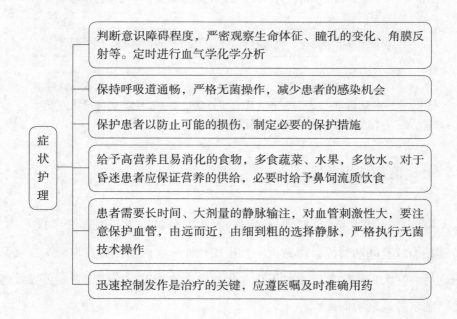

症状护理
- 判断意识障碍程度,严密观察生命体征、瞳孔的变化、角膜反射等。定时进行血气学化学分析
- 保持呼吸道通畅,严格无菌操作,减少患者的感染机会
- 保护患者以防止可能的损伤,制定必要的保护措施
- 给予高营养且易消化的食物,多食蔬菜、水果,多饮水。对于昏迷患者应保证营养的供给,必要时给予鼻饲流质饮食
- 患者需要长时间、大剂量的静脉输注,对血管刺激性大,要注意保护血管,由远而近,由细到粗的选择静脉,严格执行无菌技术操作
- 迅速控制发作是治疗的关键,应遵医嘱及时准确用药

【心理护理】

告知患者疾病相关知识和预后的正确信息及药物治疗知识，帮助其掌握自我护理的方法，尽量减少发作次数，应关心、理解、尊重患者，指导患者保持平衡心态，树立战胜疾病的信心，配合长期治疗。

【健康指导】

```
          ┌─ 保证充足的睡眠，必要时睡前给予镇静药。生活应有规律，注意劳逸结合，
          │  积极锻炼身体，增强体质，预防感冒，减少疾病复发
          │
          ├─ 对出院带药的患者详细介绍服药方法及可能出现的药物不良反应，说明坚
          │  持按时、按量服药的重要意义，嘱患者不可擅自停药
  健康     │
  指导 ────┼─ 保持良好的饮食习惯，食物以清淡且营养丰富为宜
          │
          ├─ 禁止从事带有危险的活动，如攀登、游泳等，以免发作时有生命危险
          │
          ├─ 指导患者保持情绪稳定，心情舒畅，树立战胜疾病的信心，积极配合治疗
          │
          └─ 随身携带个人资料，写上姓名、地址、病史、联系电话等，以备癫痫发作
             时及时了解病情及联系患者家属
```

第六节　循环系统急危重症

一、休克

休克是一种急性组织灌注量不足引起的临床综合征，是临床各种严重疾病中常见的并发症。

【一般护理】

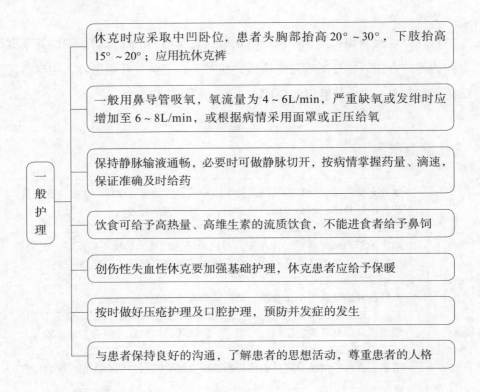

一般护理

休克时应采取中凹卧位，患者头胸部抬高 20°～30°，下肢抬高 15°～20°；应用抗休克裤

一般用鼻导管吸氧，氧流量为 4～6L/min，严重缺氧或发绀时应增加至 6～8L/min，或根据病情采用面罩或正压给氧

保持静脉输液通畅，必要时可做静脉切开，按病情掌握药量、滴速，保证准确及时给药

饮食可给予高热量、高维生素的流质饮食，不能进食者给予鼻饲

创伤性失血性休克要加强基础护理，休克患者应给予保暖

按时做好压疮护理及口腔护理，预防并发症的发生

与患者保持良好的沟通，了解患者的思想活动，尊重患者的人格

【症状护理】

1．加强心电监护

密切观察 24 小时心电图、血压、呼吸；必要时进行血流动力学监测，注意尿量、意识等情况。

2．神志与表情

创伤和失血早期，机体代偿功能尚好。患者神志一般清楚，精神紧张或有烦躁、焦虑，随着休克加重，进入失代偿期，患者脑组织供血逐渐减少，缺氧加重，表现为表情淡漠、意识模糊、感觉迟钝，甚至昏迷，表示病情恶化，因此，要严密观察患者神志与表情。

3. 脉搏、血压与脉压的观察

休克初期，脉搏加快，随着病情的进展，脉搏细速出现心律不齐，休克晚期脉搏微细缓慢，甚至摸不到。血压与脉压，初期由于代偿性血管收缩，血压可能保持或接近正常。因此，严密观察脉搏与血压的变化是抢救休克的关键。在抢救过程中，每隔 15～30 分钟测量血压 1 次，并做好记录，直至血压稳定后，可减少测量次数。在休克晚期，应每隔 5～10 分钟测血压 1 次，直至稳定。

4. 呼吸及尿量监测

大部分休克患者均伴有呼吸频率及幅度代偿增加，当出现呼吸加深加快或变浅不规则，并出现鼻翼扇动，提示病情恶化，应严密观察及时处理。尿量的监测是护理工作中观察、判断肾毛细血管灌流量的重要指标之一。在挽救中，一律放置导尿管，并每小时测量 1 次尿量，如每小时尿量少于 20ml，说明肾血液灌流量不足，提示有休克。如经抢救治疗后每小时尿量恢复至 30ml 时，为休克缓解的一个重要指标，因此，在抢救的过程中，严格认真监测尿量极为重要。

5. 体温

休克患者体温一般偏低，如患者突然体温升高表示有其他感染，要及时报告医师。

6. 药物治疗的护理

休克患者应用心血管活性药，应从低浓度慢速开始，每 5 分钟监测 1 次血压，待血压稳定后改为每 15～30 分钟监测 1 次，并按药量浓度严格掌握输液滴数，使血压维持稳定状况。在用药同时严格防止液体外溢，以免造成局部组织坏死。

7. 气体交换受损使用呼吸机的护理

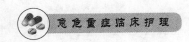

呼吸机的护理

- 保持气管的通畅，要及时吸痰，注意无菌操作，每次吸完痰后用呋喃西林溶液冲洗吸痰管，用完后并把吸痰管弃掉，关闭吸痰装置后把吸痰管接头端放到无菌盘内的治疗碗中
- 气道湿化，一般24小时内气管滴入150ml生理盐水，痰液黏稠时用α-糜蛋白酶稀释，为预防和治疗呼吸道炎症可在雾化液内加入抗生素
- 注意呼吸频率、节律及血氧饱和度的观察，发现问题通知医师处理
- 患者出现了数日高热，体温在38～39℃，考虑为肺部感染，予物理降温，头部冰敷及药物降温，并每日测4次体温，按医嘱应用抗生素；密切注意体温的变化，注意保暖

8. 密切观察生命体征变化，预防并发症

如心力衰竭、急性呼吸衰竭、急性肾衰竭、脑功能障碍和急性肝功能衰竭等并发症。

【并发症护理】

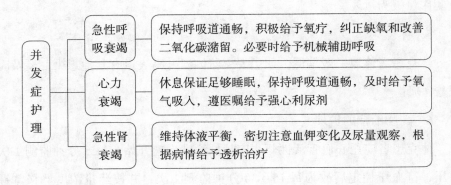

并发症护理

- 急性呼吸衰竭：保持呼吸道通畅，积极给予氧疗，纠正缺氧和改善二氧化碳潴留。必要时给予机械辅助呼吸
- 心力衰竭：休息保证足够睡眠，保持呼吸道通畅，及时给予氧气吸入，遵医嘱给予强心利尿剂
- 急性肾衰竭：维持体液平衡，密切注意血钾变化及尿量观察，根据病情给予透析治疗

【心理护理】

排除思想顾虑，安慰患者，使其配合治疗，增强治疗信心，保持乐观的情绪并指导其保持静息的方法。

【健康指导】

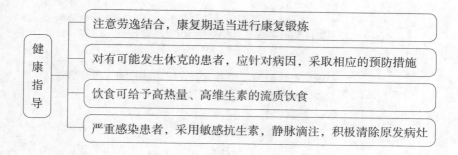

健康指导
- 注意劳逸结合，康复期适当进行康复锻炼
- 对有可能发生休克的患者，应针对病因，采取相应的预防措施
- 饮食可给予高热量、高维生素的流质饮食
- 严重感染患者，采用敏感抗生素，静脉滴注，积极清除原发病灶

二、心绞痛

心绞痛是冠状动脉供血不足，心肌急剧、暂时缺血与缺氧所引起的临床综合征。本病多见于男性，多数患者在 40 岁以上，劳累、情绪激动、饱食、受寒、阴雨天气、急性循环衰竭等为常见的诱因。

【一般护理】

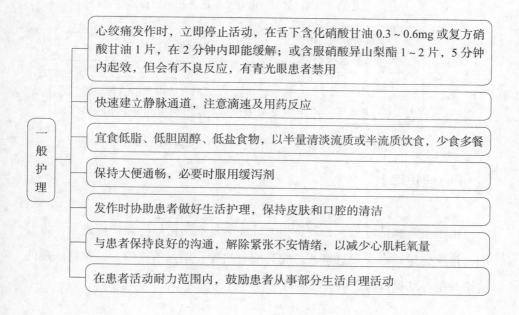

一般护理
- 心绞痛发作时，立即停止活动，在舌下含化硝酸甘油 0.3～0.6mg 或复方硝酸甘油 1 片，在 2 分钟内即能缓解；或含服硝酸异山梨酯 1～2 片，5 分钟内起效，但会有不良反应，有青光眼患者禁用
- 快速建立静脉通道，注意滴速及用药反应
- 宜食低脂、低胆固醇、低盐食物，以半量清淡流质或半流质饮食，少食多餐
- 保持大便通畅，必要时服用缓泻剂
- 发作时协助患者做好生活护理，保持皮肤和口腔的清洁
- 与患者保持良好的沟通，解除紧张不安情绪，以减少心肌耗氧量
- 在患者活动耐力范围内，鼓励患者从事部分生活自理活动

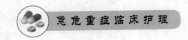

【症状护理】

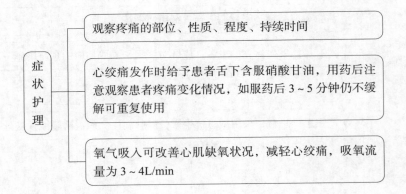

症状护理

- 观察疼痛的部位、性质、程度、持续时间
- 心绞痛发作时给予患者舌下含服硝酸甘油，用药后注意观察患者疼痛变化情况，如服药后 3～5 分钟仍不缓解可重复使用
- 氧气吸入可改善心肌缺氧状况，减轻心绞痛，吸氧流量为 3～4L/min

【并发症护理】

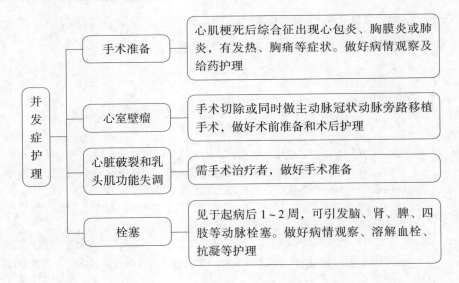

并发症护理

- 手术准备：心肌梗死后综合征出现心包炎、胸膜炎或肺炎，有发热、胸痛等症状。做好病情观察及给药护理
- 心室壁瘤：手术切除或同时做主动脉冠状动脉旁路移植手术，做好术前准备和术后护理
- 心脏破裂和乳头肌功能失调：需手术治疗者，做好手术准备
- 栓塞：见于起病后 1～2 周，可引发脑、肾、脾、四肢等动脉栓塞。做好病情观察、溶解血栓、抗凝等护理

【心理护理】

由于患者病情危重，心理负担大，在康复期间做好心理护理是非常重要的，排除思想顾虑，安慰患者，使其配合治疗，增强治疗信心，保持乐观的情绪并指导其保持静息的方法。

【健康指导】

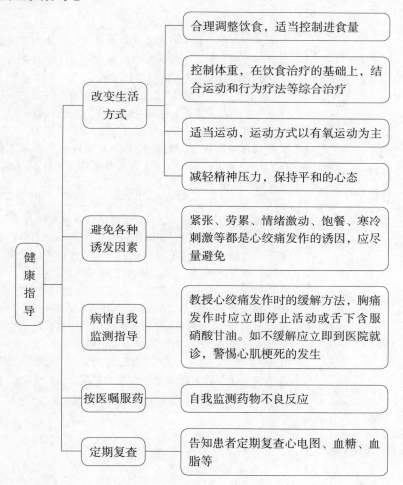

改变生活方式
- 合理调整饮食，适当控制进食量
- 控制体重，在饮食治疗的基础上，结合运动和行为疗法等综合治疗
- 适当运动，运动方式以有氧运动为主
- 减轻精神压力，保持平和的心态

避免各种诱发因素
- 紧张、劳累、情绪激动、饱餐、寒冷刺激等都是心绞痛发作的诱因，应尽量避免

病情自我监测指导
- 教授心绞痛发作时的缓解方法，胸痛发作时应立即停止活动或舌下含服硝酸甘油。如不缓解应立即到医院就诊，警惕心肌梗死的发生

按医嘱服药
- 自我监测药物不良反应

定期复查
- 告知患者定期复查心电图、血糖、血脂等

三、心力衰竭

心力衰竭是各种心脏疾病致心功能不全的一种综合征，绝大多数情况下是指心肌收缩力下降使心排血量不能满足机体代谢的需求，器官、组织血液灌注不足，同时出现肺循环和（或）体循环淤血表现的一组临床综合征。

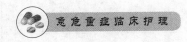
【一般护理】

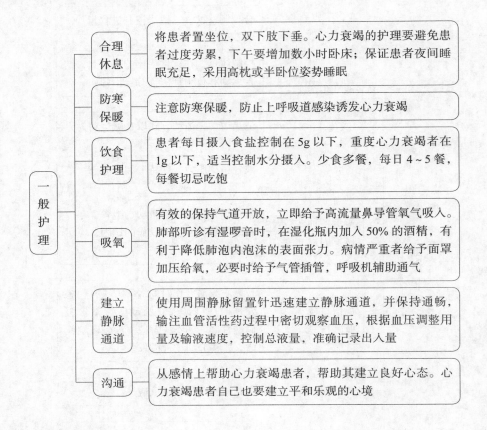

一般护理
- 合理休息：将患者置坐位，双下肢下垂。心力衰竭的护理要避免患者过度劳累，下午要增加数小时卧床；保证患者夜间睡眠充足，采用高枕或半卧位姿势睡眠
- 防寒保暖：注意防寒保暖，防止上呼吸道感染诱发心力衰竭
- 饮食护理：患者每日摄入食盐控制在5g以下，重度心力衰竭者在1g以下，适当控制水分摄入。少食多餐，每日4~5餐，每餐切忌吃饱
- 吸氧：有效的保持气道开放，立即给予高流量鼻导管氧气吸入。肺部听诊有湿啰音时，在湿化瓶内加入50%的酒精，有利于降低肺泡内泡沫的表面张力。病情严重者给予面罩加压给氧，必要时给予气管插管，呼吸机辅助通气
- 建立静脉通道：使用周围静脉留置针迅速建立静脉通道，并保持通畅，输注血管活性药过程中密切观察血压，根据血压调整用量及输液速度，控制总液量，准确记录出入量
- 沟通：从感情上帮助心力衰竭患者，帮助其建立良好心态。心力衰竭患者自己也要建立平和乐观的心境

【症状护理】

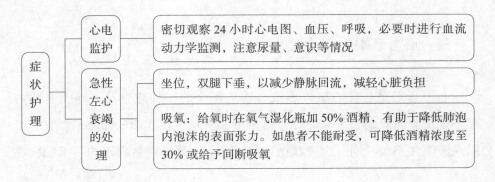

症状护理
- 心电监护：密切观察24小时心电图、血压、呼吸，必要时进行血流动力学监测，注意尿量、意识等情况
- 急性左心衰竭的处理：
  - 坐位，双腿下垂，以减少静脉回流，减轻心脏负担
  - 吸氧：给氧时在氧气湿化瓶加50%酒精，有助于降低肺泡内泡沫的表面张力。如患者不能耐受，可降低酒精浓度至30%或给予间断吸氧

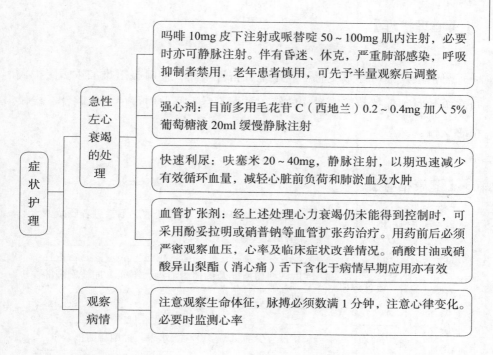

症状护理

- 急性左心衰竭的处理
  - 吗啡 10mg 皮下注射或哌替啶 50～100mg 肌内注射，必要时亦可静脉注射。伴有昏迷、休克，严重肺部感染，呼吸抑制者禁用，老年患者慎用，可先予半量观察后调整
  - 强心剂：目前多用毛花苷 C（西地兰）0.2～0.4mg 加入 5% 葡萄糖液 20ml 缓慢静脉注射
  - 快速利尿：呋塞米 20～40mg，静脉注射，以期迅速减少有效循环血量，减轻心脏前负荷和肺淤血及水肿
  - 血管扩张剂：经上述处理心力衰竭仍未能得到控制时，可采用酚妥拉明或硝普钠等血管扩张药治疗。用药前后必须严密观察血压，心率及临床症状改善情况。硝酸甘油或硝酸异山梨酯（消心痛）舌下含化于病情早期应用亦有效
- 观察病情
  - 注意观察生命体征，脉搏必须数满 1 分钟，注意心律变化。必要时监测心率

【并发症护理】

应用洋地黄制剂的护理，洋地黄的治疗量和中毒量相近，且无已知的解毒药，故应用此药时要注意给药方法，仔细核对剂量，密切观察洋地黄的中毒症状。

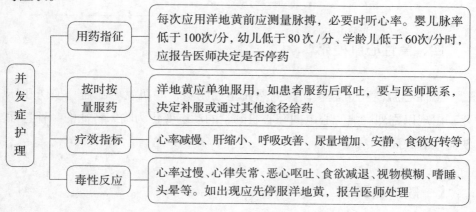

并发症护理

- 用药指征
  - 每次应用洋地黄前应测量脉搏，必要时听心率。婴儿脉率低于 100次/分，幼儿低于 80次/分、学龄儿低于 60次/分时，应报告医师决定是否停药
- 按时按量服药
  - 洋地黄应单独服用，如患者服药后呕吐，要与医师联系，决定补服或通过其他途径给药
- 疗效指标
  - 心率减慢、肝缩小、呼吸改善、尿量增加、安静、食欲好转等
- 毒性反应
  - 心率过慢、心律失常、恶心呕吐、食欲减退、视物模糊、嗜睡、头晕等。如出现应先停服洋地黄，报告医师处理

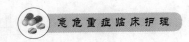

【心理护理】

恐惧或焦虑可导致交感神经系统兴奋性增高，使呼吸困难加重。医护人员在抢救时须保持镇静，操作熟练，忙而不乱，必要时可由家属陪伴，提供情感支持。

【健康指导】

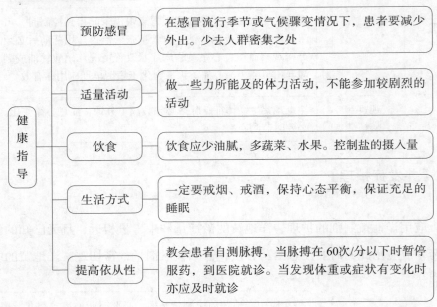

健康指导
- 预防感冒 —— 在感冒流行季节或气候骤变情况下，患者要减少外出。少去人群密集之处
- 适量活动 —— 做一些力所能及的体力活动，不能参加较剧烈的活动
- 饮食 —— 饮食应少油腻，多蔬菜、水果。控制盐的摄入量
- 生活方式 —— 一定要戒烟、戒酒，保持心态平衡，保证充足的睡眠
- 提高依从性 —— 教会患者自测脉搏，当脉搏在60次/分以下时暂停服药，到医院就诊。当发现体重或症状有变化时亦应及时就诊

四、急性心肌梗死

急性心肌梗死指冠状动脉突然完全性闭塞，心肌发生缺血、损伤和坏死，出现以剧烈胸痛、心电图和心肌酶学的动态变化为临床特征的一种急性缺血性心脏病。

【一般护理】

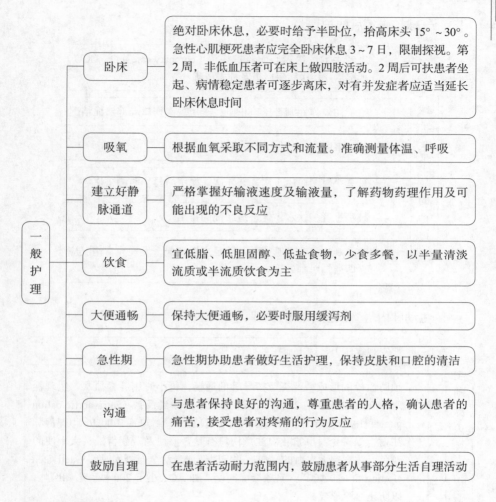

一般护理

卧床：绝对卧床休息，必要时给予半卧位，抬高床头 15°～30°。急性心肌梗死患者应完全卧床休息 3～7 日，限制探视。第 2 周，非低血压者可在床上做四肢活动。2 周后可扶患者坐起、病情稳定患者可逐步离床，对有并发症者应适当延长卧床休息时间

吸氧：根据血氧采取不同方式和流量。准确测量体温、呼吸

建立好静脉通道：严格掌握好输液速度及输液量，了解药物药理作用及可能出现的不良反应

饮食：宜低脂、低胆固醇、低盐食物，少食多餐，以半量清淡流质或半流质饮食为主

大便通畅：保持大便通畅，必要时服用缓泻剂

急性期：急性期协助患者做好生活护理，保持皮肤和口腔的清洁

沟通：与患者保持良好的沟通，尊重患者的人格，确认患者的痛苦，接受患者对疼痛的行为反应

鼓励自理：在患者活动耐力范围内，鼓励患者从事部分生活自理活动

【症状护理】

1. 加强心电监护

密切观察 24 小时心电图、血压、呼吸，必要时进行血流动力学监测，注意尿量、意识等情况。

2. 溶栓治疗

冠状动脉再通后又再堵塞，或虽再通但仍有重度狭窄者，可紧急行经皮腔内冠状动脉成形术放支架术扩张病变血管。

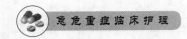
3. 气球扩张术后的护理

气球扩张术后的护理

- 患者手术后送冠心病监护病房（coronary care unit，CCU）观察治疗，送病房后患者神志清醒
- 给予伤口弹性绷带压迫止血，密切观察伤口局部渗血情况
- 嘱其平卧24小时，术肢伸直
- 每2小时测血压1次，共4次，稳定后每小时测1次
- 鼓励患者多饮水，促进造影剂的排出
- 注意观察足背动脉搏动及双足皮温情况，发现异常情况应立即通知医师处理

4. 主动脉内气囊反搏术后的护理

主动脉内气囊反搏术后的护理

- 严密观察压力系统上血压的变化
- 预防血栓的形成，保持反搏导管的通畅，每小时用肝素盐水（生理盐水250ml加肝素钠25mg）冲洗主动脉内球囊反搏（intra-aortic ballon pump，IABP）导管。并按医嘱对患者给予肝素500~1000U/h恒速静脉注射，保持全身肝素化。注意伤口有是否渗血及观察胃液、大小便的颜色，注意有无出血的倾向；并定时监测激活全血凝固时间（activated clotting time，ACT），观察凝血时间，如ACT小于200秒，通知医师，以防止血栓形成
- 做好管道的护理，严格执行无菌技术操作，并随时观察导管固定情况，防止管道脱落、曲折，保持患者插管的肢体功能位，以保证气囊反搏机的正常运作。若患者不配合，给予绷带固定
- 注意足背动脉搏动情况及术肢皮温，是否麻木及发绀。2周后患者的血压逐步趋于稳定，在此期间没出血、伤口感染的情况出现，决定撤除IABP机

【并发症护理】

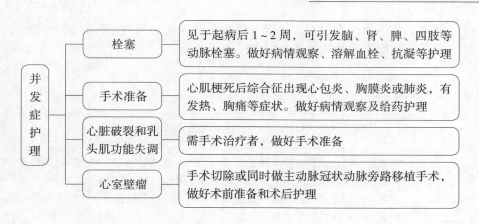

【心理护理】

由于患者病情危重，心理负担大，在康复期间做好心理护理是非常重要的，排除思想顾虑，安慰患者，使其配合治疗，增强治疗信心，保持乐观的情绪并指导其保持静息的方法。

【健康指导】

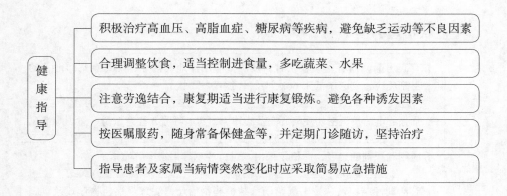

五、急性心包炎

急性心包炎是心包脏层和壁层的急性炎症，可由细菌、病毒、自身免

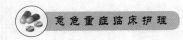

疫、物理、化学等因素引起。心包炎常是某种疾病表现的一部分或为其并发症，因此常被原发疾病所掩盖，但也可单独存在。

【一般护理】

一般护理

- 保持病室安静、通风，注意保暖，预防上呼吸道感染
- 急性心包炎患者应卧床休息，吸氧，并保持情绪稳定，以免因增加心肌耗氧量而加重病情。休息时可采取半卧位以减轻呼吸困难；出现心脏压塞的患者往往采取强迫前倾坐位，应给患者提供可趴伏的床尾小桌，并加床档保护患者，以防坠床
- 饮食上给予高热量、高蛋白、高维生素、易消化的半流质饮食或软食；如有水肿，应限制钠盐摄入
- 给予氧气吸入，并保持情绪稳定，以免因增加心肌耗氧量而加重病情
- 认真做好解释、安慰工作，使其解除顾虑，树立战胜疾病的信心
- 在患者活动耐力范围内，鼓励患者从事部分生活自理活动
- 保持大便通畅，必要时服用缓泻剂

【症状护理】

症状护理

- 有心房颤动而心室率较快时，按医嘱应用洋地黄治疗，注意观察洋地黄的毒副反应，若心率低于60次/分，停服药物1次
- 加强心电监护，密切观察心率及心律、血压、呼吸，注意尿量、意识等情况
- 应用利尿剂的患者，严格记录出入量，注意有无水电解质紊乱
- 有活动性结核者，按医嘱给予抗结核药物治疗，注意观察药物疗效及毒副作用。注意患者之间的呼吸道隔离，定期行房间空气消毒
- 需行穿刺术的患者（如大量胸腔积液、腹水），护理人员应做好术前解释、准备工作，术中配合和术后护理，注意严格无菌操作，以免继发感染

【并发症护理】

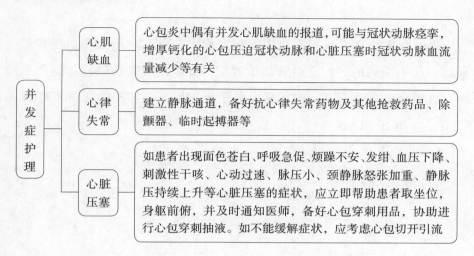

并发症护理

心肌缺血：心包炎中偶有并发心肌缺血的报道，可能与冠状动脉痉挛、增厚钙化的心包压迫冠状动脉和心脏压塞时冠状动脉血流量减少等有关

心律失常：建立静脉通道，备好抗心律失常药物及其他抢救药品、除颤器、临时起搏器等

心脏压塞：如患者出现面色苍白、呼吸急促、烦躁不安、发绀、血压下降、刺激性干咳、心动过速、脉压小、颈静脉怒张加重、静脉压持续上升等心脏压塞的症状，应立即帮助患者取坐位，身躯前俯，并及时通知医师，备好心包穿刺用品，协助进行心包穿刺抽液。如不能缓解症状，应考虑心包切开引流

【心理护理】

在行心包穿刺抽液治疗前，向患者做好解释工作，通过讲解此项治疗的意义、过程、术中配合事项等，减轻恐惧不安情绪。护士可在手术中陪伴患者，给予支持、安慰。陪护人员应守护在患者旁，给予解释和安慰，消除不良心理因素，取得患者的配合。

【健康指导】

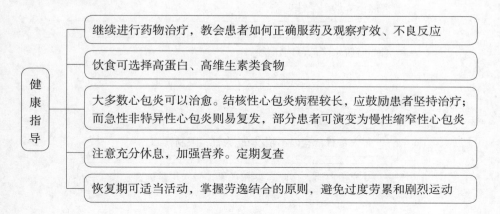

健康指导

继续进行药物治疗，教会患者如何正确服药及观察疗效、不良反应

饮食可选择高蛋白、高维生素类食物

大多数心包炎可以治愈。结核性心包炎病程较长，应鼓励患者坚持治疗；而急性非特异性心包炎则易复发，部分患者可演变为慢性缩窄性心包炎

注意充分休息，加强营养。定期复查

恢复期可适当活动，掌握劳逸结合的原则，避免过度劳累和剧烈运动

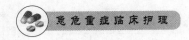

六、急进型恶性高血压

急进性恶性高血压指高血压发病过程中由于某种诱因使血压骤然上升而引起一系列的神经、血管加压效应，继而出现某些脏器功能严重障碍。血压突然显著升高，收缩压、舒张压均增高，常持续在 26.6/17.3kPa（200/130mmHg）以上。

【一般护理】

1. 治疗护理

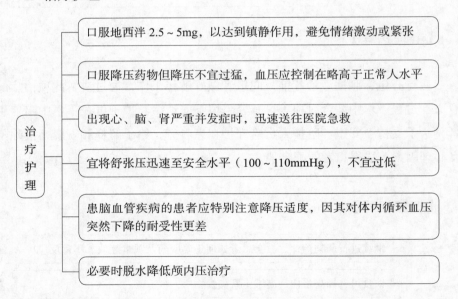

```
治疗护理 ─┬─ 口服地西泮 2.5～5mg，以达到镇静作用，避免情绪激动或紧张
         ├─ 口服降压药物但降压不宜过猛，血压应控制在略高于正常人水平
         ├─ 出现心、脑、肾严重并发症时，迅速送往医院急救
         ├─ 宜将舒张压迅速至安全水平（100～110mmHg），不宜过低
         ├─ 患脑血管疾病的患者应特别注意降压适度，因其对体内循环血压突然下降的耐受性更差
         └─ 必要时脱水降低颅内压治疗
```

2. 合理膳食

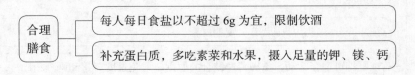

```
合理膳食 ─┬─ 每人每日食盐以不超过 6g 为宜，限制饮酒
         └─ 补充蛋白质，多吃素菜和水果，摄入足量的钾、镁、钙
```

3．减轻体重

高血压患者体重降低对改善胰岛素抵抗、糖尿病、高脂血症和左心室肥厚均有益。

4．运动

运动不仅可使收缩压和舒张压下降（6～7mmHg），且对减轻体重、增强体力、降低胰岛素抵抗有利。

5．气功及其他生物行为方法

长期的气功锻炼可使血压控制较好、减少降低药量，并可使脑卒中发生率降低。

6．其他

保持健康的心理状态、戒烟等对高血压患者均十分重要。

【症状护理】

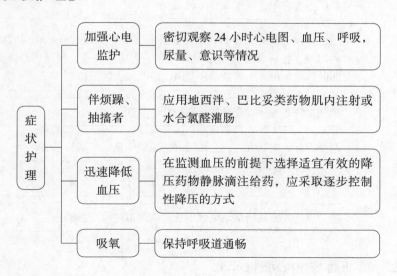

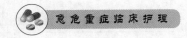
【并发症护理】

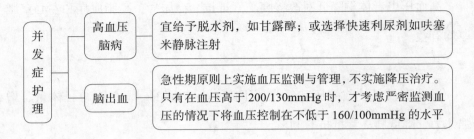

```
并      高血压      宜给予脱水剂，如甘露醇；或选择快速利尿剂如呋塞
发      脑病        米静脉注射
症
护
理               急性期原则上实施血压监测与管理，不实施降压治疗。
        脑出血      只有在血压高于 200/130mmHg 时，才考虑严密监测血
                    压的情况下将血压控制在不低于 160/100mmHg 的水平
```

【心理护理】

高血压患者应保持舒畅、乐观向上的心情，能够自我调节和控制情绪波动，睡眠充足，是保证患者病情稳定的重要因素。

【健康指导】

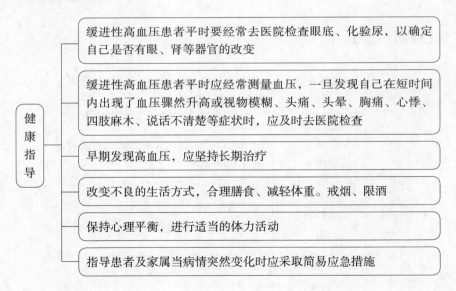

```
            缓进性高血压患者平时要经常去医院检查眼底、化验尿，以确定
            自己是否有眼、肾等器官的改变

            缓进性高血压患者平时应经常测量血压，一旦发现自己在短时间
            内出现了血压骤然升高或视物模糊、头痛、头晕、胸痛、心悸、
健           四肢麻木、说话不清楚等症状时，应及时去医院检查
康
指           早期发现高血压，应坚持长期治疗
导
            改变不良的生活方式，合理膳食、减轻体重。戒烟、限酒

            保持心理平衡，进行适当的体力活动

            指导患者及家属当病情突然变化时应采取简易应急措施
```

七、心脏骤停和心脏性猝死

心脏停搏是指心脏射血功能的突然终止。心脏停搏发生后，由于脑血流

的突然中断，10秒左右患者即出现意识丧失。心脏停搏常为心脏性猝死的直接原因。心脏性猝死是指急性症状发作后1小时内发生的意识骤然丧失为特征的，由心脏原因引起的自然死亡。

【一般护理】

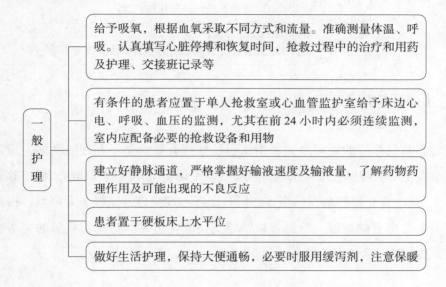

一般护理
- 给予吸氧，根据血氧采取不同方式和流量。准确测量体温、呼吸。认真填写心脏停搏和恢复时间，抢救过程中的治疗和用药及护理、交接班记录等
- 有条件的患者应置于单人抢救室或心血管监护室给予床边心电、呼吸、血压的监测，尤其在前24小时内必须连续监测，室内应配备必要的抢救设备和用物
- 建立好静脉通道，严格掌握好输液速度及输液量，了解药物药理作用及可能出现的不良反应
- 患者置于硬板床上水平位
- 做好生活护理，保持大便通畅，必要时服用缓泻剂，注意保暖

【症状护理】

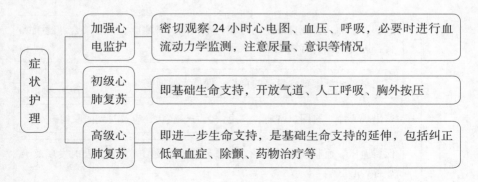

症状护理
- 加强心电监护：密切观察24小时心电图、血压、呼吸，必要时进行血流动力学监测，注意尿量、意识等情况
- 初级心肺复苏：即基础生命支持，开放气道、人工呼吸、胸外按压
- 高级心肺复苏：即进一步生命支持，是基础生命支持的延伸，包括纠正低氧血症、除颤、药物治疗等

【并发症护理】

复苏后的处理中，脑复苏是心肺复苏最后成功的关键。主要包括降温、

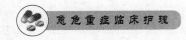
脱水、防止抽搐、高压氧治疗和促进早期脑血流灌注治疗。

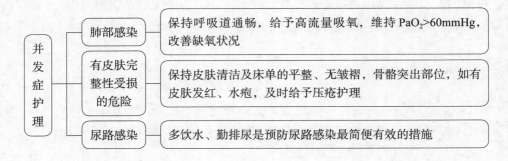

并发症护理
- 肺部感染 —— 保持呼吸道通畅，给予高流量吸氧，维持 $PaO_2>60mmHg$，改善缺氧状况
- 有皮肤完整性受损的危险 —— 保持皮肤清洁及床单的平整、无皱褶，骨骼突出部位，如有皮肤发红、水疱，及时给予压疮护理
- 尿路感染 —— 多饮水、勤排尿是预防尿路感染最简便有效的措施

【心理护理】

心肺复苏后的处理原则和措施包括维持有效的循环和呼吸功能，预防再次发生心脏停搏，维持水电解质和酸碱平衡，防止脑缺氧和脑水肿（脑复苏）、急性肾衰竭和继发感染等。同时做好心理护理，减轻患者恐惧，指导家属参与患者的护理，给患者以情感支持，使患者保持稳定积极的情绪状态，更好地配合治疗。

【健康指导】

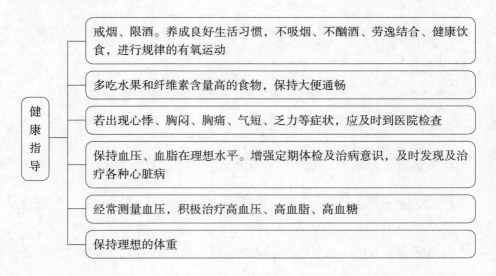

健康指导
- 戒烟、限酒。养成良好生活习惯，不吸烟、不酗酒、劳逸结合、健康饮食，进行规律的有氧运动
- 多吃水果和纤维素含量高的食物，保持大便通畅
- 若出现心悸、胸闷、胸痛、气短、乏力等症状，应及时到医院检查
- 保持血压、血脂在理想水平。增强定期体检及治病意识，及时发现及治疗各种心脏病
- 经常测量血压，积极治疗高血压、高血脂、高血糖
- 保持理想的体重

第七节　血液系统急危重症

一、输血反应

输血反应主要表现为发热反应、变态反应、溶血反应及大量快速输血引起的循环负荷过重等。

【一般护理】

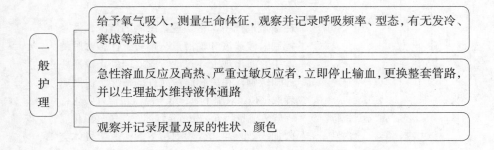

一般护理
- 给予氧气吸入，测量生命体征，观察并记录呼吸频率、型态，有无发冷、寒战等症状
- 急性溶血反应及高热、严重过敏反应者，立即停止输血，更换整套管路，并以生理盐水维持液体通路
- 观察并记录尿量及尿的性状、颜色

【症状护理】

症状护理
- 发生变态反应，遵医嘱应用抗组胺药物；皮疹出现时，嘱患者勿搔抓皮肤；喉头水肿严重时协助医师行气管插管；给予抗休克治疗
- 出现溶血反应，遵医嘱应用大剂量糖皮质激素，碱化尿液，利尿、纠正低血压，防治肾衰竭和播散性血管内凝固（disseminated intravascular coagulation，DIC），必要时行透析、血浆置换
- 寒战、高热患者遵医嘱应用抗组胺药，给予物理降温或药物降温，留取血标本与所输的血送感染科做热原检测

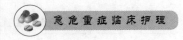

【并发症护理】

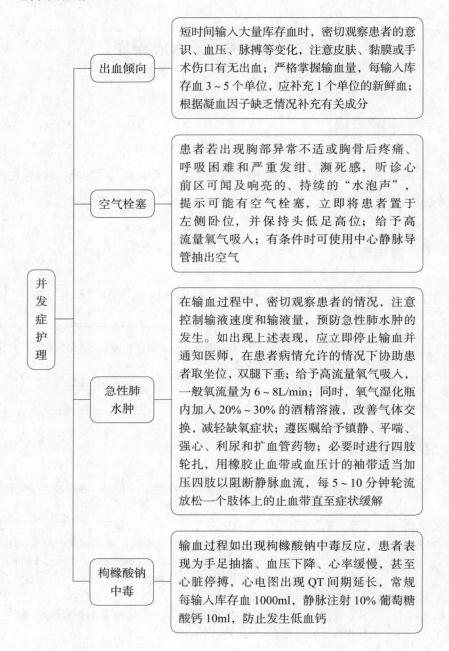

并发症护理

出血倾向

短时间输入大量库存血时，密切观察患者的意识、血压、脉搏等变化，注意皮肤、黏膜或手术伤口有无出血；严格掌握输血量，每输入库存血 3～5 个单位，应补充 1 个单位的新鲜血；根据凝血因子缺乏情况补充有关成分

空气栓塞

患者若出现胸部异常不适或胸骨后疼痛、呼吸困难和严重发绀、濒死感，听诊心前区可闻及响亮的、持续的"水泡声"，提示可能有空气栓塞，立即将患者置于左侧卧位，并保持头低足高位；给予高流量氧气吸入；有条件时可使用中心静脉导管抽出空气

急性肺水肿

在输血过程中，密切观察患者的情况，注意控制输液速度和输液量，预防急性肺水肿的发生。如出现上述表现，应立即停止输血并通知医师，在患者病情允许的情况下协助患者取坐位，双腿下垂；给予高流量氧气吸入，一般氧流量为 6～8L/min；同时，氧气湿化瓶内加入 20%～30% 的酒精溶液，改善气体交换、减轻缺氧症状；遵医嘱给予镇静、平喘、强心、利尿和扩血管药物；必要时进行四肢轮扎，用橡胶止血带或血压计的袖带适当加压四肢以阻断静脉血流，每 5～10 分钟轮流放松一个肢体上的止血带直至症状缓解

枸橼酸钠中毒

输血过程如出现枸橼酸钠中毒反应，患者表现为手足抽搐、血压下降、心率缓慢，甚至心脏停搏，心电图出现 QT 间期延长，常规每输入库存血 1000ml，静脉注射 10% 葡萄糖酸钙 10ml，防止发生低血钙

【心理护理】

输血反应发生后，陪伴并安慰患者，以稳定患者紧张情绪。向患者说明用药的目的、药物作用，取得患者配合。

【健康指导】

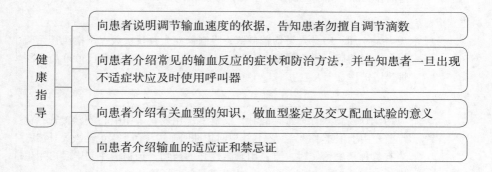

健康指导	向患者说明调节输血速度的依据，告知患者勿擅自调节滴数
	向患者介绍常见的输血反应的症状和防治方法，并告知患者一旦出现不适症状应及时使用呼叫器
	向患者介绍有关血型的知识，做血型鉴定及交叉配血试验的意义
	向患者介绍输血的适应证和禁忌证

二、急性白血病

急性白血病是造血干细胞的恶性克隆性疾病，发病时骨髓中异常的原始细胞及幼稚细胞（白血病细胞）大量增殖并广泛浸润肝、脾、淋巴结等各种脏器，抑制正常造血。

【一般护理】

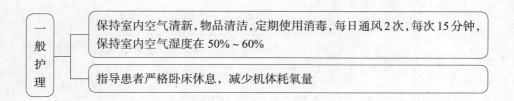

| 一般护理 | 保持室内空气清新，物品清洁，定期使用消毒，每日通风2次，每次15分钟，保持室内空气湿度在50%～60% |
| | 指导患者严格卧床休息，减少机体耗氧量 |

给予高蛋白、高维生素、易消化食物，加强营养，少食多餐，可取坐位或半坐位

保持大便通畅，避免外伤；养成良好生活习惯，不搔抓皮肤，用软毛牙刷刷牙，不使用牙签；被褥衣物宽松，穿透气、棉质衣物，不用手抠鼻痂

指导患者每日饮水 >2000ml，应用化疗药物期间每日饮水 >3000ml，告知患者多排尿，并遵医嘱预防性服用别嘌醇和碳酸氢钠

患者及家属、医务人员均戴口罩，限制探视人数及次数；严格执行无菌操作；餐前后、睡前及起床后漱口液漱口；睡前、便后予 1:5000 高锰酸钾坐浴；注意个人卫生

应用化疗药物要合理选择静脉，反复多次化疗者采用中心静脉置管；化疗前先用生理盐水冲管，静脉注射时边抽回血边注药，保证药液无外渗；当有数种药物给予时，要先用刺激性强的药物，药物输注完毕后再用生理盐水 10~20ml 冲洗后拔针，拔针后局部按压数分钟

一般护理

【症状护理】

发热者每日饮水 >2000ml，观察患者身体相关部位感染症状或体征如咽痛、咳嗽、咳痰、尿路刺激征、肛周疼痛等，配合医师做好相关实验室检查的采集工作；监测体温变化，观察有无发冷、寒战症状，体温 >38.5℃时行物理降温（禁用酒精擦浴），并遵医嘱应用退热药物，观察降温后反应

贫血患者予氧气吸入，遵医嘱输血或输入浓缩红细胞，及时发现和处理输血反应

出血患者予相应止血措施局部止血，遵医嘱予血小板输注，及时观察有无输血反应发生

疼痛剧烈时遵医嘱应用镇痛药物

症状护理

【并发症护理】

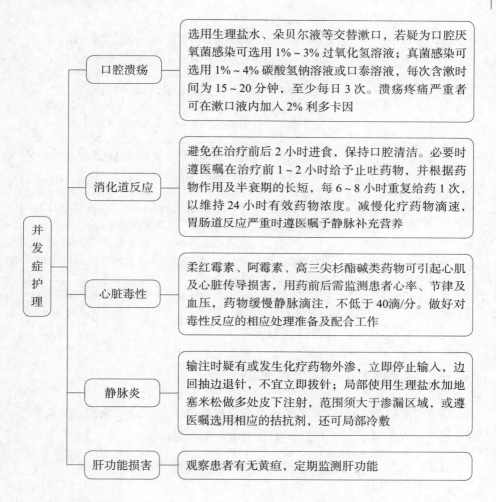

并发症护理

口腔溃疡：选用生理盐水、朵贝尔液等交替漱口，若疑为口腔厌氧菌感染可选用 1%～3% 过氧化氢溶液；真菌感染可选用 1%～4% 碳酸氢钠溶液或口泰溶液，每次含漱时间为 15～20 分钟，至少每日 3 次。溃疡疼痛严重者可在漱口液内加入 2% 利多卡因

消化道反应：避免在治疗前后 2 小时进食，保持口腔清洁。必要时遵医嘱在治疗前 1～2 小时给予止吐药物，并根据药物作用及半衰期的长短，每 6～8 小时重复给药 1 次，以维持 24 小时有效药物浓度。减慢化疗药物滴速，胃肠道反应严重时遵医嘱予静脉补充营养

心脏毒性：柔红霉素、阿霉素、高三尖杉酯碱类药物可引起心肌及心脏传导损害，用药前后需监测患者心率、节律及血压，药物缓慢静脉滴注，不低于 40 滴/分。做好对毒性反应的相应处理准备及配合工作

静脉炎：输注时疑有或发生化疗药物外渗，立即停止输入，边回抽边退针，不宜立即拔针；局部使用生理盐水加地塞米松做多处皮下注射，范围须大于渗漏区域，或遵医嘱选用相应的拮抗剂，还可局部冷敷

肝功能损害：观察患者有无黄疸，定期监测肝功能

【心理护理】

　　评估患者的心理反应，并进行针对性的护理，为患者提供心理支持；耐心倾听患者诉说，向患者介绍已缓解的典型病例，组织病友间进行养病经验交流；协助患者建立良好生活方式，帮助患者寻求社会资源，建立社会支持。

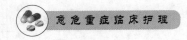

【健康指导】

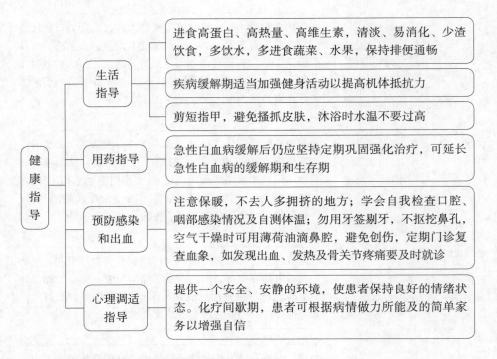

健康指导
- 生活指导
  - 进食高蛋白、高热量、高维生素，清淡、易消化、少渣饮食，多饮水，多进食蔬菜、水果，保持排便通畅
  - 疾病缓解期适当加强健身活动以提高机体抵抗力
  - 剪短指甲，避免搔抓皮肤，沐浴时水温不要过高
- 用药指导
  - 急性白血病缓解后仍应坚持定期巩固强化治疗，可延长急性白血病的缓解期和生存期
- 预防感染和出血
  - 注意保暖，不去人多拥挤的地方；学会自我检查口腔、咽部感染情况及自测体温；勿用牙签剔牙，不抠挖鼻孔，空气干燥时可用薄荷油滴鼻腔，避免创伤，定期门诊复查血象，如发现出血、发热及骨关节疼痛要及时就诊
- 心理调适指导
  - 提供一个安全、安静的环境，使患者保持良好的情绪状态。化疗间歇期，患者可根据病情做力所能及的简单家务以增强自信

三、特发性血小板减少性紫癜

特发性血小板减少性紫癜又称自身免疫性血小板减少性紫癜，主要由于血小板受到免疫性破坏，导致外周血中血小板数目减少。

【一般护理】

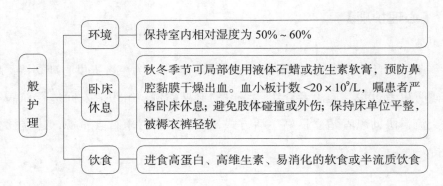

一般护理
- 环境
  - 保持室内相对湿度为 50% ~ 60%
- 卧床休息
  - 秋冬季节可局部使用液体石蜡或抗生素软膏，预防鼻腔黏膜干燥出血。血小板计数 $<20 \times 10^9$/L，嘱患者严格卧床休息；避免肢体碰撞或外伤，保持床单位平整，被褥衣裤轻软
- 饮食
  - 进食高蛋白、高维生素、易消化的软食或半流质饮食

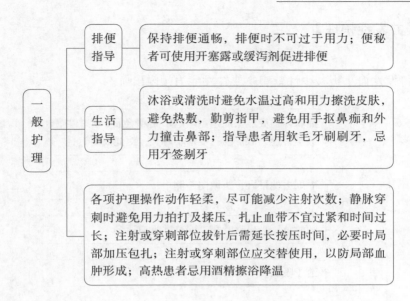

一般护理

排便指导 —— 保持排便通畅，排便时不可过于用力；便秘者可使用开塞露或缓泻剂促进排便

生活指导 —— 沐浴或清洗时避免水温过高和用力擦洗皮肤，避免热敷，勤剪指甲，避免用手抠鼻痂和外力撞击鼻部；指导患者用软毛牙刷刷牙，忌用牙签剔牙

各项护理操作动作轻柔，尽可能减少注射次数；静脉穿刺时避免用力拍打及揉压，扎止血带不宜过紧和时间过长；注射或穿刺部位拔针后需延长按压时间，必要时局部加压包扎；注射或穿刺部位应交替使用，以防局部血肿形成；高热患者忌用酒精擦浴降温

【症状护理】

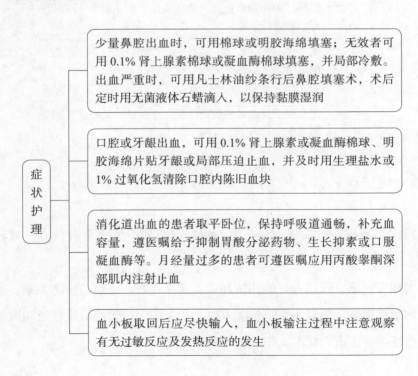

症状护理

少量鼻腔出血时，可用棉球或明胶海绵填塞；无效者可用0.1%肾上腺素棉球或凝血酶棉球填塞，并局部冷敷。出血严重时，可用凡士林油纱条行后鼻腔填塞术，术后定时用无菌液体石蜡滴入，以保持黏膜湿润

口腔或牙龈出血，可用0.1%肾上腺素或凝血酶棉球、明胶海绵片贴牙龈或局部压迫止血，并及时用生理盐水或1%过氧化氢清除口腔内陈旧血块

消化道出血的患者取平卧位，保持呼吸道通畅，补充血容量，遵医嘱给予抑制胃酸分泌药物、生长抑素或口服凝血酶等。月经量过多的患者可遵医嘱应用丙酸睾酮深部肌内注射止血

血小板取回后应尽快输入，血小板输注过程中注意观察有无过敏反应及发热反应的发生

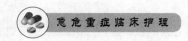

【并发症护理】

特发性血小板减少性紫癜主要并发症为颅内出血。

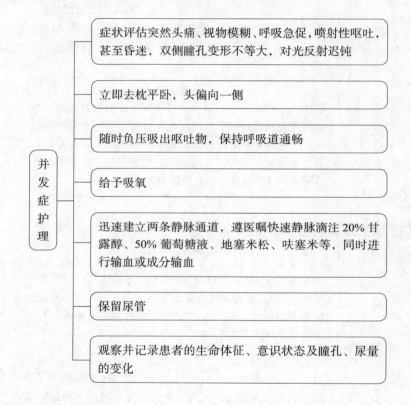

并发症护理

- 症状评估突然头痛、视物模糊、呼吸急促，喷射性呕吐，甚至昏迷，双侧瞳孔变形不等大，对光反射迟钝

- 立即去枕平卧，头偏向一侧

- 随时负压吸出呕吐物，保持呼吸道通畅

- 给予吸氧

- 迅速建立两条静脉通道，遵医嘱快速静脉滴注 20% 甘露醇、50% 葡萄糖液、地塞米松、呋塞米等，同时进行输血或成分输血

- 保留尿管

- 观察并记录患者的生命体征、意识状态及瞳孔、尿量的变化

【心理护理】

提供心理支持，加强沟通，耐心解释与疏导，增强患者信心，减轻恐惧感。

增加安全感，营造良好的住院环境，建立良好，互信的护患关系，避免不良刺激的影响。患者出血突然加重时，护士应保持镇静，迅速通知医师并配合做好各种止血、救治工作，及时清除血迹。

【健康指导】

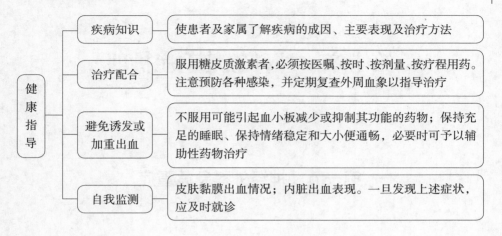

	疾病知识	使患者及家属了解疾病的成因、主要表现及治疗方法
健康指导	治疗配合	服用糖皮质激素者，必须按医嘱、按时、按剂量、按疗程用药。注意预防各种感染，并定期复查外周血象以指导治疗
	避免诱发或加重出血	不服用可能引起血小板减少或抑制其功能的药物；保持充足的睡眠、保持情绪稳定和大小便通畅，必要时可予以辅助性药物治疗
	自我监测	皮肤黏膜出血情况；内脏出血表现。一旦发现上述症状，应及时就诊

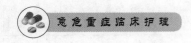

第十章 外科急危重症护理

第一节 神经外科急危重症

一、颅内压增高

颅内压增高是多种神经系统疾病所共有的一种综合征，是因颅内容物（脑、脑脊液、脑血容量）的体积增加，或颅腔容积减少超过颅腔可代偿的容量，导致颅内压持续高于 1.96kPa（200mmH$_2$O），并出现头痛、呕吐及视神经盘水肿三大病症时，称为颅内压增高。

【一般护理】

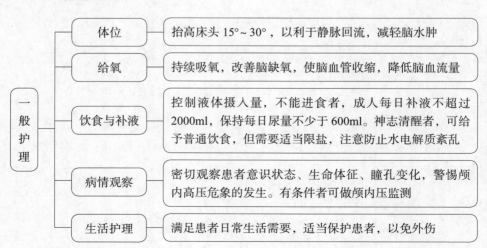

一般护理	体位	抬高床头 15°~30°，以利于静脉回流，减轻脑水肿
	给氧	持续吸氧，改善脑缺氧，使脑血管收缩，降低脑血流量
	饮食与补液	控制液体摄入量，不能进食者，成人每日补液不超过 2000ml，保持每日尿量不少于 600ml。神志清醒者，可给予普通饮食，但需要适当限盐，注意防止水电解质紊乱
	病情观察	密切观察患者意识状态、生命体征、瞳孔变化，警惕颅内高压危象的发生。有条件者可做颅内压监测
	生活护理	满足患者日常生活需要，适当保护患者，以免外伤

【症状护理】

1. 高热

及时给予有效降温措施，因高热可使机体代谢率增高，加重脑缺氧。

2. 头痛

适当应用止痛剂，禁止使用吗啡和哌替啶，因此类药物有抑制呼吸作用；避免使头痛加重的因素，如咳嗽、打喷嚏，或弯腰、低头以及用力活动等。

3. 躁动

寻找原因及时处理，切忌强制约束，以免患者挣扎而使颅内压进一步增高。若躁动的患者变安静或由原来安静变躁动，常提示病情发生变化。

4. 呕吐

及时清理呕吐物，防止误吸，观察并记录呕吐物的量、性质。

5. 脱水治疗的护理

应用高渗性和利尿性脱水剂，使脑组织间的水分通过渗透作用进入血循环再由肾排出，以达到降低颅内压的目的。常用 20% 甘露醇 250ml，15～30分钟内滴完，每日 2～4 次，滴注后 10～20 分钟颅内压开始下降，可维持4～6 小时。呋塞米 20～40mg，入壶，每日 2～4 次。脱水治疗期间，准确记录 24 小时出入液量。为防止颅内压反跳现象，脱水药物应按医嘱定时、定量使用，停药前逐渐减量或延长给药时间。

6. 激素治疗的护理

糖皮质激素通过稳定血—脑脊液屏障，预防和缓解脑水肿，改善患者症状。常用地塞米松 5～10mg 静脉或肌内注射；氢化可的松 100mg 静脉注射。由于激素有引起消化道应激性溃疡出血、增加感染机会等不良反应，故应在按医嘱给药的同时加强观察及护理。

7. 脑室引流的护理

经颅骨钻孔放置引流管将脑脊液引流至体外。

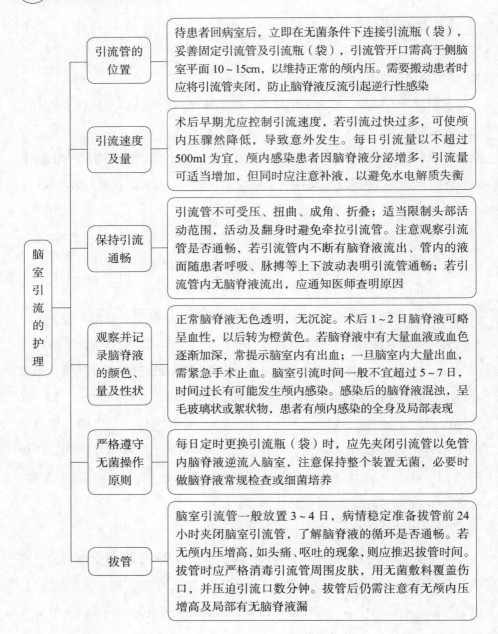

脑室引流的护理

引流管的位置
待患者回病室后，立即在无菌条件下连接引流瓶（袋），妥善固定引流管及引流瓶（袋），引流管开口需高于侧脑室平面 10～15cm，以维持正常的颅内压。需要搬动患者时应将引流管夹闭，防止脑脊液反流引起逆行性感染

引流速度及量
术后早期尤应控制引流速度，若引流过快过多，可使颅内压骤然降低，导致意外发生。每日引流量以不超过500ml 为宜，颅内感染患者因脑脊液分泌增多，引流量可适当增加，但同时应注意补液，以避免水电解质失衡

保持引流通畅
引流管不可受压、扭曲、成角、折叠；适当限制头部活动范围，活动及翻身时避免牵拉引流管。注意观察引流管是否通畅，若引流管内不断有脑脊液流出、管内的液面随患者呼吸、脉搏等上下波动表明引流管通畅；若引流管内无脑脊液流出，应通知医师查明原因

观察并记录脑脊液的颜色、量及性状
正常脑脊液无色透明，无沉淀。术后 1～2 日脑脊液可略呈血性，以后转为橙黄色。若脑脊液中有大量血液或血色逐渐加深，常提示脑室内有出血；一旦脑室内大量出血，需紧急手术止血。脑室引流时间一般不宜超过 5～7 日，时间过长有可能发生颅内感染。感染后的脑脊液混浊，呈毛玻璃状或絮状物，患者有颅内感染的全身及局部表现

严格遵守无菌操作原则
每日定时更换引流瓶（袋）时，应先夹闭引流管以免管内脑脊液逆流入脑室，注意保持整个装置无菌，必要时做脑脊液常规检查或细菌培养

拔管
脑室引流管一般放置 3～4 日，病情稳定准备拔管前 24 小时夹闭脑室引流管，了解脑脊液的循环是否通畅。若无颅内压增高，如头痛、呕吐的现象，则应推迟拔管时间。拔管时应严格消毒引流管周围皮肤，用无菌敷料覆盖伤口，并压迫引流口数分钟。拔管后仍需注意有无颅内压增高及局部有无脑脊液漏

【心理护理】

患者因头痛、呕吐等不适可引起烦躁不安、焦虑等心理反应。要做好解

释安慰工作，指导家属配合医师做好心理支持。

【健康指导】

告知患者若出现头痛、恶心等高颅压症状要及时就医，寻找有可能导致颅内压增高因素，如脑外伤、颅内炎症、脑肿瘤及高血压等，去除相关因素。

二、脑疝

当颅腔内某一分腔有占位性病变时，该分腔的压力高于邻近分腔，脑组织从高压区向低压区移位，部分脑组织被挤入颅内生理空间或裂隙，产生相应的临床症状和体征，称为脑疝。脑疝是颅内压增高的危象和引起死亡的主要原因，常见有小脑幕切迹疝和枕骨大孔疝。

【一般护理】

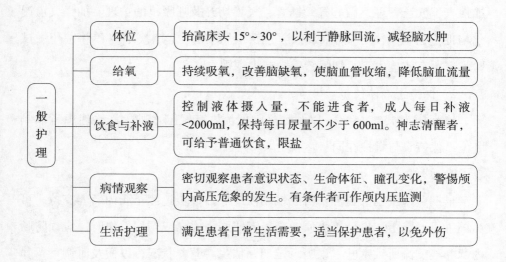

一般护理	体位	抬高床头 15°~30°，以利于静脉回流，减轻脑水肿
	给氧	持续吸氧，改善脑缺氧，使脑血管收缩，降低脑血流量
	饮食与补液	控制液体摄入量，不能进食者，成人每日补液 <2000ml，保持每日尿量不少于 600ml。神志清醒者，可给予普通饮食，限盐
	病情观察	密切观察患者意识状态、生命体征、瞳孔变化，警惕颅内高压危象的发生。有条件者可作颅内压监测
	生活护理	满足患者日常生活需要，适当保护患者，以免外伤

【症状护理】

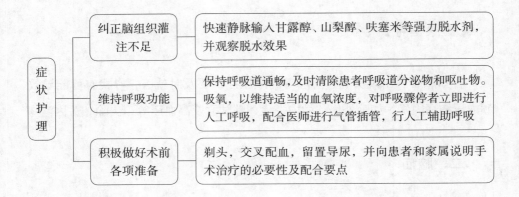

症状护理
- 纠正脑组织灌注不足 —— 快速静脉输入甘露醇、山梨醇、呋塞米等强力脱水剂，并观察脱水效果
- 维持呼吸功能 —— 保持呼吸道通畅，及时清除患者呼吸道分泌物和呕吐物。吸氧，以维持适当的血氧浓度，对呼吸骤停者立即进行人工呼吸，配合医师进行气管插管，行人工辅助呼吸
- 积极做好术前各项准备 —— 剃头，交叉配血，留置导尿，并向患者和家属说明手术治疗的必要性及配合要点

【并发症护理】

1. 保持呼吸道通畅

定时更换体位，按时翻身叩背，促进痰液排出，及时清除口、鼻腔及气道内分泌物或血液。防止呼吸道感染。常规持续氧气吸入 3～5 日，氧流量为 2～4L/min，以供给脑细胞充足的氧。进行动脉血气监测，指导呼吸管理。加强人工气道管理，做好气管插管，气管切开及呼吸机的护理。加强气道湿化与促进排痰。给予雾化吸入，气管内滴药等。定期痰培养，并做药敏试验，选用有效抗生素。加强营养，减少探视。

2. 保持正确体位

抬高床头 15°～30°，以利脑静脉回流，减轻脑水肿。深昏迷患者取侧卧位，保持头与脊柱在同一直线上。

3. 营养

早期可采用肠外营养，待肠蠕动恢复后，逐步过渡至肠内营养支持，可鼻饲牛奶、鸡蛋、果汁等流质。当患者肌张力增高或癫痫发作时，应预防肠内营养液反流所致呕吐、误吸。定期评估患者营养状况，以便及时调整营养素供给量和配方。

4. 预防并发症

昏迷患者因意识不清、长期卧床可造成多种并发症，应加强观察和护理。

（1）压疮：保持皮肤清洁干燥，定时翻身，尤其注意骶尾部、足跟、耳郭等骨突部位，加强翻身次数，至少每 2 小时翻身 1 次。消瘦者及高热者常需每小时翻身，亦不可忽视敷料包裹部位，要定时查看，避免长时间受压。

（2）泌尿系感染：导尿时，严格执行无菌操作。留置导尿管过程中，加强会阴部护理，并定时放尿以训练膀胱贮尿功能，注意观察尿色及量的变化，发现异常及时通知医师，及时处理。

（3）肺部感染：加强呼吸道护理，保持呼吸道通畅，预防呕吐物误吸引起窒息和呼吸道感染。应使患者头部偏向一侧为宜，呕吐物和喉头痰液需要及时用吸引器吸出，有舌后坠应将下颌托起或将舌拉出或加口咽通气道，如有缺氧和窒息，给予吸氧。如果呼吸道不畅，缺氧严重应早做气管切开。

气管切开的护理	随时观察有无出血、气胸、纵隔气肿、套管滑出等意外情况发生
	密切注意呼吸情况，如有呼吸困难应先吸痰，吸痰后仍不见好转应将气管筒的内管套拔出，检查有无痰液或异物阻塞
	吸痰时严格注意无菌操作，吸口、鼻的吸痰管与吸气管的吸痰管分开
	气管内套管应每日消毒 4 次，套管外周要保持清洁，敷料每日更换 2 次，套管外口应用湿纱布覆盖，保持吸入空气湿度适宜，气管套管带子固定要松紧合适，最好以能容一指为宜
	躁动患者要保持适当的约束防止患者自己拔管
	每次吸痰后及每隔半小时应给予气管内滴药
	患者好转后可拔管时应先用纱布或软木塞堵口，观察 2 日，如无呼吸困难即可将管拔出

（4）暴露性角膜炎：眼睑闭合不全者，给予眼药膏保护，并用湿纱布遮

盖上眼睑。

（5）关节挛缩、肌萎缩：保持肢体于功能位，防止足下垂。每日做 2~3 次四肢关节被动活动及肌肉按摩，防止肢体挛缩和畸形。

【心理护理】

给患者做好心理疏导，避免脑疝的发生，一旦发生脑疝，要给家属心理安慰。

【健康指导】

指导家属预防脑疝的措施，避免情绪激动，避免剧烈咳嗽和便秘，积极治疗原发病。

三、脑脓肿

脑脓肿是细菌入侵脑组织引起化脓性炎症，并形成局限性脓肿。根据感染来源的不同，脑脓肿可分为五类：耳源性脑脓肿、鼻源性脑脓肿、血源性脑脓肿、外伤性脑脓肿和隐源性脑脓肿。

【一般护理】

一般护理 — 最好置于单人抢救室或心血管监护室，给予床边心电、呼吸、血压的监测，尤其在前 24 小时内必须连续监测，室内应配备必要的抢救设备和用物

绝对卧床，必要时予半卧位，抬高床头 15°~30°。对昏迷患者每 1~2 小时翻身 1 次，病情稳定患者可逐步离床，在室内缓步走动，对有并发症者应适当延长卧床休息时间

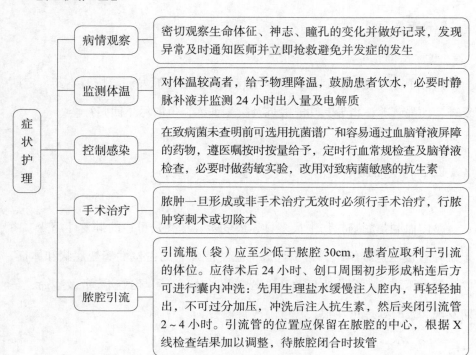

一般护理
- 给予吸氧，根据血氧采取不同吸氧方式和氧流量。准确量体温、呼吸。认真填写心脏停搏和恢复时间，抢救过程中的治疗、用药、护理、交接班记录等
- 建立好静脉通道，严格掌握好输液速度及输液量，了解药物药理作用及可能出现的不良反应
- 饮食宜低脂、低胆固醇、低盐食物，少食多餐，以清淡流质或半流质饮食为主
- 保持大便通畅，必要时服用缓泻剂
- 急性期协助患者做好生活护理，保持皮肤和口腔的清洁
- 与患者保持良好的沟通，接受患者对疼痛的行为反应
- 持续心电、血压、呼吸、血氧饱和度监测

【症状护理】

症状护理
- 病情观察：密切观察生命体征、神志、瞳孔的变化并做好记录，发现异常及时通知医师并立即抢救避免并发症的发生
- 监测体温：对体温较高者，给予物理降温，鼓励患者饮水，必要时静脉补液并监测 24 小时出入量及电解质
- 控制感染：在致病菌未查明前可选用抗菌谱广和容易通过血脑脊液屏障的药物，遵医嘱按时按量给予，定时行血常规检查及脑脊液检查，必要时做药敏实验，改用对致病菌敏感的抗生素
- 手术治疗：脓肿一旦形成或非手术治疗无效时必须行手术治疗，行脓肿穿刺术或切除术
- 脓腔引流：引流瓶（袋）应至少低于脓腔 30cm，患者应取利于引流的体位。应待术后 24 小时、创口周围初步形成粘连后方可进行囊内冲洗：先用生理盐水缓慢注入腔内，再轻轻抽出，不可过分加压，冲洗后注入抗生素，然后夹闭引流管 2～4 小时。引流管的位置应保留在脓腔的中心，根据 X 线检查结果加以调整，待脓腔闭合时拔管

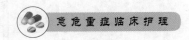

【并发症护理】

常见并发症为脓肿破裂。脓肿一旦破裂，可引起急性化脓性脑膜炎或脑室炎。患者突然高热、昏迷、抽搐，出现明显的脑膜刺激征。因此，应密切观察生命体征和神志及瞳孔的变化，发现异常立即通知医师并做好术前准备行手术治疗。

【心理护理】

根据患者及家属的具体情况提供正确、通俗易懂的指导，给予心理支持，告知治疗计划及注意事项，取得患者及家属的配合。

【健康指导】

做好卫生宣教，做到早发现早治疗，积极治疗原发病。按时吃药、定期复查、加强营养，指导其功能锻炼及康复训练，争取尽早回归社会。

四、颅内血肿

颅内血肿是颅脑损伤中最多见、最危险、却又是可逆的继发性病变。由于血肿直接压迫脑组织，常引起局部脑功能障碍的占位性病变症状和体征，以及颅内压增高的病理生理改变，若未及时处理，可导致脑疝危及生命，早期发现和及时处理可在很大程度上改善预后。

【一般护理】

一般护理

- 最好置于单人抢救室或心血管监护室给予床边心电、呼吸、血压的监测，尤其在前 24 小时内必须连续监测，室内应配备必要的抢救设备和用物

- 绝对卧床，必要时予半卧位，抬高床头 15°～30°，限制探视，对昏迷患者每 1～2 小时翻身 1 次，病情稳定患者可逐步离床，对有并发症者应适当延长卧床休息时间

- 给予吸氧，根据血氧采取不同吸氧方式和氧流量。准确测量体温、呼吸。填写心脏停搏和恢复时间，抢救过程中的治疗、用药及护理、交接班记录等

- 建立好静脉通道，严格掌握好输液速度及输液量，了解药物药理作用及可能出现的不良反应

- 少食多餐，以清淡流质或半流质饮食为主。饮食宜低脂、低胆固醇、低盐食物

- 保持皮肤和口腔的清洁。保持大便通畅，必要时服用缓泻剂

- 持续心电、血压、呼吸、血氧饱和度监测

- 与患者保持良好的沟通，了解患者的思想活动，尊重患者的人格

【症状护理】

1. 生命体征

患者伤后可出现持续生命体征紊乱，监测时为避免患者躁动影响准确性，应先测呼吸，再测脉搏，最后测血压。注意呼吸节律和深度、脉搏快慢和强弱以及血压和脉搏变化。若血压上升，脉搏缓慢有力，呼吸深慢，提示颅内压升高，应警惕颅内血肿或脑疝发生，立即通知医师并给脱水剂全速静脉滴注。若闭合性脑损伤呈现休克征象时，应提醒医师检查有无内脏出血。

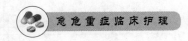

2．意识

意识障碍的程度可视为脑损伤的轻重，可以根据格拉斯哥昏迷记分法（GCS）进行判断，并做好记录，发现异常及时通知医师。

3．瞳孔变化

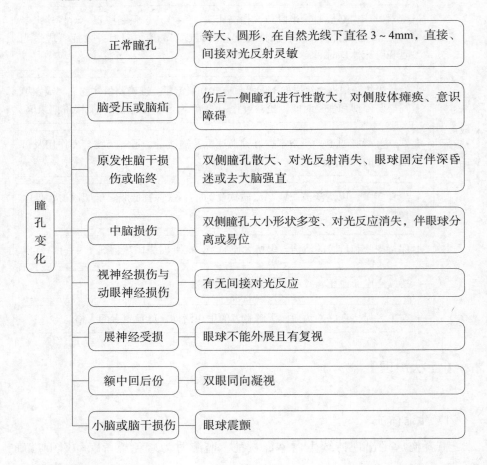

瞳孔变化	正常瞳孔	等大、圆形，在自然光线下直径 3 ~ 4mm，直接、间接对光反射灵敏
	脑受压或脑疝	伤后一侧瞳孔进行性散大，对侧肢体瘫痪、意识障碍
	原发性脑干损伤或临终	双侧瞳孔散大、对光反射消失、眼球固定伴深昏迷或去大脑强直
	中脑损伤	双侧瞳孔大小形状多变、对光反应消失，伴眼球分离或易位
	视神经损伤与动眼神经损伤	有无间接对光反应
	展神经受损	眼球不能外展且有复视
	额中回后份	双眼同向凝视
	小脑或脑干损伤	眼球震颤

4．术前准备

在观察中发现病情变化。经 CT、MRI 检查确诊为颅内出血、脑疝时，应立即手术，做好术前准备工作。立即静脉输入 20% 甘露醇 250ml（儿童按千克体重计算），以减轻或延缓脑疝的进展。及时给予备皮、备血、导尿、药敏试验，行血肿清除术。

5. 术后护理

保持正确的体位：抬高床头 15°～30°。昏迷患者取侧卧位，保持头与脊柱在同一直线上

术后仍然需要观察神志、瞳孔、生命体征

引流管的护理：头下枕无菌垫，每日更换至拔出引流管，保持伤口敷料包扎固定好，观察有无渗血，若渗出较多及时处理。若是术野引流，引流要保持一定的负压。若是脑室引流，引流瓶最高处低于引流孔水平 10～15cm，防止引流液反流入颅内而引起感染。在翻身、治疗等操作中，动作要轻柔、缓慢；对烦躁的患者加约束带。每天应准确记录引流液的量、颜色、性质。一般术后前 3 日引流液较多，100～150ml，呈暗红色。当引流液较少时，可复查 CT 以确定是否拔管。拔管前，先夹闭引流管 24 小时，观察有无颅内压逐渐增高症状。拔管时，应先夹管，再拔管，防止管内液体逆流

患者神志清楚，能进食并无呛咳，吞咽无困难者应给软质易消化、低糖、低脂、高蛋白性食物，多吃新鲜蔬菜、水果。昏迷不能进食患者，一般在术后 2～3 日病情稳定后给予鼻饲流质饮食，如豆浆、米汤、菜汤等，每次鼻饲量不超过 200ml，间隔时间不少于 2 小时

保持床单位清洁及病室空气清新，定时通风，减少人员流动。做好口腔护理，定时翻身拍背，及时吸痰，严格执行无菌操作。保持外阴部清洁，会阴擦洗每日 2 次。合理应用抗生素

（术后护理）

【并发症护理】

癫痫发作为常见并发症，术后常规给予抗癫痫药物以预防，一旦发作，及时给予抗癫痫药物控制，保证睡眠，吸氧，注意保护患者，避免意外受伤，发作时观察其表现并详细记录。

【心理护理】

以指导、劝解、安慰、鼓励、支持为主要内容，帮助患者消除悲观情绪，

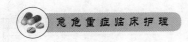

唤起患者的积极主动性，正确发挥心理防御机制，改善和消除情感障碍。

【健康指导】

定时复查，遵医嘱按时服药。短时间内不能单独外出。康复训练：脑损伤遗留的语言、运动和智力障碍，在伤后 1～2 年内有部分恢复的可能，指导患者坚持按计划进行功能训练。

五、颅骨骨折

颅骨骨折指颅骨受暴力作用所致颅骨结构改变。其临床意义不在于骨折本身，而在于骨折所引起的脑膜、脑组织：脑部血管和神经损伤，可合并脑脊液漏、颅内血肿及颅内感染等。颅骨骨折按骨折部位分为颅盖骨折和颅底骨折；按骨折形态分为线形骨折和凹陷性骨折；按骨折与外界是否相通，分为开放性骨折与闭合性骨折。

【一般护理】

一般护理

- 最好置于单人抢救室或心血管监护室，给予床边心电、呼吸、血压的监测，尤其在前 24 小时内必须连续监测，室内应配备必要的抢救设备和用物
- 绝对卧床，抬高床头 15°～30°，应患侧卧位，限制探视，病情稳定患者可逐步离床，在室内缓步走动，对有并发症者应适当延长卧床休息时间
- 给予吸氧，根据血氧采取不同吸氧方式和氧流量。准确测量体温、呼吸。认真填写心脏停搏和恢复时间，抢救过程中的治疗、用药及护理、交接班记录等
- 建立好静脉通道，严格掌握好输液速度及输液量，了解药物药理作用及可能出现的不良反应

一般护理
- 少食多餐以清淡流质或半流质饮食，饮食宜低脂、低胆固醇、低盐
- 急性期协助患者做好生活护理，保持皮肤和口腔的清洁
- 与患者保持良好的沟通，了解患者的思想活动，尊重患者的人格，确认患者的痛苦，接受患者对疼痛的行为反应
- 保持大便通畅，必要时服用缓泻剂
- 鼓励患者从事部分生活自理活动

【症状护理】

1. 加强心电监护

密切观察 24 小时心电图、血压、呼吸，注意尿量、意识、瞳孔等情况。

2. 防止颅内感染

防止颅内感染
- 观察脑脊液外漏颜色变化。正常脑脊液应无色、无味、透明，否则视为异常，立即报告医师，同时以无菌试管直接接取滴出液送检
- 保持外耳道、鼻腔和口腔清洁，每日清洁、消毒 2 次，注意棉球不可过湿，以免液体逆流入颅
- 在前鼻庭或外耳道口放置干棉球，即湿即换，记录 24 小时浸湿的棉球数，以估计脑脊液外漏量
- 避免用力咳嗽、打喷嚏、擤鼻涕及用力排便，以免颅内压骤然升降导致气颅或脑脊液逆流
- 严禁为脑脊液漏者从鼻腔吸痰或放置胃管，严禁耳、鼻滴药、冲洗和堵塞，禁忌做腰穿
- 根据医嘱预防性应用抗生素及破伤风类毒素
- 密切观察有无颅内感染迹象

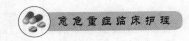

3. 促进颅内外漏通道尽早闭合

借重力作用使脑组织移向颅底硬膜漏孔区，减少脑脊液漏出，促使局部粘连而封闭漏口，以防止复发，将此体位维持到脑脊液漏停止后 3～5 日。

【并发症护理】

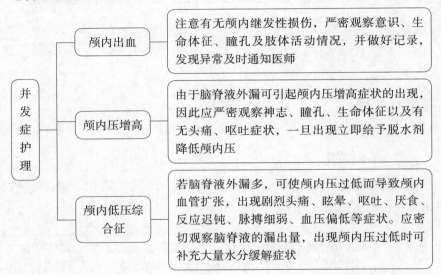

并发症护理

颅内出血：注意有无颅内继发性损伤，严密观察意识、生命体征、瞳孔及肢体活动情况，并做好记录，发现异常及时通知医师

颅内压增高：由于脑脊液外漏可引起颅内压增高症状的出现，因此应严密观察神志、瞳孔、生命体征以及有无头痛、呕吐症状，一旦出现立即给予脱水剂降低颅内压

颅内低压综合征：若脑脊液外漏多，可使颅内压过低而导致颅内血管扩张，出现剧烈头痛、眩晕、呕吐、厌食、反应迟钝、脉搏细弱、血压偏低等症状。应密切观察脑脊液的漏出量，出现颅内压过低时可补充大量水分缓解症状

【心理护理】

指导患者同医护人员紧密配合，并对其进行精神安慰和耐心细致的护理，尽量减少语言等不良的刺激，多用鼓励性语言，消除其悲观、失望、焦虑等不良心理状态。

【健康指导】

告知患者如何摆放体位，劝告患者勿挖鼻、抠耳，勿用力排便、咳嗽、擤鼻涕或打喷嚏等。

颅骨骨折达到骨性愈合需要一定时间：线性骨折，一般成人需 2~5 年，小儿需 1 年。若有颅骨缺损，可在伤后半年左右作颅骨成形术。

第二节 胸部外科急危重症

一、闭合性气胸

闭合性气胸多为肋骨骨折的并发症，系肋骨断端刺破肺表面，空气漏入胸膜腔所造成。空气经肺或胸壁的伤道进入胸膜腔，伤道立即闭合，不再有气体进入胸膜腔，此类气胸抵消胸膜腔内负压，使伤道肺部分萎陷。

【一般护理】

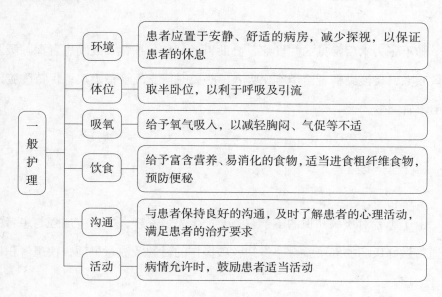

一般护理	环境	患者应置于安静、舒适的病房，减少探视，以保证患者的休息
	体位	取半卧位，以利于呼吸及引流
	吸氧	给予氧气吸入，以减轻胸闷、气促等不适
	饮食	给予富含营养、易消化的食物，适当进食粗纤维食物，预防便秘
	沟通	与患者保持良好的沟通，及时了解患者的心理活动，满足患者的治疗要求
	活动	病情允许时，鼓励患者适当活动

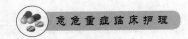

【症状护理】

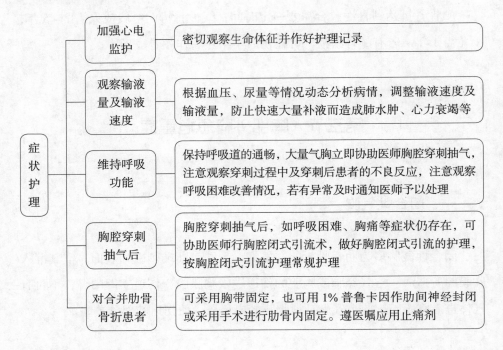

症状护理	加强心电监护	密切观察生命体征并作好护理记录
	观察输液量及输液速度	根据血压、尿量等情况动态分析病情，调整输液速度及输液量，防止快速大量补液而造成肺水肿、心力衰竭等
	维持呼吸功能	保持呼吸道的通畅，大量气胸立即协助医师胸腔穿刺抽气，注意观察穿刺过程中及穿刺后患者的不良反应，注意观察呼吸困难改善情况，若有异常及时通知医师予以处理
	胸腔穿刺抽气后	胸腔穿刺抽气后，如呼吸困难、胸痛等症状仍存在，可协助医师行胸腔闭式引流术，做好胸腔闭式引流的护理，按胸腔闭式引流护理常规护理
	对合并肋骨骨折患者	可采用胸带固定，也可用 1% 普鲁卡因作肋间神经封闭或采用手术进行肋骨内固定。遵医嘱应用止痛剂

【并发症护理】

肺不张为术后常见的并发症，协助患者翻身、拍背，鼓励患者深呼吸及有效咳嗽，痰液黏稠者给予雾化吸入，必要时行支气管镜吸痰；保持胸腔闭式引流管通畅。

【心理护理】

由于患者对疾病知识的不了解，会产生恐惧心理，护士应加强与患者的沟通，做好疾病的健康教育，告知各项操作的目的及注意事项，使患者积极配合治疗。

【健康指导】

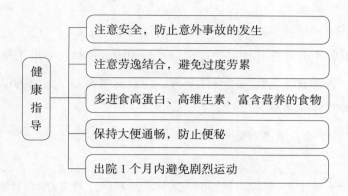

- 健康指导
  - 注意安全，防止意外事故的发生
  - 注意劳逸结合，避免过度劳累
  - 多进食高蛋白、高维生素、富含营养的食物
  - 保持大便通畅，防止便秘
  - 出院 1 个月内避免剧烈运动

二、开放性气胸

开放性气胸是由火器伤或锐器伤造成胸壁缺损创口，胸膜腔与外界大气直接相通，空气可随呼吸自由出入胸膜腔所形成。

【一般护理】

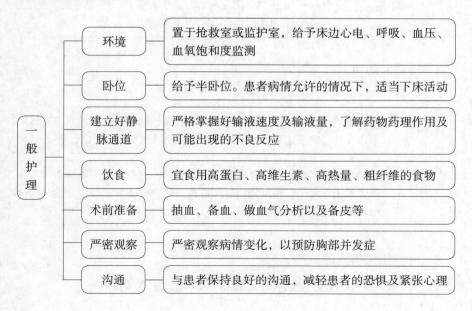

- 一般护理
  - 环境：置于抢救室或监护室，给予床边心电、呼吸、血压、血氧饱和度监测
  - 卧位：给予半卧位。患者病情允许的情况下，适当下床活动
  - 建立好静脉通道：严格掌握好输液速度及输液量，了解药物药理作用及可能出现的不良反应
  - 饮食：宜食用高蛋白、高维生素、高热量、粗纤维的食物
  - 术前准备：抽血、备血、做血气分析以及备皮等
  - 严密观察：严密观察病情变化，以预防胸部并发症
  - 沟通：与患者保持良好的沟通，减轻患者的恐惧及紧张心理

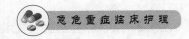

【症状护理】

1. 加强心电监护

密切观察生命体征并作好护理记录。封闭胸壁伤口，立即用厚敷料封闭包扎伤口，变开放性气胸为闭合性气胸，注意观察伤侧与健侧胸部呼吸活动度及双肺呼吸音的情况。

2. 减轻疼痛，增进舒适

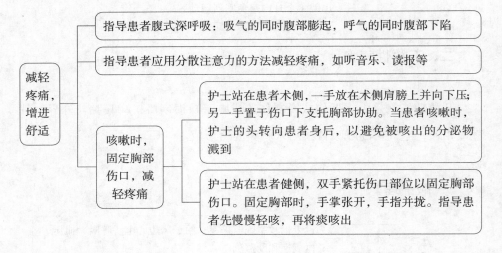

减轻疼痛，增进舒适
- 指导患者腹式深呼吸：吸气的同时腹部膨起，呼气的同时腹部下陷
- 指导患者应用分散注意力的方法减轻疼痛，如听音乐、读报等
- 咳嗽时，固定胸部伤口，减轻疼痛
  - 护士站在患者术侧，一手放在术侧肩膀上并向下压；另一手置于伤口下支托胸部协助。当患者咳嗽时，护士的头转向患者身后，以避免被咳出的分泌物溅到
  - 护士站在患者健侧，双手紧托伤口部位以固定胸部伤口。固定胸部时，手掌张开，手指并拢。指导患者先慢慢轻咳，再将痰咳出

3. 维持呼吸道的通畅

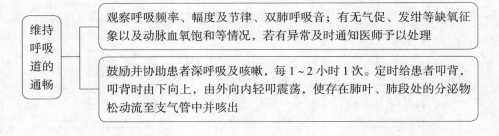

维持呼吸道的通畅
- 观察呼吸频率、幅度及节律、双肺呼吸音；有无气促、发绀等缺氧征象以及动脉血氧饱和等情况，若有异常及时通知医师予以处理
- 鼓励并协助患者深呼吸及咳嗽，每1~2小时1次。定时给患者叩背，叩背时由下向上，由外向内轻叩震荡，使存在肺叶、肺段处的分泌物松动流至支气管中并咳出

4. 胸腔闭式引流的护理

对于行胸腔闭式引流术的患者，做好胸腔闭式引流的护理。

胸腔闭式引流的护理	保持引流的密闭和无菌	严格检查整个装置是否密封，引流管各衔接处（包括皮肤接口处）均要求密闭。一般引流水平面应低于胸腔出口平面 60cm；引流管不可过长，若仍有反吸，适当夹紧桥梁管；水封瓶内水柱波动在 3～4cm，如水柱无波动，同时患者出现胸闷、气促等症状，应查明原因及时处理；更换引流瓶时，必须夹紧引流管，注意无菌操作
	有效体位	胸腔闭式引流术后，患者宜取半卧位，以利呼吸和引流。鼓励患者进行咳嗽、深呼吸运动
	观察引流管	观察引流管是否通畅，注意有无受压、折叠、扭转或不通、随时调整体位，经常挤捏引流管严防血块填塞。观察引流口处敷料渗血情况，术后应静卧 24 小时，避免翻身
	妥善固定	引流管应妥善固定于床旁，下床活动时，引流瓶位置应低于膝关节，保持其密封。如引流管从胸腔滑脱，立即用手捏闭伤口处皮肤，并通知医生给予进一步处理
	观察记录	注意观察引流液的量、颜色、性质、水柱波动范围，并准确记录。一般术后当日为血性，术后 24 小时内 <600ml，以后呈逐渐减少，至完全消失，颜色逐渐由暗红色至淡红色，最后成为浆液性渗出。当引流处血液量（每小时 100～200ml）增多时，应考虑有活动性出血。每日用无菌生理盐水更换引流液，并做好标记，便于观察引流量
	拔管指征	拔管指征：48～72 小时后，引流量明显减少且颜色变淡；24 小时引流液小于 50ml，脓液小于 10ml；胸部 X 线片示肺膨胀良好，无漏气，患者无呼吸困难，可拔管。
	拔管后	注意观察患者有无胸闷、呼吸困难，引流口外有无漏气、渗液、出血、皮下气肿等情况

5. 伤口护理

检查敷料是否干燥、有无渗血，发现异常及时通知医师。

6. 合并休克的护理

按休克护理常规执行。

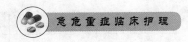

7. 做好基础护理

皮肤的护理及会阴护理。

8. 记录

严格的记录出入量，并做好记录。

【并发症护理】

胸腔感染为术后常见的并发症，密切观察体温变化，鼓励患者深呼吸及有效咳嗽，保持胸腔闭式引流管通畅，遵医嘱注射破伤风抗毒素。

【心理护理】

由于患者病情危重，护士应加强与患者的沟通，做好心理护理，关心、体贴患者，帮助患者树立信心、配合治疗。

【健康指导】

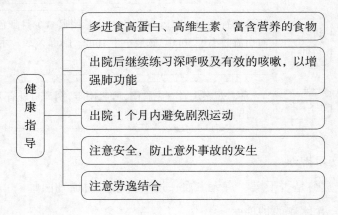

健康指导

- 多进食高蛋白、高维生素、富含营养的食物
- 出院后继续练习深呼吸及有效的咳嗽，以增强肺功能
- 出院 1 个月内避免剧烈运动
- 注意安全，防止意外事故的发生
- 注意劳逸结合

三、张力性气胸

张力性气胸又称高压性气胸，常见于较大肺泡的破裂或较大较深的肺裂伤或支气管破裂，其裂口与胸膜腔相通，且形成活瓣，致吸气时空气从裂口进入胸膜腔内，呼气时活瓣关闭，空气只能进入而不能排出，使胸膜腔内积气不断增多，压力不断升高。胸膜腔内的高压迫使伤侧肺逐渐萎缩，并将纵隔推向健侧，挤压健侧肺，产生呼吸和循环功能严重障碍；有时胸膜腔处于高压下，积气被挤入纵隔并扩散至皮下组织，形成颈部、面部、胸部等处皮下气肿。

【一般护理】

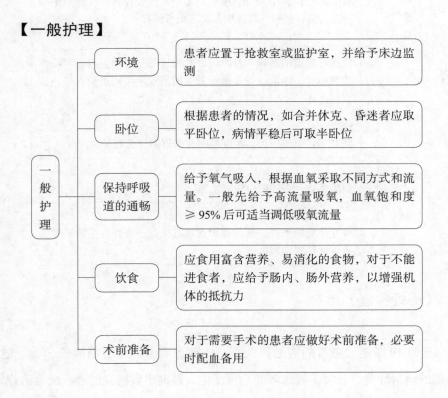

一般护理	环境	患者应置于抢救室或监护室，并给予床边监测
	卧位	根据患者的情况，如合并休克、昏迷者应取平卧位，病情平稳后可取半卧位
	保持呼吸道的通畅	给予氧气吸入，根据血氧采取不同方式和流量。一般先给予高流量吸氧，血氧饱和度≥95%后可适当调低吸氧流量
	饮食	应食用富含营养、易消化的食物，对于不能进食者，应给予肠内、肠外营养，以增强机体的抵抗力
	术前准备	对于需要手术的患者应做好术前准备，必要时配血备用

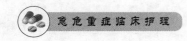

【症状护理】

症状护理
- 立即排气减压，在危急情况下可用一粗针头在伤侧第2肋间锁骨中点连线处刺入胸膜腔排气，以降低胸膜腔内压力。严密观察生命体征，注意神志、瞳孔、胸部等情况的变化。观察患者有无气促、发绀、呼吸困难等缺氧征象以及动脉血氧饱和等情况
- 观察皮下气肿的情况，当皮下气肿不影响呼吸时，无需处理；当皮下气肿影响呼吸时，立即通知医师予以处理（一般用粗针头皮下穿刺放气，以减轻呼吸困难）
- 观察气管的位置，气管若向健侧偏移，伤侧胸部饱胀，呼吸幅度减小，听诊呼吸音消失。护士示指和无名指分别放在患者的两个锁骨小头处，用中指去判断气管位置，气管与中指位置一致，提示气管居中，反之则有偏移
- 保持呼吸道的通畅，及时清理呼吸道的分泌物。当患者咳嗽或咳痰时，协助或指导患者及家属用双手按压患侧胸壁，以减轻疼痛
- 胸腔闭式引流护理，按胸腔闭式引流护理常规护理
- 预防感染，遵医嘱应用抗生素
- 合并休克的护理，按休克护理常规执行。合并昏迷的护理，按昏迷护理常规执行

【心理护理】

护士应加强与患者的沟通，关心、体贴患者，为患者创造安全、舒适、温暖的病房环境，及时了解患者的心理变化，帮助患者树立信心、配合治疗。

【健康指导】

注意安全，防止意外事故的发生；注意劳逸结合；多进食高蛋白、高维生素、富含营养的食物；戒烟、戒酒；出院后继续练习深呼吸及有效咳嗽。

四、急性脓胸

脓胸是指渗出液积聚于胸膜腔内的化脓性感染。临床上将病程在 6 周以内者称为急性脓胸。急性脓胸多为继发性感染，最主要的原发病灶来自肺部，常见的致病菌为金黄色葡萄球菌、肺炎球菌、链球菌、大肠埃希菌、铜绿假单胞菌、真菌、结核杆菌和厌氧菌等。

【一般护理】

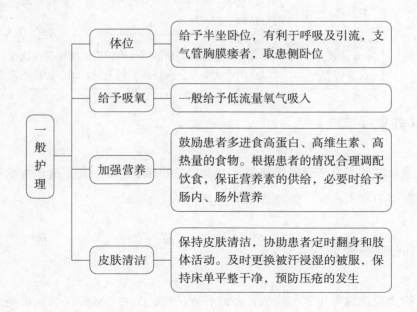

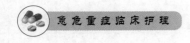

【症状护理】

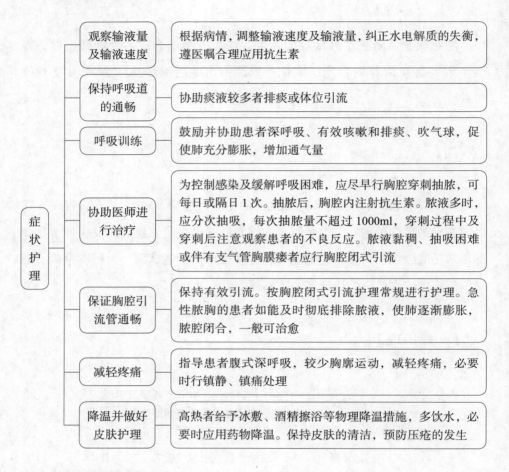

症状护理	观察输液量及输液速度	根据病情，调整输液速度及输液量，纠正水电解质的失衡，遵医嘱合理应用抗生素
	保持呼吸道的通畅	协助痰液较多者排痰或体位引流
	呼吸训练	鼓励并协助患者深呼吸、有效咳嗽和排痰、吹气球，促使肺充分膨胀，增加通气量
	协助医师进行治疗	为控制感染及缓解呼吸困难，应尽早行胸腔穿刺抽脓，可每日或隔日1次。抽脓后，胸腔内注射抗生素。脓液多时，应分次抽吸，每次抽脓量不超过1000ml，穿刺过程中及穿刺后注意观察患者的不良反应。脓液黏稠、抽吸困难或伴有支气管胸膜瘘者应行胸腔闭式引流
	保证胸腔引流管通畅	保持有效引流。按胸腔闭式引流护理常规进行护理。急性脓胸的患者如能及时彻底排除脓液，使肺逐渐膨胀，脓腔闭合，一般可治愈
	减轻疼痛	指导患者腹式深呼吸，较少胸廓运动，减轻疼痛，必要时行镇静、镇痛处理
	降温并做好皮肤护理	高热者给予冰敷、酒精擦浴等物理降温措施，多饮水，必要时应用药物降温。保持皮肤的清洁，预防压疮的发生

【并发症护理】

慢性脓胸多见于急性脓胸未及时治疗或处理不当所引起。应积极治疗病因，保持引流的通畅，加强营养。

【心理护理】

护士应加强与患者的沟通，做好心理护理，关心、体贴患者，帮助解决生活上的困难，坦诚回答患者有关疼痛、不适及治疗方面的问题，鼓励患者树立战胜疾病的信心，使之能积极配合治疗，早日康复。

【健康指导】

饮食指导：说明饮食与疾病康复的关系，指导患者进食高蛋白、高维生素、易消化的食物，以促进康复。体位指导：为保证有效引流，宜采取半卧位，支气管胸膜瘘者，取患侧卧位。

五、肺爆震动

爆炸产生的高压气浪或水波浪冲击胸部时可使胸壁撞击肺组织，紧随高压后的负压波亦可使肺碰撞胸壁，致肺挫伤，肺毛细血管出血，小支气管和肺泡破裂，肺组织广泛性渗出而产生肺水肿。严重者合并有肺裂伤，可引起血胸和气胸。此外，气体尚可进入肺血循环引起气栓；若大量气栓进入脑动脉和冠状动脉，可立即造成死亡。

【一般护理】

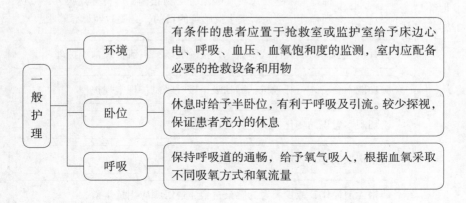

一般护理	环境	有条件的患者应置于抢救室或监护室给予床边心电、呼吸、血压、血氧饱和度的监测，室内应配备必要的抢救设备和用物
	卧位	休息时给予半卧位，有利于呼吸及引流。较少探视，保证患者充分的休息
	呼吸	保持呼吸道的通畅，给予氧气吸入，根据血氧采取不同吸氧方式和氧流量

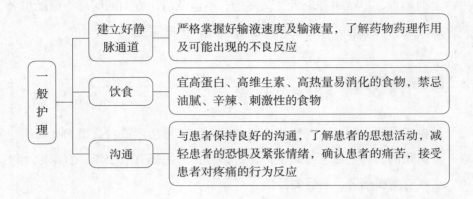

	建立好静脉通道	严格掌握好输液速度及输液量，了解药物药理作用及可能出现的不良反应
一般护理	饮食	宜高蛋白、高维生素、高热量易消化的食物，禁忌油腻、辛辣、刺激性的食物
	沟通	与患者保持良好的沟通，了解患者的思想活动，减轻患者的恐惧及紧张情绪，确认患者的痛苦，接受患者对疼痛的行为反应

【症状护理】

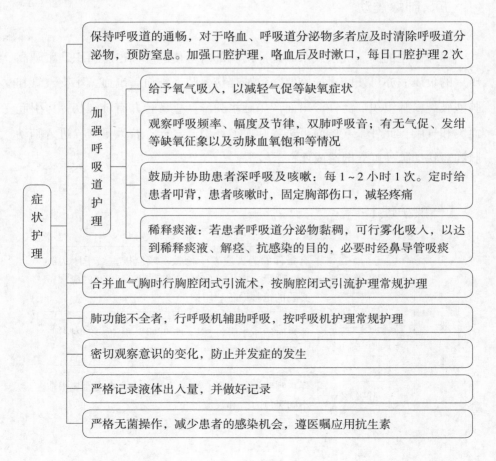

症状护理

保持呼吸道的通畅，对于咯血、呼吸道分泌物多者应及时清除呼吸道分泌物，预防窒息。加强口腔护理，咯血后及时漱口，每日口腔护理 2 次

加强呼吸道护理
- 给予氧气吸入，以减轻气促等缺氧症状
- 观察呼吸频率、幅度及节律，双肺呼吸音；有无气促、发绀等缺氧征象以及动脉血氧饱和等情况
- 鼓励并协助患者深呼吸及咳嗽：每 1～2 小时 1 次。定时给患者叩背，患者咳嗽时，固定胸部伤口，减轻疼痛
- 稀释痰液：若患者呼吸道分泌物黏稠，可行雾化吸入，以达到稀释痰液、解痉、抗感染的目的，必要时经鼻导管吸痰

合并血气胸时行胸腔闭式引流术，按胸腔闭式引流护理常规护理

肺功能不全者，行呼吸机辅助呼吸，按呼吸机护理常规护理

密切观察意识的变化，防止并发症的发生

严格记录液体出入量，并做好记录

严格无菌操作，减少患者的感染机会，遵医嘱应用抗生素

【并发症护理】

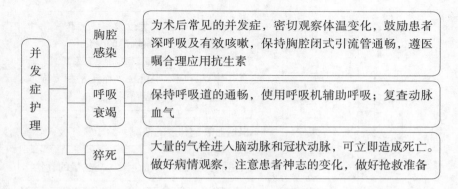

并发症护理
- 胸腔感染：为术后常见的并发症，密切观察体温变化，鼓励患者深呼吸及有效咳嗽，保持胸腔闭式引流管通畅，遵医嘱合理应用抗生素
- 呼吸衰竭：保持呼吸道的通畅，使用呼吸机辅助呼吸；复查动脉血气
- 猝死：大量的气栓进入脑动脉和冠状动脉，可立即造成死亡。做好病情观察，注意患者神志的变化，做好抢救准备

【心理护理】

由于患者病情危重，护士应加强与患者沟通，做好心理护理，减轻患者的紧张、恐惧等心理，关心、体贴患者，帮助患者树立信心、配合治疗。

【健康指导】

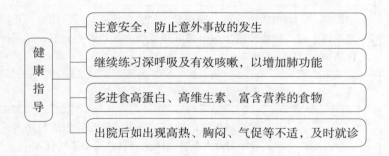

健康指导
- 注意安全，防止意外事故的发生
- 继续练习深呼吸及有效咳嗽，以增加肺功能
- 多进食高蛋白、高维生素、富含营养的食物
- 出院后如出现高热、胸闷、气促等不适，及时就诊

六、气管、支气管损伤

气管、支气管损伤多发生于严重的胸部撞击伤或挤压伤，如被汽车撞伤或车轮挤压引起。也有一部分为刀砍、刺伤或子弹、弹片穿透所致损伤。

【一般护理】

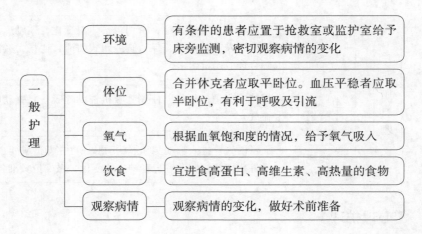

一般护理
- 环境 —— 有条件的患者应置于抢救室或监护室给予床旁监测，密切观察病情的变化
- 体位 —— 合并休克者应取平卧位。血压平稳者应取半卧位，有利于呼吸及引流
- 氧气 —— 根据血氧饱和度的情况，给予氧气吸入
- 饮食 —— 宜进食高蛋白、高维生素、高热量的食物
- 观察病情 —— 观察病情的变化，做好术前准备

【症状护理】

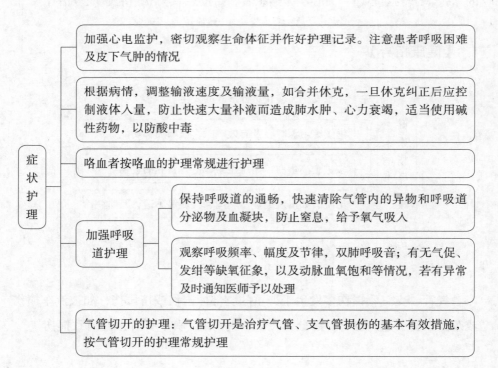

症状护理
- 加强心电监护，密切观察生命体征并作好护理记录。注意患者呼吸困难及皮下气肿的情况
- 根据病情，调整输液速度及输液量，如合并休克，一旦休克纠正后应控制液体入量，防止快速大量补液而造成肺水肿、心力衰竭，适当使用碱性药物，以防酸中毒
- 咯血者按咯血的护理常规进行护理
- 加强呼吸道护理
  - 保持呼吸道的通畅，快速清除气管内的异物和呼吸道分泌物及血凝块，防止窒息，给予氧气吸入
  - 观察呼吸频率、幅度及节律，双肺呼吸音；有无气促、发绀等缺氧征象，以及动脉血氧饱和等情况，若有异常及时通知医师予以处理
- 气管切开的护理：气管切开是治疗气管、支气管损伤的基本有效措施，按气管切开的护理常规护理

264

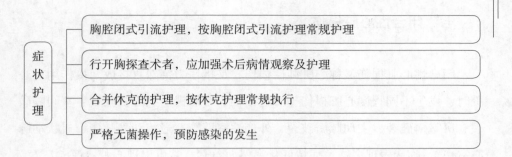

症状护理
- 胸腔闭式引流护理，按胸腔闭式引流护理常规护理
- 行开胸探查术者，应加强术后病情观察及护理
- 合并休克的护理，按休克护理常规执行
- 严格无菌操作，预防感染的发生

【并发症护理】

胸腔感染为术后常见的并发症，密切观察体温变化，鼓励患者深呼吸及有效咳嗽，保持胸腔闭式引流管通畅，遵医嘱合理应用抗生素。

支气管瘘者密切观察病情变化，如患者呼吸困难、气促、发绀加重，立即通知医生。

【心理护理】

由于患者病情危重，护士应加强与患者的沟通，做好心理护理，关心、体贴患者，对于气管切开不能说话的患者，可与患者写字沟通或与患者一起规定几个简单的手势，了解其需要，帮助患者树立战胜疾病的信心。

【健康指导】

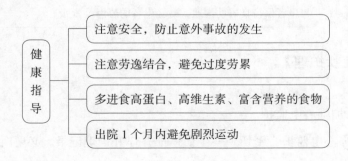

健康指导
- 注意安全，防止意外事故的发生
- 注意劳逸结合，避免过度劳累
- 多进食高蛋白、高维生素、富含营养的食物
- 出院1个月内避免剧烈运动

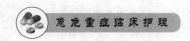

七、闭合性心脏损伤

闭合性心脏损伤又称心脏钝性损伤，是指暴力突然直接或间接作用于心脏时，发生不同程度心脏损伤（心包损伤、心肌挫伤、心脏破裂、室间隔破裂、房室瓣破裂、主动脉瓣破裂、外伤性室壁瘤、冠状动静脉瘘、冠状动脉心室瘘）。临床表现多样，病情变化突然而急骤，常可出现心脏停搏。

【一般护理】

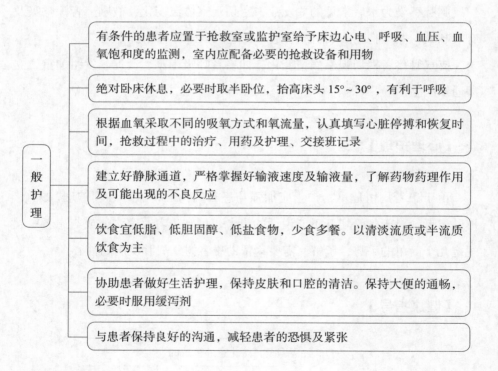

一般护理

- 有条件的患者应置于抢救室或监护室给予床边心电、呼吸、血压、血氧饱和度的监测，室内应配备必要的抢救设备和用物
- 绝对卧床休息，必要时取半卧位，抬高床头 15°~30°，有利于呼吸
- 根据血氧采取不同的吸氧方式和氧流量，认真填写心脏停搏和恢复时间，抢救过程中的治疗、用药及护理、交接班记录
- 建立好静脉通道，严格掌握好输液速度及输液量，了解药物药理作用及可能出现的不良反应
- 饮食宜低脂、低胆固醇、低盐食物，少食多餐。以清淡流质或半流质饮食为主
- 协助患者做好生活护理，保持皮肤和口腔的清洁。保持大便的通畅，必要时服用缓泻剂
- 与患者保持良好的沟通，减轻患者的恐惧及紧张

【症状护理】

1. 加强心电监护

加强心电监护，密切观察生命体征并作好护理记录。必要时进行血流动

力学监测，注意尿量、意识等情况。对疑有心脏压塞者，应迅速配合医师行剑突下心包穿刺或心包开窗探查术，以解除急性心脏压塞，并尽快做好剖胸探查术的准备。术前以快速输血为主，其他抗休克措施为辅。若发生心脏停搏，需配合医师行床旁开胸挤压心脏，解除心脏压塞，指压控制出血，并迅速送入手术室继续抢救。

2．补充血容量

补充血容量，维持正常心输出量，在监测中心静脉压的前提下，补充液体量，维持水电解质及酸碱平衡。

【心理护理】

由于患者病情危重，护士应加强与患者的沟通，做好心理护理，关心、体贴患者，帮助患者树立信心、配合治疗。

【健康指导】

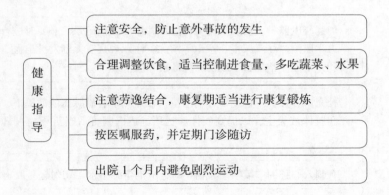

健康指导
- 注意安全，防止意外事故的发生
- 合理调整饮食，适当控制进食量，多吃蔬菜、水果
- 注意劳逸结合，康复期适当进行康复锻炼
- 按医嘱服药，并定期门诊随访
- 出院 1 个月内避免剧烈运动

八、穿透性心脏损伤

穿透性心脏损伤可由枪弹、弹片或尖刀引起，其最早表现为心脏压塞及严重出血。损伤部位以右心室最常见。

【一般护理】

一般护理

- 有条件的患者应置于抢救室或监护室给予床边心电、呼吸、血压、血氧饱和度的监测，室内应配备必要的抢救设备和用物

- 绝对卧床，必要时取半卧位，抬高床头 15°～30°

- 根据血氧采取不同吸氧方式和氧流量，认真填写心脏停搏和恢复时间，抢救过程中的治疗、用药及护理、交接班记录

- 建立大口径静脉，快速静脉输血和补液，补充血容量，支持血液循环

- 饮食宜低脂、低胆固醇、低盐食物，少食多餐

- 保持大便的通畅，必要时服用缓泻剂

- 协助患者做好生活护理，保持皮肤和口腔的清洁

【症状护理】

症状护理

- 加强心电监护，密切观察生命体征并作好护理记录。必要时进行血流动力学监测，注意尿量、意识等情况。注意观察有无继发性出血、残余症和并发症。常规给予破伤风抗毒素和抗生素

- 补充血容量，维持正常心输出量，在监测中心静脉压的前提下，以输血和胶体液为主，以提高胶体渗透压。遵医嘱可适当给予输入升压药物治疗

- 有刺入心脏的"填塞性异物"时，应准备好手术，切勿轻易取出异物

- 保持呼吸道的通畅，支持呼吸功能。如呼吸道欠通畅或神志昏迷，应迅速气管插管人工呼吸；伴有大量血胸或气胸者，应胸腔插管行闭式引流，促使肺膨胀改善呼吸

- 合并心律失常者，按心律失常护理常规执行

【心理护理】

由于患者病情危重，护士应加强与患者及家属的沟通，讲解疾病的有关知识，告知各项检查及治疗的目的，解除患者及家属的恐惧心理，帮助患者树立信心、配合治疗。

【健康指导】

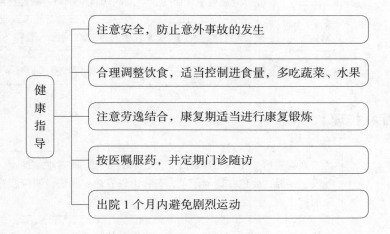

健康指导
- 注意安全，防止意外事故的发生
- 合理调整饮食，适当控制进食量，多吃蔬菜、水果
- 注意劳逸结合，康复期适当进行康复锻炼
- 按医嘱服药，并定期门诊随访
- 出院 1 个月内避免剧烈运动

第三节　腹部外科急危重症

一、胃十二指肠溃疡急性穿孔

胃十二指肠溃疡急性穿孔，是胃十二指肠溃疡最严重的并发症。穿孔部位多数位于幽门附近的胃十二指肠前壁。临床表现为骤起上腹部刀割样剧痛，迅速波及全腹，患者疼痛难忍，严重者可出现面色苍白、出冷汗、脉搏细速、血压下降等表现，常伴有恶心、呕吐等症状。该病发病急，变化快，

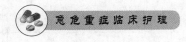

需要紧急处理，诊治不当可危及生命。

【一般护理】

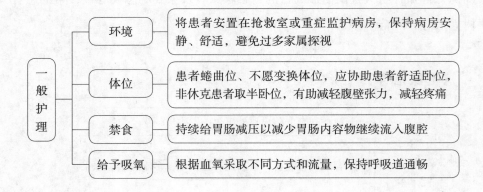

一般护理

环境：将患者安置在抢救室或重症监护病房，保持病房安静、舒适，避免过多家属探视

体位：患者蜷曲位、不愿变换体位，应协助患者舒适卧位，非休克患者取半卧位，有助减轻腹壁张力，减轻疼痛

禁食：持续给胃肠减压以减少胃肠内容物继续流入腹腔

给予吸氧：根据血氧采取不同方式和流量，保持呼吸道通畅

【症状护理】

症状护理

严密观察病情变化，尤其是血压及心率的变化。同时观察神志、呼吸、体温、面色并详细记录，患者出现发热、脉快说明腹腔感染加重

密切观察患者腹痛的部位、性质、程度和伴随症状有无变化，患者既往有溃疡病病史，突然出现上腹部剧痛，呈刀割样或烧灼样，很快遍及全腹，腹部体征舟状腹，腹肌呈板状强直，及时报告医师，给予及时处理

持续胃肠减压，减少胃内的积气、积液，维持胃处于空虚状态，减轻腹胀，观察胃管是否通畅，如胃管内有凝血块或食物堵塞时及时用注射器抽出，生理盐水 10～20ml 反复冲洗胃管致其通畅；观察引流液的颜色、量、性质并记录，注意有无出血现象

引流管要妥善固定，避免牵拉、受压、打折。观察引流液的颜色、量、性质。一般术后引流量每小时不超过 50ml，呈淡红色，引流液黏稠时经常挤捏管壁，保持通畅。术后 3～5 日腹腔引流液低于 10ml 可拔除引流管

【并发症护理】

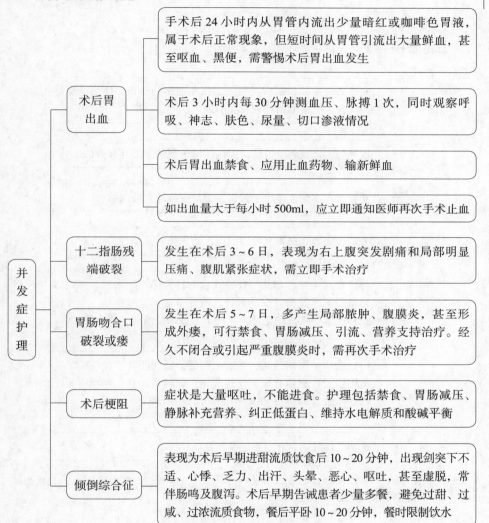

并发症护理

术后胃出血
- 手术后24小时内从胃管内流出少量暗红或咖啡色胃液，属于术后正常现象，但短时间从胃管引流出大量鲜血，甚至呕血、黑便，需警惕术后胃出血发生
- 术后3小时内每30分钟测血压、脉搏1次，同时观察呼吸、神志、肤色、尿量、切口渗液情况
- 术后胃出血禁食、应用止血药物、输新鲜血
- 如出血量大于每小时500ml，应立即通知医师再次手术止血

十二指肠残端破裂
- 发生在术后3~6日，表现为右上腹突发剧痛和局部明显压痛、腹肌紧张症状，需立即手术治疗

胃肠吻合口破裂或瘘
- 发生在术后5~7日，多产生局部脓肿、腹膜炎，甚至形成外瘘，可行禁食、胃肠减压、引流、营养支持治疗。经久不闭合或引起严重腹膜炎时，需再次手术治疗

术后梗阻
- 症状是大量呕吐，不能进食。护理包括禁食、胃肠减压、静脉补充营养、纠正低蛋白、维持水电解质和酸碱平衡

倾倒综合征
- 表现为术后早期进甜流质饮食后10~20分钟，出现剑突下不适、心悸、乏力、出汗、头晕、恶心、呕吐，甚至虚脱，常伴肠鸣及腹泻。术后早期告诫患者少量多餐，避免过甜、过咸、过浓流质食物，餐后平卧10~20分钟，餐时限制饮水

【心理护理】

　　胃十二指肠溃疡急性穿孔患者发病突然，腹痛剧烈，易产生紧张、焦虑、恐惧的心理。医护人员首先要理解、体贴、关心、安慰、鼓励患者，向患者及其家属讲解手术的必要性和手术方式，讲解手术效果及同种疾病的治

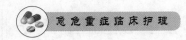

愈情况，解除患者的顾虑，以取得配合。

【健康指导】

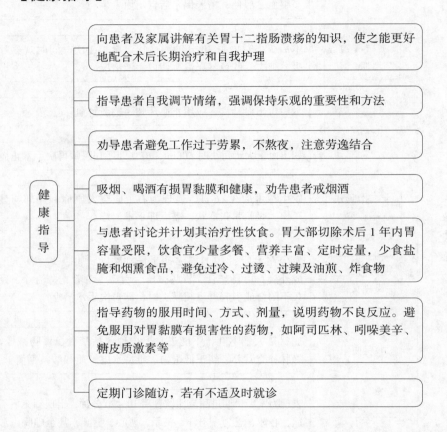

健康指导	向患者及家属讲解有关胃十二指肠溃疡的知识，使之能更好地配合术后长期治疗和自我护理
	指导患者自我调节情绪，强调保持乐观的重要性和方法
	劝导患者避免工作过于劳累，不熬夜，注意劳逸结合
	吸烟、喝酒有损胃黏膜和健康，劝告患者戒烟酒
	与患者讨论并计划其治疗性饮食。胃大部切除术后1年内胃容量受限，饮食宜少量多餐、营养丰富、定时定量，少食盐腌和烟熏食品，避免过冷、过烫、过辣及油煎、炸食物
	指导药物的服用时间、方式、剂量，说明药物不良反应。避免服用对胃黏膜有损害性的药物，如阿司匹林、吲哚美辛、糖皮质激素等
	定期门诊随访，若有不适及时就诊

二、急性肠梗阻

肠腔内容物急性通过障碍称为急性肠梗阻，是一种常见的急腹症。肠管发生梗阻后可引起一系列局部与全身的病理变化，病因复杂，病情多变，发展迅速，处理不当可造成严重后果。临床症状以腹痛、呕吐、腹胀与停止排便、排气为主要表现。根据梗阻发生原因、所在部位、肠壁有无血运障碍、病变程度与进程的不同，痛、吐、胀、闭四大症状的表现也不一。

【一般护理】

饮食：肠梗阻患者应禁食，如梗阻缓解腹痛、腹胀消失后，患者恢复排气、排便，可进流质饮食，忌易产气的甜食和牛奶等。

胃肠减压是治疗肠梗阻的重要措施之一，胃肠减压期间注意观察和记录引流液的颜色、性状和量，如发现有血性液，应考虑有绞窄性肠梗阻的可能。

【症状护理】

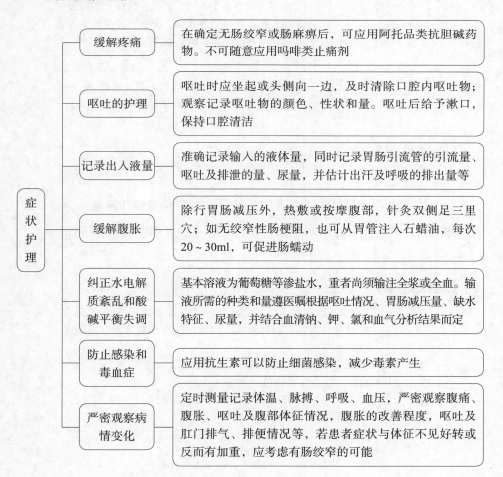

症状护理	缓解疼痛	在确定无肠绞窄或肠麻痹后，可应用阿托品类抗胆碱药物。不可随意应用吗啡类止痛剂
	呕吐的护理	呕吐时应坐起或头侧向一边，及时清除口腔内呕吐物；观察记录呕吐物的颜色、性状和量。呕吐后给予漱口，保持口腔清洁
	记录出入液量	准确记录输入的液体量，同时记录胃肠引流管的引流量、呕吐及排泄的量、尿量，并估计出汗及呼吸的排出量等
	缓解腹胀	除行胃肠减压外，热敷或按摩腹部，针灸双侧足三里穴；如无绞窄性肠梗阻，也可从胃管注入石蜡油，每次20～30ml，可促进肠蠕动
	纠正水电解质紊乱和酸碱平衡失调	基本溶液为葡萄糖等渗盐水，重者尚须输注全浆或全血。输液所需的种类和量遵医嘱根据呕吐情况、胃肠减压量、缺水特征、尿量，并结合血清钠、钾、氯和血气分析结果而定
	防止感染和毒血症	应用抗生素可以防止细菌感染，减少毒素产生
	严密观察病情变化	定时测量记录体温、脉搏、呼吸、血压，严密观察腹痛、腹胀、呕吐及腹部体征情况，腹胀的改善程度，呕吐及肛门排气、排便情况等，若患者症状与体征不见好转或反而有加重，应考虑有肠绞窄的可能

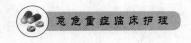

【并发症护理】

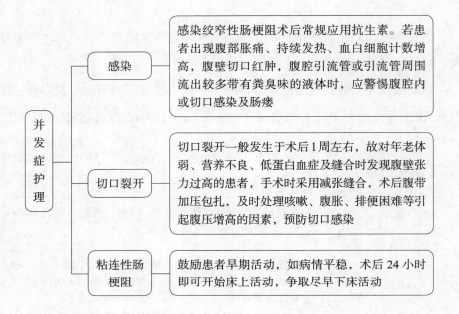

并发症护理

感染 — 感染绞窄性肠梗阻术后常规应用抗生素。若患者出现腹部胀痛、持续发热、血白细胞计数增高，腹壁切口红肿，腹腔引流管或引流管周围流出较多带有粪臭味的液体时，应警惕腹腔内或切口感染及肠瘘

切口裂开 — 切口裂开一般发生于术后1周左右，故对年老体弱、营养不良、低蛋白血症及缝合时发现腹壁张力过高的患者，手术时采用减张缝合，术后腹带加压包扎，及时处理咳嗽、腹胀、排便困难等引起腹压增高的因素，预防切口感染

粘连性肠梗阻 — 鼓励患者早期活动，如病情平稳，术后 24 小时即可开始床上活动，争取尽早下床活动

【心理护理】

关心体贴患者，尽量满足患者的各种要求，转移患者的注意力，减轻患者疼痛不适，多给患者做解释工作，使其配合术后各项护理医疗工作。

【健康指导】

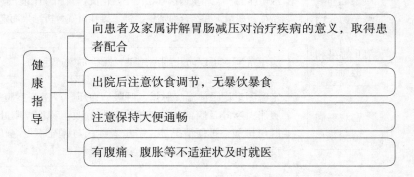

健康指导

向患者及家属讲解胃肠减压对治疗疾病的意义，取得患者配合

出院后注意饮食调节，无暴饮暴食

注意保持大便通畅

有腹痛、腹胀等不适症状及时就医

三、重型急性胆管炎

重型急性胆管炎是在胆道梗阻的基础上，并发胆道系统的急性化脓性细菌感染，机械性梗阻常见因素以胆管结石最为常见，其次为胆道蛔虫、肝胆管结石、胆管狭窄等。

【一般护理】

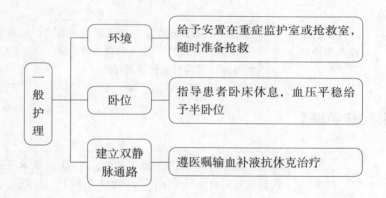

【症状护理】

急性梗阻性化脓性胆管炎发病急骤，多数患者就诊时间较晚，且来院时往往病情复杂而危重。患者为突发性剑突下或右上腹胀痛或绞痛，寒战、高热，体温持续升高 39~40℃，呈弛张热，脉搏细弱，可有恶心、呕吐、多数患者出现黄疸等。在尚未出现黄疸之前发生了神志淡漠，昏迷症状，甚至短期内发生感染休克。

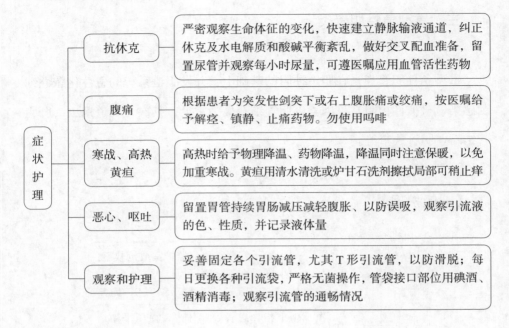

症状护理	抗休克	严密观察生命体征的变化，快速建立静脉输液通道，纠正休克及水电解质和酸碱平衡紊乱，做好交叉配血准备，留置尿管并观察每小时尿量，可遵医嘱应用血管活性药物
	腹痛	根据患者为突发性剑突下或右上腹胀痛或绞痛，按医嘱给予解痉、镇静、止痛药物。勿使用吗啡
	寒战、高热黄疸	高热时给予物理降温、药物降温，降温同时注意保暖，以免加重寒战。黄疸用清水清洗或炉甘石洗剂擦拭局部可稍止痒
	恶心、呕吐	留置胃管持续胃肠减压减轻腹胀、以防误吸，观察引流液的色、性质，并记录液体量
	观察和护理	妥善固定各个引流管，尤其T形引流管，以防滑脱；每日更换各种引流袋，严格无菌操作，管袋接口部位用碘酒、酒精消毒；观察引流管的通畅情况

【并发症护理】

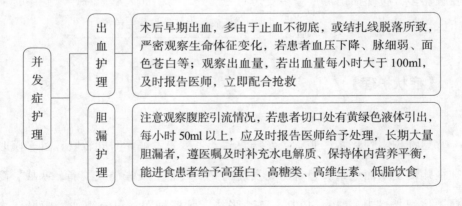

并发症护理	出血护理	术后早期出血，多由于止血不彻底，或结扎线脱落所致，严密观察生命体征变化，若患者血压下降、脉细弱、面色苍白等；观察出血量，若出血量每小时大于100ml，及时报告医师，立即配合抢救
	胆漏护理	注意观察腹腔引流情况，若患者切口处有黄绿色液体引出，每小时50ml以上，应及时报告医师给予处理，长期大量胆漏者，遵医嘱及时补充水电解质、保持体内营养平衡，能进食患者给予高蛋白、高糖类、高维生素、低脂饮食

【心理护理】

关心体贴患者，尽量满足患者的各种要求，亲切地与患者交谈、聊天，转移患者的注意力，减轻患者疼痛不适，多给患者做解释工作，使其配合术后各项护理医疗工作。

【健康指导】

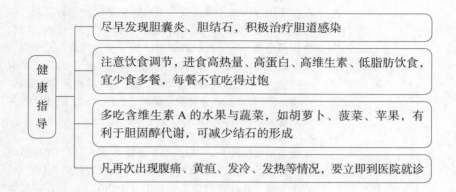

健康指导	尽早发现胆囊炎、胆结石，积极治疗胆道感染
	注意饮食调节，进食高热量、高蛋白、高维生素、低脂肪饮食，宜少食多餐，每餐不宜吃得过饱
	多吃含维生素 A 的水果与蔬菜，如胡萝卜、菠菜、苹果，有利于胆固醇代谢，可减少结石的形成
	凡再次出现腹痛、黄疸、发冷、发热等情况，要立即到医院就诊

四、腹部损伤

腹部损伤可分为闭合性损伤和开放性损伤两大类，腹部损伤常见于交通事故、空中坠落、工业劳动意外，以及打架斗殴中的刀伤、枪伤等，由于腹腔脏器多，腹部损伤常常是多发伤的一部分，易引起大出血和严重感染，发生休克和呼吸衰竭，死亡率较高。

【一般护理】

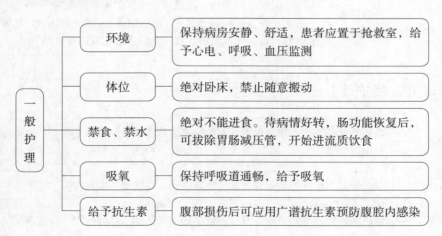

一般护理	环境	保持病房安静、舒适，患者应置于抢救室，给予心电、呼吸、血压监测
	体位	绝对卧床，禁止随意搬动
	禁食、禁水	绝对不能进食。待病情好转，肠功能恢复后，可拔除胃肠减压管，开始进流质饮食
	吸氧	保持呼吸道通畅，给予吸氧
	给予抗生素	腹部损伤后可应用广谱抗生素预防腹腔内感染

【症状护理】

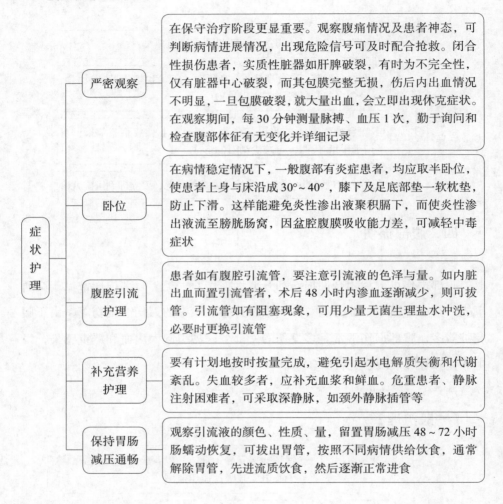

症状护理

严密观察
在保守治疗阶段更显重要。观察腹痛情况及患者神态，可判断病情进展情况，出现危险信号可及时配合抢救。闭合性损伤患者，实质性脏器如肝脾破裂，有时为不完全性，仅有脏器中心破裂，而其包膜完整无损，伤后内出血情况不明显，一旦包膜破裂，就大量出血，会立即出现休克症状。在观察期间，每30分钟测量脉搏、血压1次，勤于询问和检查腹部体征有无变化并详细记录

卧位
在病情稳定情况下，一般腹部有炎症患者，均应取半卧位，使患者上身与床沿成30°～40°，膝下及足底部垫一软枕垫，防止下滑。这样能避免炎性渗出液聚积膈下，而使炎性渗出液流至膀胱肠窝，因盆腔腹膜吸收能力差，可减轻中毒症状

腹腔引流护理
患者如有腹腔引流管，要注意引流液的色泽与量。如内脏出血而置引流管者，术后48小时内渗血逐渐减少，则可拔管。引流管如有阻塞现象，可用少量无菌生理盐水冲洗，必要时更换引流管

补充营养护理
要有计划地按时按量完成，避免引起水电解质失衡和代谢紊乱。失血较多者，应补充血浆和鲜血。危重患者、静脉注射困难者，可采取深静脉，如颈外静脉插管等

保持胃肠减压通畅
观察引流液的颜色、性质、量，留置胃肠减压48～72小时肠蠕动恢复，可拔出胃管，按照不同病情供给饮食，通常解除胃管，先进流质饮食，然后逐渐正常进食

【并发症护理】

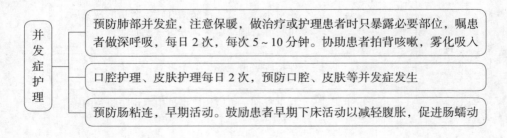

并发症护理

预防肺部并发症，注意保暖，做治疗或护理患者时只暴露必要部位，嘱患者做深呼吸，每日2次，每次5～10分钟。协助患者拍背咳嗽，雾化吸入

口腔护理、皮肤护理每日2次，预防口腔、皮肤等并发症发生

预防肠粘连，早期活动。鼓励患者早期下床活动以减轻腹胀，促进肠蠕动

【心理护理】

严重的腹部损伤，可多个重要脏器损伤，病情凶猛，往往导致失血性休克，严重者危及生命。要关心患者向他们详细讲解有关病情和医学知识，帮助患者增强战胜疾病的勇气和信心。

【健康指导】

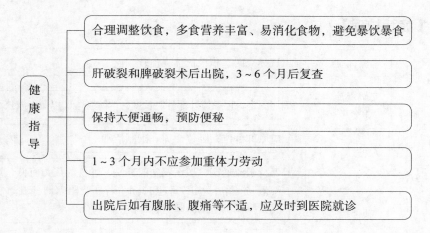

健康指导
- 合理调整饮食，多食营养丰富、易消化食物，避免暴饮暴食
- 肝破裂和脾破裂术后出院，3～6 个月后复查
- 保持大便通畅，预防便秘
- 1～3 个月内不应参加重体力劳动
- 出院后如有腹胀、腹痛等不适，应及时到医院就诊

第四节　泌尿外科急危重症

一、输尿管损伤

输尿管位于腹膜后间隙，受到周围组织的良好保护，且有相当的活动范围。因此外界暴力所致的输尿管损伤很少见，一旦受损，多并发胸、腰骨盆及内脏的多发伤，临床上以医源性损伤多见。

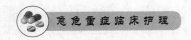

【一般护理】

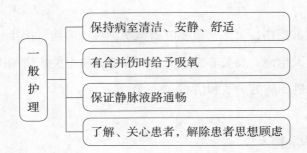

一般护理
- 保持病室清洁、安静、舒适
- 有合并伤时给予吸氧
- 保证静脉液路通畅
- 了解、关心患者，解除患者思想顾虑

【症状护理】

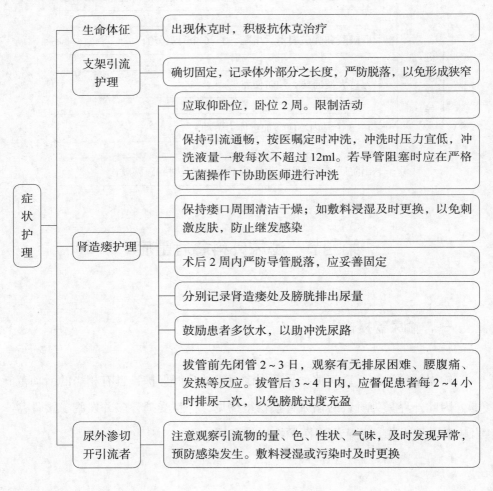

症状护理

生命体征
- 出现休克时，积极抗休克治疗

支架引流护理
- 确切固定，记录体外部分之长度，严防脱落，以免形成狭窄

肾造瘘护理
- 应取仰卧位，卧位2周。限制活动
- 保持引流通畅，按医嘱定时冲洗，冲洗时压力宜低，冲洗液量一般每次不超过12ml。若导管阻塞时应在严格无菌操作下协助医师进行冲洗
- 保持瘘口周围清洁干燥；如敷料浸湿及时更换，以免刺激皮肤，防止继发感染
- 术后2周内严防导管脱落，应妥善固定
- 分别记录肾造瘘处及膀胱排出尿量
- 鼓励患者多饮水，以助冲洗尿路
- 拔管前先闭管2~3日，观察有无排尿困难、腰腹痛、发热等反应。拔管后3~4日内，应督促患者每2~4小时排尿一次，以免膀胱过度充盈

尿外渗切开引流者
- 注意观察引流物的量、色、性状、气味，及时发现异常，预防感染发生。敷料浸湿或污染时及时更换

【心理护理】

关心、理解患者，向患者及家属解释手术治疗的必要性和重要性，解除思想顾虑。术后给予心理上的支持，解释术后恢复过程，各种引流管的意义，使其配合治疗，增强治疗信心。

【健康指导】

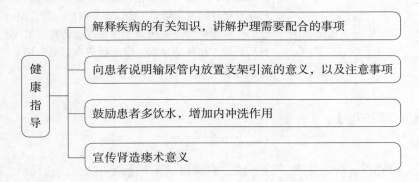

二、膀胱损伤

膀胱损伤是指膀胱壁在受到外力的作用时发生膀胱浆膜层、肌层、黏膜层的破裂，引起膀胱腔完整性破坏、血尿外渗。

【一般护理】

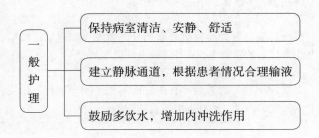

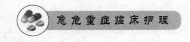

【症状护理】

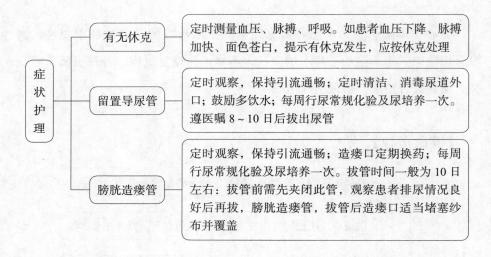

症状护理	有无休克	定时测量血压、脉搏、呼吸。如患者血压下降、脉搏加快、面色苍白，提示有休克发生，应按休克处理
	留置导尿管	定时观察，保持引流通畅；定时清洁、消毒尿道外口；鼓励多饮水；每周行尿常规化验及尿培养一次。遵医嘱 8~10 日后拔出尿管
	膀胱造瘘管	定时观察，保持引流通畅；造瘘口定期换药；每周行尿常规化验及尿培养一次。拔管时间一般为 10 日左右；拔管前需先夹闭此管，观察患者排尿情况良好后再拔，膀胱造瘘管，拔管后造瘘口适当堵塞纱布并覆盖

【心理护理】

主动关心、帮助患者了解伤情，解释目前采用治疗方法的可行性，消除患者及家属的顾虑，以取得患者配合。

【健康指导】

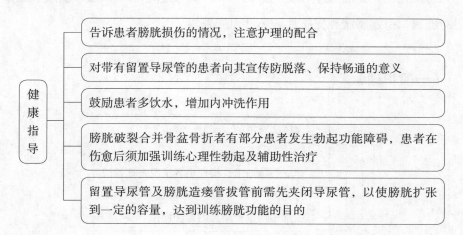

健康指导	告诉患者膀胱损伤的情况，注意护理的配合
	对带有留置导尿管的患者向其宣传防脱落、保持畅通的意义
	鼓励患者多饮水，增加内冲洗作用
	膀胱破裂合并骨盆骨折者有部分患者发生勃起功能障碍，患者在伤愈后须加强训练心理性勃起及辅助性治疗
	留置导尿管及膀胱造瘘管拔管前需先夹闭导尿管，以使膀胱扩张到一定的容量，达到训练膀胱功能的目的

三、阴茎损伤

阴茎损伤很少见，与阴茎位置隐蔽，非勃起状态下移动有关，分为闭合性和开放性两种。前者常见阴茎皮肤挫伤、阴茎绞窄、阴茎折断及阴茎脱位等，后者常见阴茎切割伤、阴茎离断、阴茎皮肤撕裂伤等。

【一般护理】

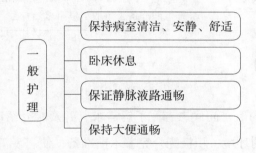

一般护理
- 保持病室清洁、安静、舒适
- 卧床休息
- 保证静脉液路通畅
- 保持大便通畅

【症状护理】

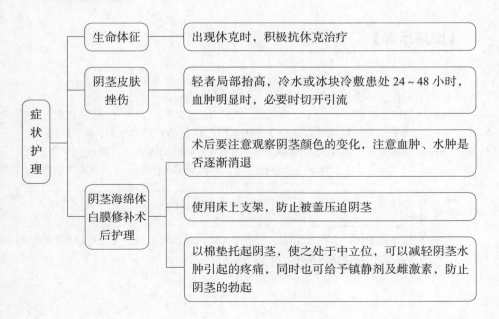

症状护理
- 生命体征 —— 出现休克时，积极抗休克治疗
- 阴茎皮肤挫伤 —— 轻者局部抬高，冷水或冰块冷敷患处 24～48 小时，血肿明显时，必要时切开引流
- 阴茎海绵体白膜修补术后护理
  - 术后要注意观察阴茎颜色的变化，注意血肿、水肿是否逐渐消退
  - 使用床上支架，防止被盖压迫阴茎
  - 以棉垫托起阴茎，使之处于中立位，可以减轻阴茎水肿引起的疼痛，同时也可给予镇静剂及雌激素，防止阴茎的勃起

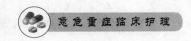

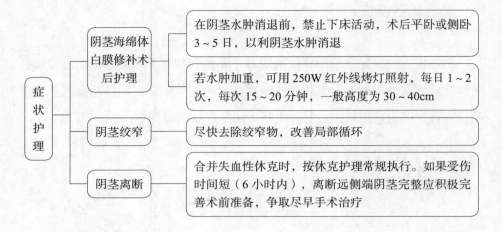

症状护理

- 阴茎海绵体白膜修补术后护理
  - 在阴茎水肿消退前，禁止下床活动，术后平卧或侧卧 3～5 日，以利阴茎水肿消退
  - 若水肿加重，可用 250W 红外线烤灯照射，每日 1～2 次，每次 15～20 分钟，一般高度为 30～40cm
- 阴茎绞窄
  - 尽快去除绞窄物，改善局部循环
- 阴茎离断
  - 合并失血性休克时，按休克护理常规执行。如果受伤时间短（6 小时内），离断远侧端阴茎完整应积极完善术前准备，争取尽早手术治疗

【心理护理】

以和蔼亲切的语言问候患者，了解需求，并及时介绍以往治愈的病例，向患者提供隐蔽的环境，积极配合完善术前准备，使患者消除自卑心理，增强自信心。

【健康指导】

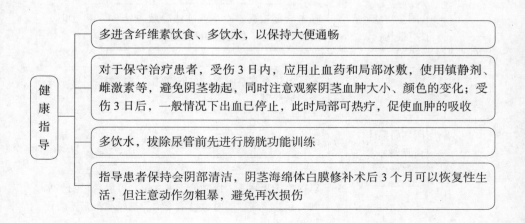

健康指导

- 多进含纤维素饮食、多饮水，以保持大便通畅
- 对于保守治疗患者，受伤 3 日内，应用止血药和局部冰敷，使用镇静剂、雌激素等，避免阴茎勃起，同时注意观察阴茎血肿大小、颜色的变化；受伤 3 日后，一般情况下出血已停止，此时局部可热疗，促使血肿的吸收
- 多饮水，拔除尿管前先进行膀胱功能训练
- 指导患者保持会阴部清洁，阴茎海绵体白膜修补术后 3 个月可以恢复性生活，但注意动作勿粗暴，避免再次损伤

四、尿道损伤

尿道损伤是泌尿系统常见损伤，多发生于男性，且青壮年居多，尤其是较固定的球部或膜部。男性尿道由尿生殖膈分为前尿道（球部尿道及悬垂部尿道）及后尿道（前列腺部尿道及膜部尿道），尿道损伤如处理不当，可导致感染、狭窄梗阻及性功能障碍。

【一般护理】

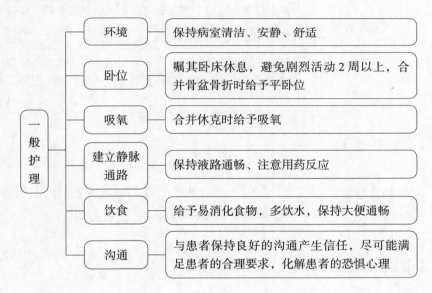

一般护理	环境	保持病室清洁、安静、舒适
	卧位	嘱其卧床休息，避免剧烈活动2周以上，合并骨盆骨折时给予平卧位
	吸氧	合并休克时给予吸氧
	建立静脉通路	保持液路通畅、注意用药反应
	饮食	给予易消化食物，多饮水，保持大便通畅
	沟通	与患者保持良好的沟通产生信任，尽可能满足患者的合理要求，化解患者的恐惧心理

【症状护理】

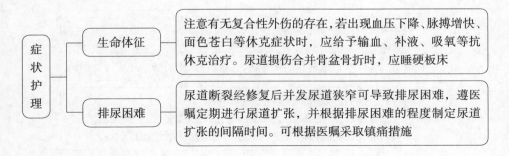

症状护理	生命体征	注意有无复合性外伤的存在,若出现血压下降、脉搏增快、面色苍白等休克症状时，应给予输血、补液、吸氧等抗休克治疗。尿道损伤合并骨盆骨折时，应睡硬板床
	排尿困难	尿道断裂经修复后并发尿道狭窄可导致排尿困难，遵医嘱定期进行尿道扩张，并根据排尿困难的程度制定尿道扩张的间隔时间。可根据医嘱采取镇痛措施

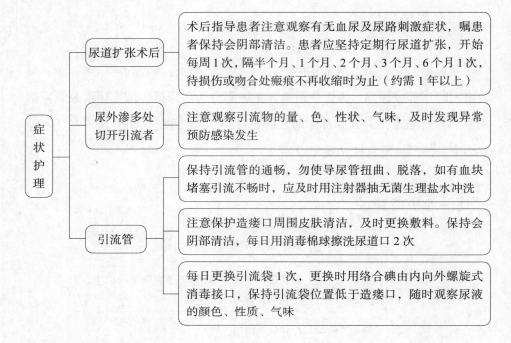

【心理护理】

要鼓励患者能面对现实，加强与患者沟通，以了解患者恐惧的原因和程度，满足患者的合理要求。鼓励患者积极配合治疗，战胜疾病。

【健康指导】

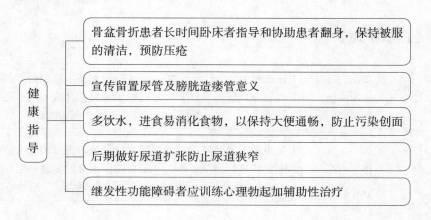

五、睾丸损伤

睾丸损伤是由于直接暴力作用于睾丸所引起，按损伤程度可分为睾丸挫伤、裂伤、睾丸脱位或扭转，如果延误诊治或处理不当，有可能引起睾丸慢性疼痛、睾丸萎缩、睾丸血肿继发感染等导致睾丸切除，甚至影响健侧睾丸，出现精液异常和性功能障碍。

【一般护理】

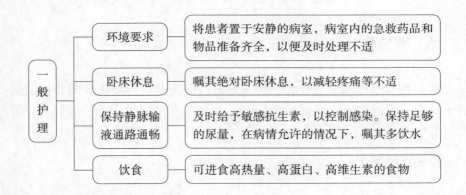

一般护理
- 环境要求 —— 将患者置于安静的病室，病室内的急救药品和物品准备齐全，以便及时处理不适
- 卧床休息 —— 嘱其绝对卧床休息，以减轻疼痛等不适
- 保持静脉输液通路通畅 —— 及时给予敏感抗生素，以控制感染。保持足够的尿量，在病情允许的情况下，嘱其多饮水
- 饮食 —— 可进食高热量、高蛋白、高维生素的食物

【症状护理】

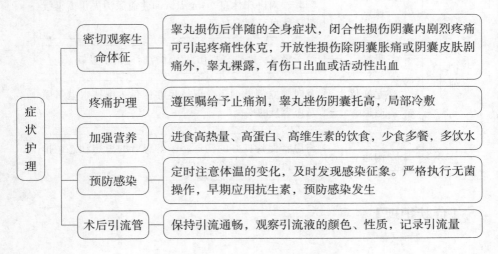

症状护理
- 密切观察生命体征 —— 睾丸损伤后伴随的全身症状，闭合性损伤阴囊内剧烈疼痛可引起疼痛性休克，开放性损伤除阴囊胀痛或阴囊皮肤剧痛外，睾丸裸露，有伤口出血或活动性出血
- 疼痛护理 —— 遵医嘱给予止痛剂，睾丸挫伤阴囊托高，局部冷敷
- 加强营养 —— 进食高热量、高蛋白、高维生素的饮食，少食多餐，多饮水
- 预防感染 —— 定时注意体温的变化，及时发现感染征象。严格执行无菌操作，早期应用抗生素，预防感染发生
- 术后引流管 —— 保持引流通畅，观察引流液的颜色、性质，记录引流量

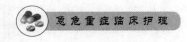

【心理护理】

做好心理护理，关心、体贴患者，帮助患者树立信心、配合治疗。

【健康指导】

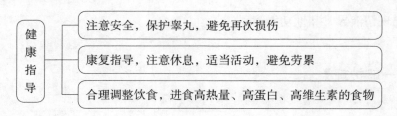

健康指导

- 注意安全，保护睾丸，避免再次损伤
- 康复指导，注意休息，适当活动，避免劳累
- 合理调整饮食，进食高热量、高蛋白、高维生素的食物

六、肾损伤

肾损伤常是严重多发性损伤的一部分，分为开放性损伤和闭合性损伤，肾本身病变也可造成严重的自发性破裂。

【一般护理】

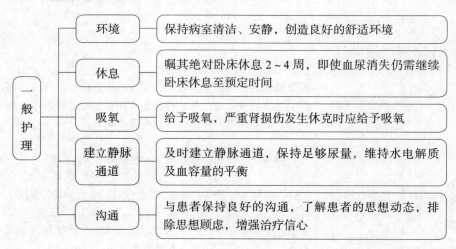

一般护理

- 环境——保持病室清洁、安静，创造良好的舒适环境
- 休息——嘱其绝对卧床休息2~4周，即使血尿消失仍需继续卧床休息至预定时间
- 吸氧——给予吸氧，严重肾损伤发生休克时应给予吸氧
- 建立静脉通道——及时建立静脉通道，保持足够尿量，维持水电解质及血容量的平衡
- 沟通——与患者保持良好的沟通，了解患者的思想动态，排除思想顾虑，增强治疗信心

【症状护理】

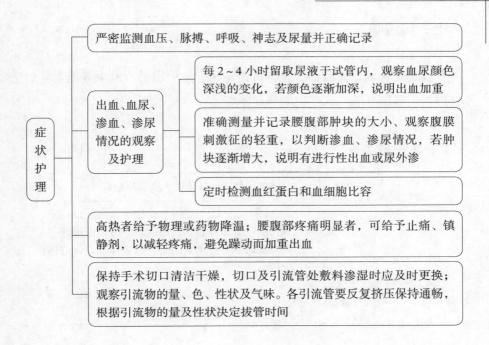

【心理护理】

主动关心、帮助患者和家属了解治愈疾病的方法，解释手术治疗的必要性和重要性，解除思想顾虑；针对产生焦虑、恐惧、情绪不稳定等心理反应的原因，正确引导和及时纠正异常的心理变化，减轻疾病的应激反应，以有效缓解其焦虑和恐惧。

【健康指导】

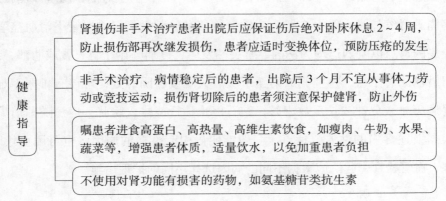

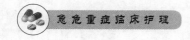

七、肾绞痛

肾绞痛又称输尿管绞痛，是指肾盂输尿管途中因结石血块等因素导致急性梗阻而引起剧烈蠕动，产生绞窄样疼痛。

【一般护理】

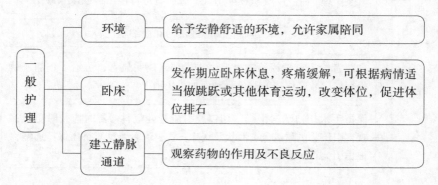

一般护理
- 环境 —— 给予安静舒适的环境，允许家属陪同
- 卧床 —— 发作期应卧床休息，疼痛缓解，可根据病情适当做跳跃或其他体育运动，改变体位，促进体位排石
- 建立静脉通道 —— 观察药物的作用及不良反应

【症状护理】

详细询问病史，严密观察有无牵涉性或放射性疼痛，疼痛诱发的因素及是否同时存在其他症状。肾绞痛多见于肾结石和输尿管结石，腰部疼痛或胀痛是由较大的结石压迫、摩擦肾盂、肾盏或引起肾盂积水所致，疼痛多数发生在患侧肋脊角或上腹部，单侧肾结石疼痛时常放射至对侧，出现双侧腰部疼痛。肾绞痛是小结石在肾盂或输尿管移动，刺激引起输尿管平滑肌痉挛，绞痛的特点以剧烈运动为诱因，常突然发生，疼痛开始于背、腰或肋部，结石沿输尿管下行，疼痛则放射至下腹、大腿或会阴等处，常伴有排尿困难。疼痛历时数分钟或长至数小时，结石停止移行或排入膀胱，疼痛随即消失。根据上述疼痛的性质、特点，一般能明确引起疼痛的原因，也可因血块阻塞、血管栓塞引起。应根据不同的病因选择不同的护理措施。

【心理护理】

首先和患者建立感情，取得信任，稳定患者情绪，消除紧张、恐惧心理；其次是同情、安慰和鼓励患者，告知疼痛的原因和克制疼痛的方法，使患者消除思想顾虑，增强战胜疼痛的信心。

【健康指导】

指导患者平时加强锻炼，多做运动，对无心肺疾患、体质较好的患者，在大量饮水后 20～30 分钟，做跳跃、登梯、跑步等运动，可以促使泌尿系统内沉淀物及微小结石排出，预防肾绞痛的复发。

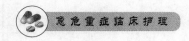

第十一章　妇产科急危重症护理

第一节　妇科急腹症

一、异位妊娠

正常妊娠时，受精卵着床于子宫体腔内膜。受精卵在子宫体腔外着床发育时，称为异位妊娠，又称宫外孕。按其发生的部位不同，可分为输卵管妊娠、卵巢妊娠、腹腔妊娠、阔韧带妊娠、宫颈妊娠及子宫残角妊娠等，其中输卵管妊娠最为常见，是妇产科常见的急腹症之一。当输卵管妊娠流产或破裂时，可引起腹腔内严重出血，如不及时诊断、处理，可危及生命。

【一般护理】

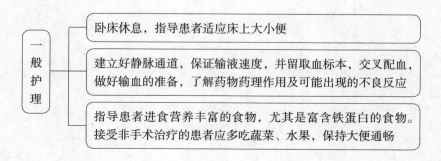

一般护理

卧床休息，指导患者适应床上大小便

建立好静脉通道，保证输液速度，并留取血标本，交叉配血，做好输血的准备，了解药物药理作用及可能出现的不良反应

指导患者进食营养丰富的食物，尤其是富含铁蛋白的食物。接受非手术治疗的患者应多吃蔬菜、水果，保持大便通畅

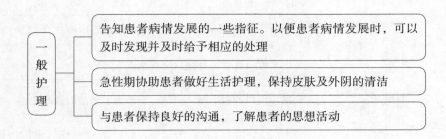

一般护理
- 告知患者病情发展的一些指征。以便患者病情发展时，可以及时发现并及时给予相应的处理
- 急性期协助患者做好生活护理，保持皮肤及外阴的清洁
- 与患者保持良好的沟通，了解患者的思想活动

【症状护理】

1. 接受非手术治疗患者的护理

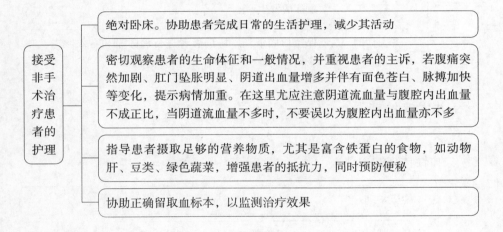

接受非手术治疗患者的护理
- 绝对卧床。协助患者完成日常的生活护理，减少其活动
- 密切观察患者的生命体征和一般情况，并重视患者的主诉，若腹痛突然加剧、肛门坠胀明显、阴道出血量增多并伴有面色苍白、脉搏加快等变化，提示病情加重。在这里尤应注意阴道流血量与腹腔内出血量不成正比，当阴道流血量不多时，不要误以为腹腔内出血量亦不多
- 指导患者摄取足够的营养物质，尤其是富含铁蛋白的食物，如动物肝、豆类、绿色蔬菜，增强患者的抵抗力，同时预防便秘
- 协助正确留取血标本，以监测治疗效果

2. 接受手术治疗患者的护理

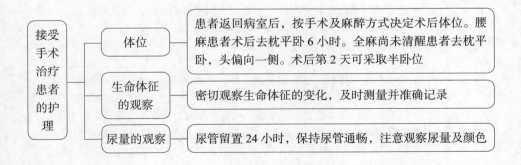

接受手术治疗患者的护理
- 体位：患者返回病室后，按手术及麻醉方式决定术后体位。腰麻患者术后去枕平卧 6 小时。全麻尚未清醒患者去枕平卧，头偏向一侧。术后第 2 天可采取半卧位
- 生命体征的观察：密切观察生命体征的变化，及时测量并准确记录
- 尿量的观察：尿管留置 24 小时，保持尿管通畅，注意观察尿量及颜色

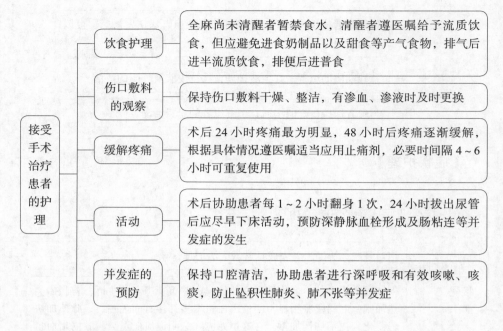

【并发症护理】

失血性休克的护理。

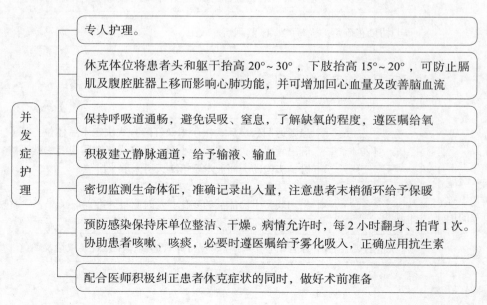

【心理护理】

护士于术前简洁明了地向患者及家属讲明手术的必要性，并以亲切的态度和切实的行动赢得患者及家属的信任，保持周围环境安静、有序，减少和消除患者的紧张、恐惧心理，协助患者接受手术治疗方案。术后，护士应帮助患者以正常的心态接受此次妊娠失败的现实，向她们讲述异位妊娠的有关知识，一方面可以减少因害怕再次发生异位妊娠而抵触妊娠的不良反应；另一方面，也可以增加患者的自我保健知识，提高自我保健意识。

【健康指导】

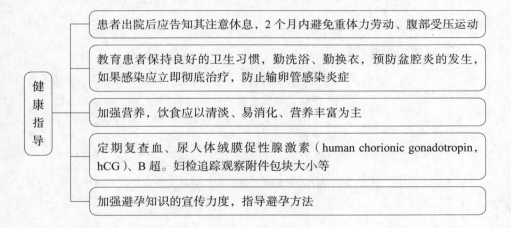

健康指导

- 患者出院后应告知其注意休息，2个月内避免重体力劳动、腹部受压运动
- 教育患者保持良好的卫生习惯，勤洗浴、勤换衣，预防盆腔炎的发生，如果感染应立即彻底治疗，防止输卵管感染炎症
- 加强营养，饮食应以清淡、易消化、营养丰富为主
- 定期复查血、尿人体绒膜促性腺激素（human chorionic gonadotropin，hCG）、B超。妇检追踪观察附件包块大小等
- 加强避孕知识的宣传力度，指导避孕方法

二、子宫内膜异位囊肿破裂

子宫内膜组织（腺体和间质）出现在子宫体以外的部位时称为子宫内膜异位症。卵巢内异位症最多见，病变早期在卵巢表面上皮及皮层中可见紫褐色斑点或小泡。随着病情发展，卵巢内的异位内膜可因反复出血而形成单个或多个囊肿，但以单个为多见，称为卵巢子宫内膜异位囊肿。

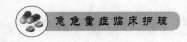

【一般护理】

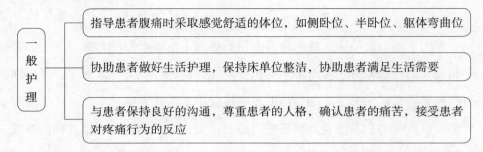

一般护理
- 指导患者腹痛时采取感觉舒适的体位，如侧卧位、半卧位、躯体弯曲位
- 协助患者做好生活护理，保持床单位整洁，协助患者满足生活需要
- 与患者保持良好的沟通，尊重患者的人格，确认患者的痛苦，接受患者对疼痛行为的反应

【症状护理】

1. 腹痛加重

应绝对卧床休息，密切观察腹痛的性质、部位，生命体征变化，发现异常，及时报告医师。

2. 开腹手术后的护理

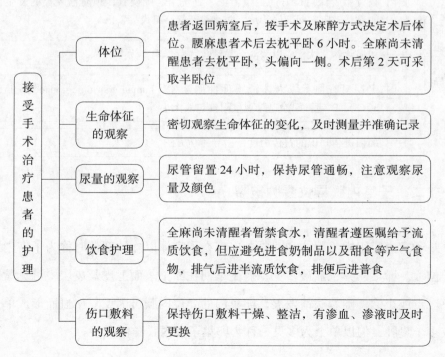

接受手术治疗患者的护理
- 体位：患者返回病室后，按手术及麻醉方式决定术后体位。腰麻患者术后去枕平卧6小时。全麻尚未清醒患者去枕平卧，头偏向一侧。术后第2天可采取半卧位
- 生命体征的观察：密切观察生命体征的变化，及时测量并准确记录
- 尿量的观察：尿管留置24小时，保持尿管通畅，注意观察尿量及颜色
- 饮食护理：全麻尚未清醒者暂禁食水，清醒者遵医嘱给予流质饮食，但应避免进食奶制品以及甜食等产气食物，排气后进半流质饮食，排便后进普食
- 伤口敷料的观察：保持伤口敷料干燥、整洁，有渗血、渗液时及时更换

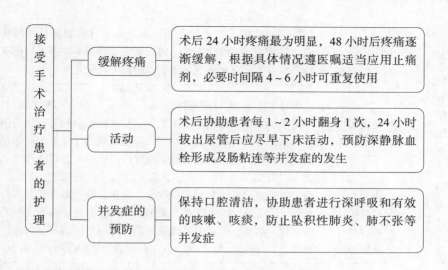

接受手术治疗患者的护理

- 缓解疼痛：术后 24 小时疼痛最为明显，48 小时后疼痛逐渐缓解，根据具体情况遵医嘱适当应用止痛剂，必要时间隔 4～6 小时可重复使用
- 活动：术后协助患者每 1～2 小时翻身 1 次，24 小时拔出尿管后应尽早下床活动，预防深静脉血栓形成及肠粘连等并发症的发生
- 并发症的预防：保持口腔清洁，协助患者进行深呼吸和有效的咳嗽、咳痰，防止坠积性肺炎、肺不张等并发症

3. 腹腔镜手术后护理

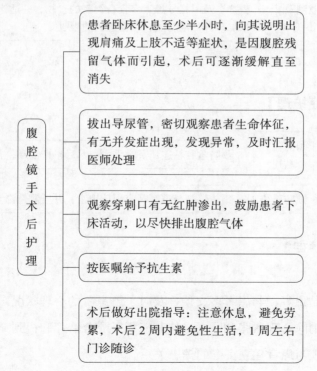

腹腔镜手术后护理

- 患者卧床休息至少半小时，向其说明出现肩痛及上肢不适等症状，是因腹腔残留气体而引起，术后可逐渐缓解直至消失
- 拔出导尿管，密切观察患者生命体征，有无并发症出现，发现异常，及时汇报医师处理
- 观察穿刺口有无红肿渗出，鼓励患者下床活动，以尽快排出腹腔气体
- 按医嘱给予抗生素
- 术后做好出院指导：注意休息，避免劳累，术后 2 周内避免性生活，1 周左右门诊随诊

4. 术后服用激素类药物治疗的护理

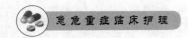

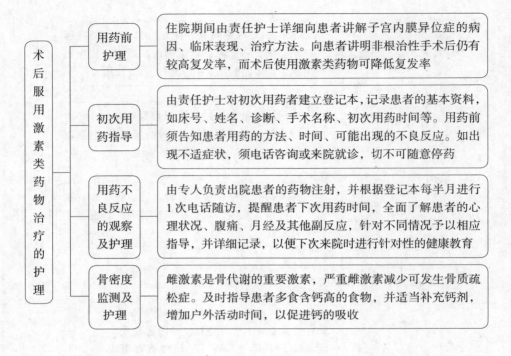

术后服用激素类药物治疗的护理

用药前护理
住院期间由责任护士详细向患者讲解子宫内膜异位症的病因、临床表现、治疗方法。向患者讲明非根治性手术后仍有较高复发率，而术后使用激素类药物可降低复发率

初次用药指导
由责任护士对初次用药者建立登记本，记录患者的基本资料，如床号、姓名、诊断、手术名称、初次用药时间等。用药前须告知患者用药的方法、时间、可能出现的不良反应。如出现不适症状，须电话咨询或来院就诊，切不可随意停药

用药不良反应的观察及护理
由专人负责出院患者的药物注射，并根据登记本每半月进行1次电话随访，提醒患者下次用药时间，全面了解患者的心理状况、腹痛、月经及其他副反应，针对不同情况予以相应指导，并详细记录，以便下次来院时进行针对性的健康教育

骨密度监测及护理
雌激素是骨代谢的重要激素，严重雌激素减少可发生骨质疏松症。及时指导患者多食含钙高的食物，并适当补充钙剂，增加户外活动时间，以促进钙的吸收

【并发症护理】

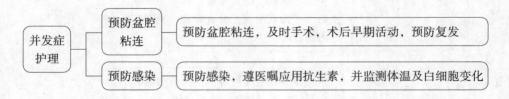

并发症护理

预防盆腔粘连 —— 预防盆腔粘连，及时手术，术后早期活动，预防复发

预防感染 —— 预防感染，遵医嘱应用抗生素，并监测体温及白细胞变化

【心理护理】

安慰体贴患者，与患者多交谈，及时了解患者的心理状况。耐心向患者解释病情，消除心理紧张和顾虑，使其能积极配合治疗和得到充分休息。通过连续性护理与患者建立良好的护患关系。

【健康指导】

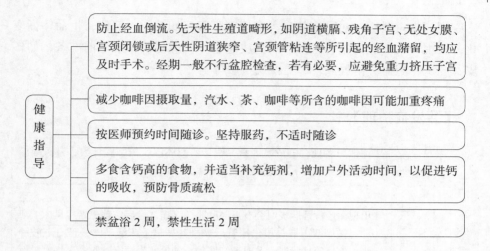

健康指导
- 防止经血倒流。先天性生殖道畸形，如阴道横膈、残角子宫、无处女膜、宫颈闭锁或后天性阴道狭窄、宫颈管粘连等所引起的经血潴留，均应及时手术。经期一般不行盆腔检查，若有必要，应避免重力挤压子宫
- 减少咖啡因摄取量，汽水、茶、咖啡等所含的咖啡因可能加重疼痛
- 按医师预约时间随诊。坚持服药，不适时随诊
- 多食含钙高的食物，并适当补充钙剂，增加户外活动时间，以促进钙的吸收，预防骨质疏松
- 禁盆浴 2 周，禁性生活 2 周

三、子宫肌瘤蒂扭转

子宫肌瘤扭转主要发生于浆膜下肌瘤。一般肌瘤多蒂短而较粗，虽可发生扭转，但较少见。肌瘤蒂扭转后患者突然发生下腹拧痛。若扭转后肿瘤嵌顿于盆腔内，可有下腹憋坠感，一经诊断需手术治疗，可采用剖腹或腹腔镜手术。

【一般护理】

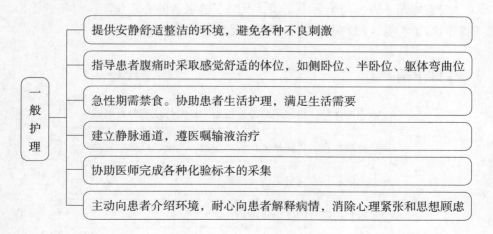

一般护理
- 提供安静舒适整洁的环境，避免各种不良刺激
- 指导患者腹痛时采取感觉舒适的体位，如侧卧位、半卧位、躯体弯曲位
- 急性期需禁食。协助患者生活护理，满足生活需要
- 建立静脉通道，遵医嘱输液治疗
- 协助医师完成各种化验标本的采集
- 主动向患者介绍环境，耐心向患者解释病情，消除心理紧张和思想顾虑

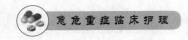

【症状护理】

腹痛加重时应绝对卧床休息。密切观察腹痛的性质、部位，生命体征变化，发现异常，及时报告医师。一旦决定手术，应尽快常规术前准备，如备皮、皮试，配血、留置尿管、更换病员服等。

【并发症护理】

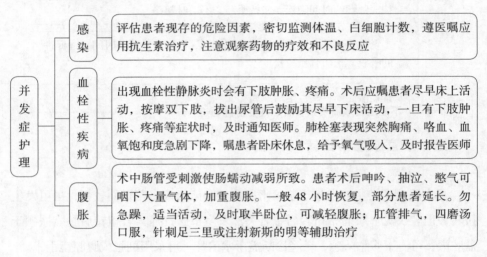

并发症护理	感染	评估患者现存的危险因素，密切监测体温、白细胞计数，遵医嘱应用抗生素治疗，注意观察药物的疗效和不良反应
	血栓性疾病	出现血栓性静脉炎时会有下肢肿胀、疼痛。术后应嘱患者尽早床上活动，按摩双下肢，拔出尿管后鼓励其尽早下床活动，一旦有下肢肿胀、疼痛等症状时，及时通知医师。肺栓塞表现突然胸痛、咯血、血氧饱和度急剧下降，嘱患者卧床休息，给予氧气吸入，及时报告医师
	腹胀	术中肠管受刺激使肠蠕动减弱所致。患者术后呻吟、抽泣、憋气可咽下大量气体，加重腹胀。一般48小时恢复，部分患者延长。勿急躁，适当活动，及时取半卧位，可减轻腹胀；肛管排气，四磨汤口服，针刺足三里或注射新斯的明等辅助治疗

【心理护理】

安慰体贴患者，与患者多交谈，及时了解患者的心理状况。对患者提出的疑问给予答复。理解患者的痛苦，接受患者对痛苦的反应。

【健康指导】

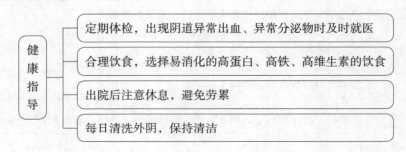

健康指导	定期体检，出现阴道异常出血、异常分泌物时及时就医
	合理饮食，选择易消化的高蛋白、高铁、高维生素的饮食
	出院后注意休息，避免劳累
	每日清洗外阴，保持清洁

四、卵巢肿瘤蒂扭转

卵巢肿瘤蒂扭转是妇科的急腹症之一，约有10%的卵巢肿瘤会发生扭转。瘤蒂肿瘤由拳头大小长至胎儿头大小，与周围组织无粘连，肿瘤在腹腔中活动度较大时可发生蒂扭转。多发生于体位急骤变动、妊娠早期或产后。

【一般护理】

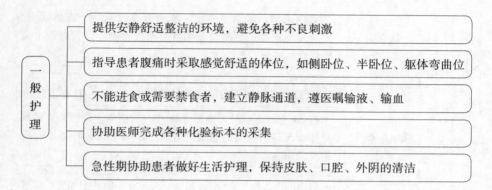

一般护理

- 提供安静舒适整洁的环境，避免各种不良刺激
- 指导患者腹痛时采取感觉舒适的体位，如侧卧位、半卧位、躯体弯曲位
- 不能进食或需要禁食者，建立静脉通道，遵医嘱输液、输血
- 协助医师完成各种化验标本的采集
- 急性期协助患者做好生活护理，保持皮肤、口腔、外阴的清洁

【症状护理】

1. 疼痛护理

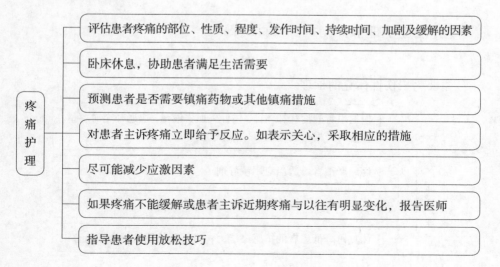

疼痛护理

- 评估患者疼痛的部位、性质、程度、发作时间、持续时间、加剧及缓解的因素
- 卧床休息，协助患者满足生活需要
- 预测患者是否需要镇痛药物或其他镇痛措施
- 对患者主诉疼痛立即给予反应。如表示关心，采取相应的措施
- 尽可能减少应激因素
- 如果疼痛不能缓解或患者主诉近期疼痛与以往有明显变化，报告医师
- 指导患者使用放松技巧

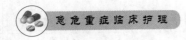

2. 开腹手术后护理

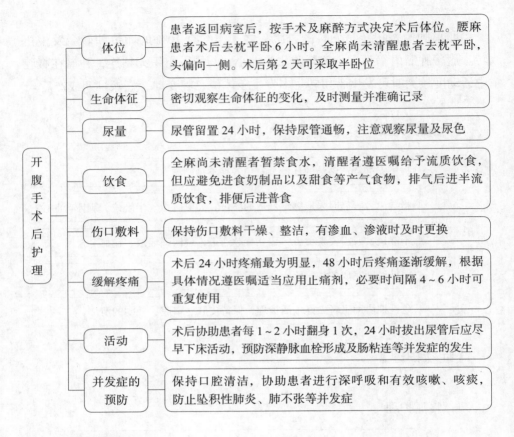

开腹手术后护理

体位	患者返回病室后，按手术及麻醉方式决定术后体位。腰麻患者术后去枕平卧6小时。全麻尚未清醒患者去枕平卧，头偏向一侧。术后第2天可采取半卧位
生命体征	密切观察生命体征的变化，及时测量并准确记录
尿量	尿管留置24小时，保持尿管通畅，注意观察尿量及尿色
饮食	全麻尚未清醒者暂禁食水，清醒者遵医嘱给予流质饮食，但应避免进食奶制品以及甜食等产气食物，排气后进半流质饮食，排便后进普食
伤口敷料	保持伤口敷料干燥、整洁，有渗血、渗液时及时更换
缓解疼痛	术后24小时疼痛最为明显，48小时后疼痛逐渐缓解，根据具体情况遵医嘱适当应用止痛剂，必要时间隔4~6小时可重复使用
活动	术后协助患者每1~2小时翻身1次，24小时拔出尿管后应尽早下床活动，预防深静脉血栓形成及肠粘连等并发症的发生
并发症的预防	保持口腔清洁，协助患者进行深呼吸和有效咳嗽、咳痰，防止坠积性肺炎、肺不张等并发症

【并发症护理】

主要为损伤性休克的护理。

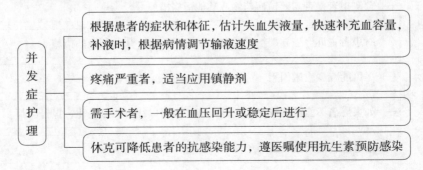

并发症护理	根据患者的症状和体征，估计失血失液量，快速补充血容量，补液时，根据病情调节输液速度
	疼痛严重者，适当应用镇静剂
	需手术者，一般在血压回升或稳定后进行
	休克可降低患者的抗感染能力，遵医嘱使用抗生素预防感染

【心理护理】

患者多因下腹部剧烈疼痛感到恐惧、无助，急诊入院后对医护人员及周围环境陌生而感到孤独，如需行剖腹探查术，护理人员应耐心、简明的讲解手术的目的和必要性，消除其紧张及顾虑。未婚、未育的患者担心疾病及手术对今后生育的影响，护理人员需向患者介绍手术过程、可能出现的问题及有效的应对措施，鼓励患者树立战胜疾病的信心。

【健康指导】

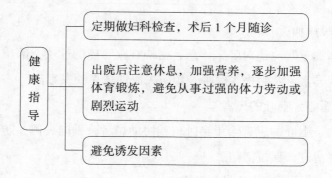

健康指导
- 定期做妇科检查，术后 1 个月随诊
- 出院后注意休息，加强营养，逐步加强体育锻炼，避免从事过强的体力劳动或剧烈运动
- 避免诱发因素

五、卵巢肿瘤破裂

卵巢肿瘤是女性生殖器常见的肿瘤。约 3% 卵巢肿瘤会发生破裂，分为外伤性破裂和自发性破裂两种。外伤性破裂常因腹部重击、分娩、性交、妇科检查及穿刺等引起；自发性破裂常因肿瘤过速增长所致，多数为肿瘤浸润性生长突破囊壁。

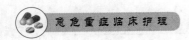

【一般护理】

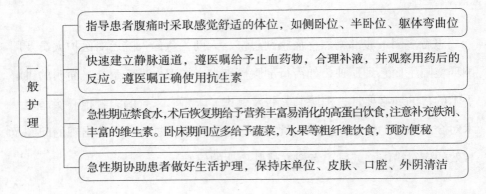

一般护理

指导患者腹痛时采取感觉舒适的体位，如侧卧位、半卧位、躯体弯曲位

快速建立静脉通道，遵医嘱给予止血药物，合理补液，并观察用药后的反应。遵医嘱正确使用抗生素

急性期应禁食水，术后恢复期给予营养丰富易消化的高蛋白饮食，注意补充铁剂、丰富的维生素。卧床期间应多给予蔬菜，水果等粗纤维饮食，预防便秘

急性期协助患者做好生活护理，保持床单位、皮肤、口腔、外阴清洁

【症状护理】

1．腹痛加重时

腹痛加重时应绝对卧床休息，密切观察腹痛的性质、部位及生命体征变化，发现异常，及时报告医师，预防失血性休克的发生。

2．恶心、呕吐的患者

恶心、呕吐的患者给予半卧位或协助患者头偏向一侧，防止误吸。及时帮助患者清理，保持清洁。

3．腹腔镜手术后的护理要点

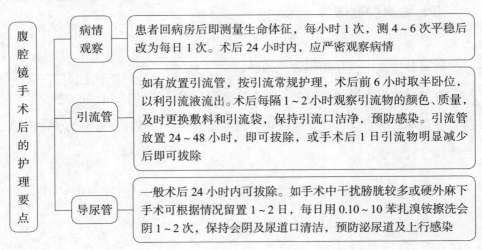

腹腔镜手术后的护理要点

病情观察：患者回病房后即测量生命体征，每小时 1 次，测 4～6 次平稳后改为每日 1 次。术后 24 小时内，应严密观察病情

引流管：如有放置引流管，按引流常规护理，术后前 6 小时取半卧位，以利引流液流出。术后每隔 1～2 小时观察引流物的颜色、质量，及时更换敷料和引流袋，保持引流口洁净，预防感染。引流管放置 24～48 小时，即可拔除，或手术后 1 日引流物明显减少后即可拔除

导尿管：一般术后 24 小时内可拔除。如手术中干扰膀胱较多或硬外麻下手术可根据情况留置 1～2 日，每日用 0.10～10 苯扎溴铵擦洗会阴 1～2 次，保持会阴及尿道口清洁，预防泌尿道及上行感染

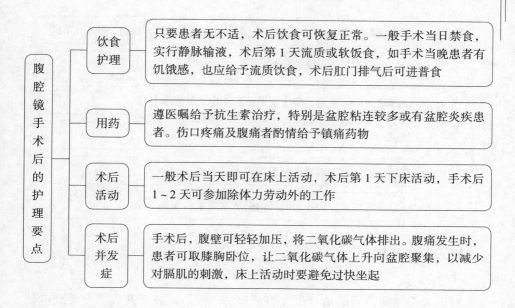

腹腔镜手术后的护理要点

饮食护理：只要患者无不适，术后饮食可恢复正常。一般手术当日禁食，实行静脉输液，术后第1天流质或软饭食，如手术当晚患者有饥饿感，也应给予流质饮食，术后肛门排气后可进普食

用药：遵医嘱给予抗生素治疗，特别是盆腔粘连较多或有盆腔炎疾患者。伤口疼痛及腹痛者酌情给予镇痛药物

术后活动：一般术后当天即可在床上活动，术后第1天下床活动，手术后1～2天可参加除体力劳动外的工作

术后并发症：手术后，腹壁可轻轻加压，将二氧化碳气体排出。腹痛发生时，患者可取膝胸卧位，让二氧化碳气体上升向盆腔聚集，以减少对膈肌的刺激，床上活动时要避免过快坐起

4. 开腹患者术后护理要点

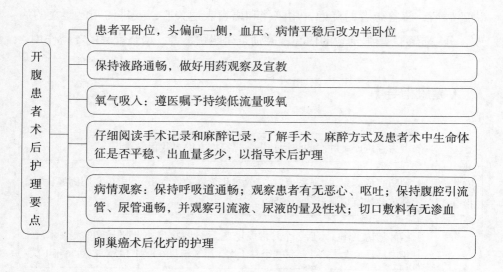

开腹患者术后护理要点

- 患者平卧位，头偏向一侧，血压、病情平稳后改为半卧位
- 保持液路通畅，做好用药观察及宣教
- 氧气吸入：遵医嘱予持续低流量吸氧
- 仔细阅读手术记录和麻醉记录，了解手术、麻醉方式及患者术中生命体征是否平稳、出血量多少，以指导术后护理
- 病情观察：保持呼吸道通畅；观察患者有无恶心、呕吐；保持腹腔引流管、尿管通畅，并观察引流液、尿液的量及性状；切口敷料有无渗血
- 卵巢癌术后化疗的护理

【并发症护理】

失血性休克为常见并发症。

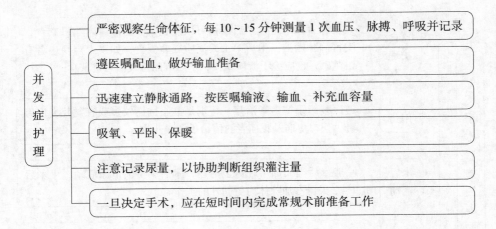

并发症护理
- 严密观察生命体征，每 10 ~ 15 分钟测量 1 次血压、脉搏、呼吸并记录
- 遵医嘱配血，做好输血准备
- 迅速建立静脉通路，按医嘱输液、输血、补充血容量
- 吸氧、平卧、保暖
- 注意记录尿量，以协助判断组织灌注量
- 一旦决定手术，应在短时间内完成常规术前准备工作

【心理护理】

对患者得知病情后的情绪反应表示理解、同情，鼓励其表达、宣泄自己的感受，详细了解患者的顾虑和要求，了解患者应对压力的方式方法，适当讲解病情，解答患者的疑虑，用陪伴和语言表达关心；安排访问已康复的病友，分享感受，增强治愈的信心；鼓励亲属照顾患者，增强家庭的支持作用。

【健康指导】

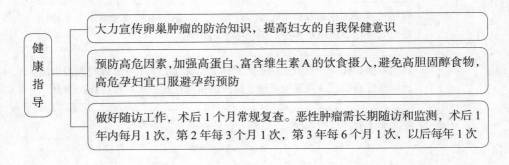

健康指导
- 大力宣传卵巢肿瘤的防治知识，提高妇女的自我保健意识
- 预防高危因素，加强高蛋白、富含维生素 A 的饮食摄入，避免高胆固醇食物，高危孕妇宜口服避孕药预防
- 做好随访工作，术后 1 个月常规复查。恶性肿瘤需长期随访和监测，术后 1 年内每月 1 次，第 2 年每 3 个月 1 次，第 3 年每 6 个月 1 次，以后每年 1 次

六、卵巢滤泡或黄体破裂

黄体破裂是妇科常见的急腹症之一，好发于 14 ~ 30 岁的年轻女性。黄

体破裂对人的危害因人而异，临床症状及表现也有很大差别。有的可能仅有突然的但很轻微的一侧下腹部疼痛，破裂黄体内的毛细血管自行愈合，流出的少量血液也自行吸收，不留任何后遗症。有的则可能发生剧烈难忍的腹痛，为继发黄体内的血管破裂，血液流向腹腔，造成持续性腹痛，严重者可因此发生出血性休克，表现为大汗淋漓、头昏头痛、血压下降、四肢冰冷等，如治疗不及时可危及生命。

【一般护理】

一般护理
- 卧床休息，指导患者腹痛时采取感觉舒适的体位，如侧卧位、半卧位、躯体弯曲位。指导患者床上大小便，避免腹压增加，剧烈的咳嗽、便秘等
- 建立静脉通道，遵医嘱给予止血药物，并观察用药后的反应。严格掌握好输液速度及输液量
- 给予营养丰富的高蛋白、易消化的饮食，尤其是富含铁蛋白的饮食。多食蔬菜和水果，避免便秘
- 保持大便通畅，必要时服用缓泻剂
- 与患者保持良好的沟通，提供患者有关治疗、护理各方面的信息，给予患者言语性和非言语性的安慰

【症状护理】

1．腹痛加重

腹痛加重时应绝对卧床休息，注意保暖，遵医嘱给予及时有效地解除疼痛的药物。

2．密切观察

密切观察腹痛的性质、部位，生命体征变化，发现异常，及时报告医师，预防失血性休克的发生。

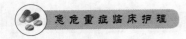
【并发症护理】

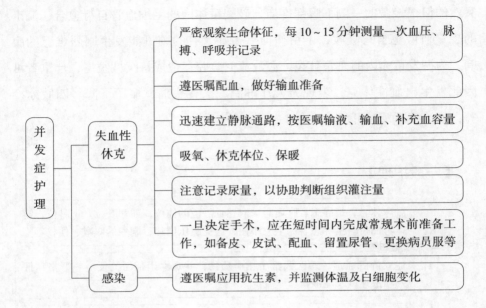

【心理护理】

安慰体贴患者，与患者多交谈，及时了解患者的心理状况。对患者提出的疑问，给予及时解答，通过连续性的护理建立良好的护患关系。

【健康指导】

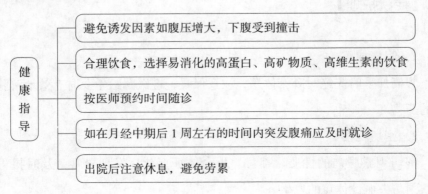

第二节　女性生殖系统急性炎症

一、急性子宫内膜炎

病原体经胎盘剥离面侵入，扩散到子宫蜕膜层称子宫内膜炎，侵入子宫肌层称子宫肌炎。两者常伴发。由于子宫内膜充血、坏死，阴道内有大量脓性分泌物且有臭味。若为子宫肌炎，则子宫复旧不良，腹部有压痛，尤其是宫底部。表现为高热、头痛、白细胞计数增高等感染症状。有些产妇全身症状重，而局部症状和体征不明显。

【一般护理】

一般护理

- 保持室内空气新鲜，每日通风 2 次，室温在 18～22℃，湿度为 50%～70%。限制探视人数，尤其是感染家属的探视

- 急性期卧床休息，采取半卧位或抬高床头，促进恶露引流，炎症局限，防止感染扩散。病情缓解之后，适当下床活动，以引流恶露

- 准确测量体温、呼吸，并记录

- 保证产妇获得充足的休息和睡眠；给予高蛋白、高热量、高维生素饮食，保证足够的液体摄入；多食富含纤维素的饮食，保持大小便通畅，以减轻盆腔充血，从而减轻疼痛

- 急性期协助患者做好生活护理，保持口腔清洁，协助患者口腔护理，鼓励多漱口，口唇干燥时可涂护唇油。做好会阴护理，及时更换会阴垫，保持床单位及衣物整洁，必要时给予床上擦浴，促进舒适

- 与患者保持良好的沟通，了解患者的思想活动，尊重患者的人格，确认患者的痛苦，接受患者对疼痛的行为反应

- 指导患者挤奶的方法，以保持泌乳。如需退乳的产妇，指导其服用退乳药物，并指导其少进汤汁类饮食，停止挤奶，指导其人工喂养的方法

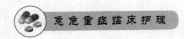
【症状护理】

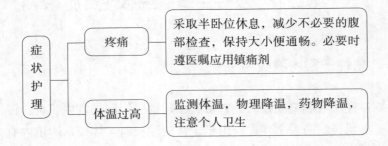

症状护理
- 疼痛 —— 采取半卧位休息，减少不必要的腹部检查，保持大小便通畅。必要时遵医嘱应用镇痛剂
- 体温过高 —— 监测体温，物理降温，药物降温，注意个人卫生

【并发症护理】

感染性休克。在休克未纠正以前，以抗休克为主，同时抗感染。休克控制后，着重治疗感染。

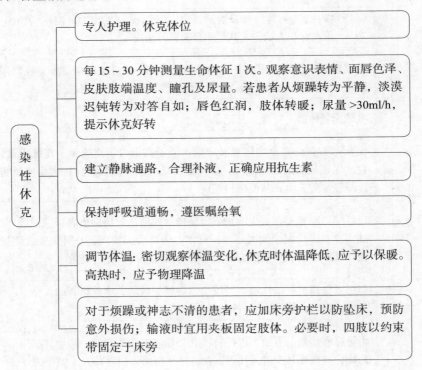

感染性休克
- 专人护理。休克体位
- 每 15～30 分钟测量生命体征 1 次。观察意识表情、面唇色泽、皮肤肢端温度、瞳孔及尿量。若患者从烦躁转为平静，淡漠迟钝转为对答自如；唇色红润，肢体转暖；尿量 >30ml/h，提示休克好转
- 建立静脉通路，合理补液，正确应用抗生素
- 保持呼吸道通畅，遵医嘱给氧
- 调节体温：密切观察体温变化，休克时体温降低，应予以保暖。高热时，应予物理降温
- 对于烦躁或神志不清的患者，应加床旁护栏以防坠床，预防意外损伤；输液时宜用夹板固定肢体。必要时，四肢以约束带固定于床旁

【心理护理】

经常巡视病房，了解患者的需要，帮助患者解决问题，鼓励患者当产生焦虑时告诉工作人员。通过连续性护理与患者建立良好的护患关系。指导患者使用放松技术，如缓慢的深呼吸、全身肌肉放松、听音乐等。

【健康指导】

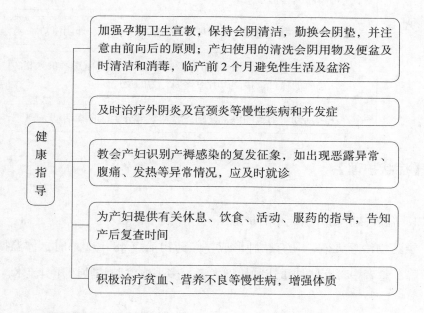

健康指导

加强孕期卫生宣教，保持会阴清洁，勤换会阴垫，并注意由前向后的原则；产妇使用的清洗会阴用物及便盆及时清洁和消毒，临产前 2 个月避免性生活及盆浴

及时治疗外阴炎及宫颈炎等慢性疾病和并发症

教会产妇识别产褥感染的复发征象，如出现恶露异常、腹痛、发热等异常情况，应及时就诊

为产妇提供有关休息、饮食、活动、服药的指导，告知产后复查时间

积极治疗贫血、营养不良等慢性病，增强体质

二、急性盆腔炎

女性内生殖器官及其周围的结缔组织、盆腔腹膜发生炎症时称为盆腔炎。引起盆腔炎的病原体有两个来源，来自原寄居在阴道内的菌群，包括需氧菌、厌氧菌和来自外界的病原体如淋病奈瑟菌、沙眼衣原体、结核分枝杆菌等。

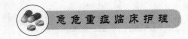

【一般护理】

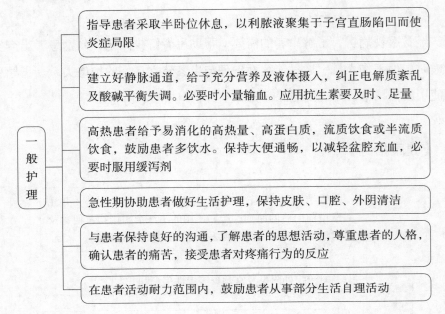

一般护理

指导患者采取半卧位休息，以利脓液聚集于子宫直肠陷凹而使炎症局限

建立好静脉通道，给予充分营养及液体摄入，纠正电解质紊乱及酸碱平衡失调。必要时小量输血。应用抗生素要及时、足量

高热患者给予易消化的高热量、高蛋白质，流质饮食或半流质饮食，鼓励患者多饮水。保持大便通畅，以减轻盆腔充血，必要时服用缓泻剂

急性期协助患者做好生活护理，保持皮肤、口腔、外阴清洁

与患者保持良好的沟通，了解患者的思想活动，尊重患者的人格，确认患者的痛苦，接受患者对疼痛行为的反应

在患者活动耐力范围内，鼓励患者从事部分生活自理活动

【症状护理】

1. 盆腔脓肿切开引流术后护理

经药物治疗无效，凡有脓肿形成，经药物治疗 48～72 小时，体温持续不下降，患者中毒症状加重或肿块增大者，多采取盆腔脓肿切开引流术。

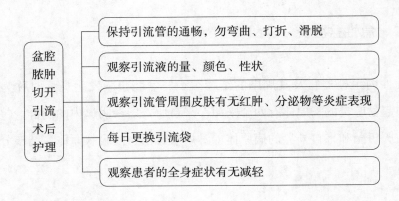

盆腔脓肿切开引流术后护理

保持引流管的通畅，勿弯曲、打折、滑脱

观察引流液的量、颜色、性状

观察引流管周围皮肤有无红肿、分泌物等炎症表现

每日更换引流袋

观察患者的全身症状有无减轻

2. 胃肠减压术的护理

有腹胀患者给予胃肠减压。

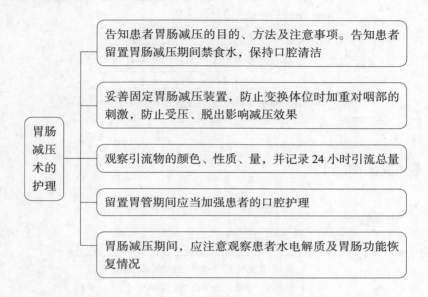

胃肠减压术的护理
- 告知患者胃肠减压的目的、方法及注意事项。告知患者留置胃肠减压期间禁食水，保持口腔清洁
- 妥善固定胃肠减压装置，防止变换体位时加重对咽部的刺激，防止受压、脱出影响减压效果
- 观察引流物的颜色、性质、量，并记录 24 小时引流总量
- 留置胃管期间应当加强患者的口腔护理
- 胃肠减压期间，应注意观察患者水电解质及胃肠功能恢复情况

3. 体温过高

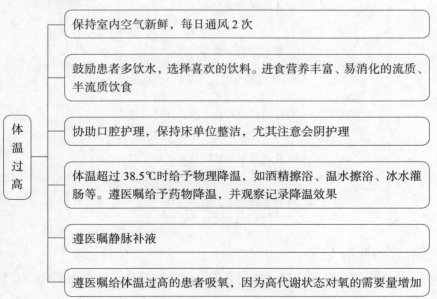

体温过高
- 保持室内空气新鲜，每日通风 2 次
- 鼓励患者多饮水，选择喜欢的饮料。进食营养丰富、易消化的流质、半流质饮食
- 协助口腔护理，保持床单位整洁，尤其注意会阴护理
- 体温超过 38.5℃时给予物理降温，如酒精擦浴、温水擦浴、冰水灌肠等。遵医嘱给予药物降温，并观察记录降温效果
- 遵医嘱静脉补液
- 遵医嘱给体温过高的患者吸氧，因为高代谢状态对氧的需要量增加

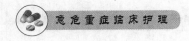

4．疼痛

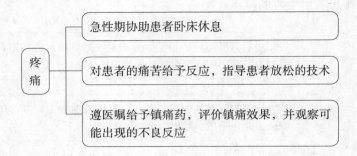

疼痛
- 急性期协助患者卧床休息
- 对患者的痛苦给予反应，指导患者放松的技术
- 遵医嘱给予镇痛药，评价镇痛效果，并观察可能出现的不良反应

【并发症护理】

1．败血症

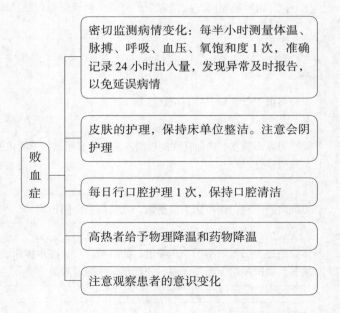

败血症
- 密切监测病情变化：每半小时测量体温、脉搏、呼吸、血压、氧饱和度 1 次，准确记录 24 小时出入量，发现异常及时报告，以免延误病情
- 皮肤的护理，保持床单位整洁。注意会阴护理
- 每日行口腔护理 1 次，保持口腔清洁
- 高热者给予物理降温和药物降温
- 注意观察患者的意识变化

2．感染性休克

在休克未纠正以前，以抗休克为主，同时抗感染。休克控制后，着重治疗感染。

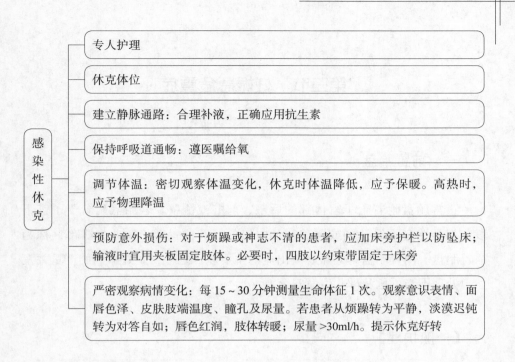

感染性休克
- 专人护理
- 休克体位
- 建立静脉通路：合理补液，正确应用抗生素
- 保持呼吸道通畅：遵医嘱给氧
- 调节体温：密切观察体温变化，休克时体温降低，应予保暖。高热时，应予物理降温
- 预防意外损伤：对于烦躁或神志不清的患者，应加床旁护栏以防坠床；输液时宜用夹板固定肢体。必要时，四肢以约束带固定于床旁
- 严密观察病情变化：每15～30分钟测量生命体征1次。观察意识表情、面唇色泽、皮肤肢端温度、瞳孔及尿量。若患者从烦躁转为平静，淡漠迟钝转为对答自如；唇色红润，肢体转暖；尿量>30ml/h。提示休克好转

【心理护理】

首先必须稳定家属的情绪，主动与家属沟通，帮助他们认识到家属的情绪会对患者起到事半功倍的作用；第二，启发诱导患者认识疾病，消除患者不良情绪，树立战胜疾病的信心，积极主动与患者沟通；第三，在执行护理操作中，动作要尽量轻柔，增强患者对护理人员的信任感和安全感。

【健康指导】

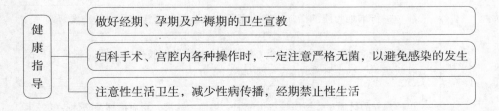

健康指导
- 做好经期、孕期及产褥期的卫生宣教
- 妇科手术、宫腔内各种操作时，一定注意严格无菌，以避免感染的发生
- 注意性生活卫生，减少性病传播，经期禁止性生活

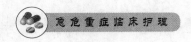

第三节　妊娠急危重症

一、前置胎盘

正常胎盘附着于子宫体部的后壁、前壁或侧壁。若胎盘附着于子宫下段，甚至胎盘下缘达到或覆盖宫颈内口处，其位置低于胎儿先露部，称为前置胎盘。前置胎盘是妊娠晚期出血的主要原因之一，是妊娠期的严重并发症，处理不当可危及母儿生命安全。

【一般护理】

保持室内空气流通，空气清新。每日开窗通风 3 次，每次 30 分钟

左侧卧位，绝对卧床休息，给予吸氧，每日 3 次，每次 30 分钟

饮食应营养丰富全面，多食含铁较高食物。因长期卧床易引起便秘，应增加蔬菜、水果的摄入，养成定时排便的习惯

每 15～30 分钟巡视 1 次，将呼叫器及生活用品置于患者伸手可及处

监测胎儿胎心及胎动

保持外阴清洁，会阴部垫卫生清洁垫，勤换内裤，预防感染

避免进行增加腹压的活动，避免用手刺激腹部，变换体位时动作要轻缓

长期卧床者应适当肢体活动，家属可协助给予下肢按摩。同时每日进行深呼吸练习，锻炼肺部功能，预防肺炎的发生

迅速建立静脉通道，按医嘱提供配血、输血、输液、止血措施预防休克的发生

【症状护理】

1. 期待疗法

妊娠不足 36 周，胎儿体重小于 2300g，阴道出血量不多，孕妇全身情况好，胎儿存活者，可采取期待疗法。

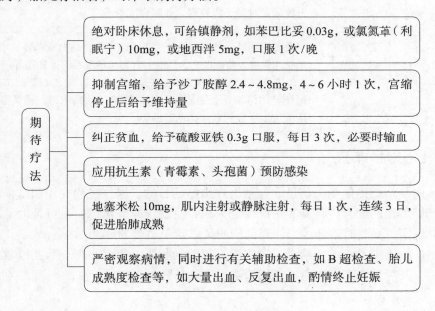

期待疗法

- 绝对卧床休息，可给镇静剂，如苯巴比妥 0.03g，或氯氮草（利眠宁）10mg，或地西泮 5mg，口服 1 次/晚
- 抑制宫缩，给予沙丁胺醇 2.4～4.8mg，4～6 小时 1 次，宫缩停止后给予维持量
- 纠正贫血，给予硫酸亚铁 0.3g 口服，每日 3 次，必要时输血
- 应用抗生素（青霉素、头孢菌）预防感染
- 地塞米松 10mg，肌内注射或静脉注射，每日 1 次，连续 3 日，促进胎肺成熟
- 严密观察病情，同时进行有关辅助检查，如 B 超检查、胎儿成熟度检查等，如大量出血、反复出血，酌情终止妊娠

2. 终止妊娠

适于入院时大出血休克、前置胎盘期待疗法中又发生大出血休克，或近预产期反复出血或临产后出血较多等情况，都需要采取积极措施终止妊娠。

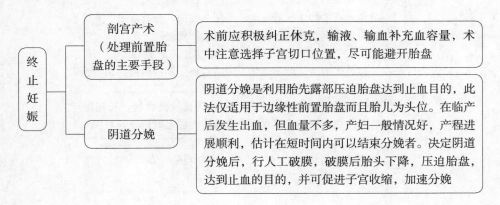

终止妊娠

- 剖宫产术（处理前置胎盘的主要手段）：术前应积极纠正休克，输液、输血补充血容量，术中注意选择子宫切口位置，尽可能避开胎盘
- 阴道分娩：阴道分娩是利用胎先露部压迫胎盘达到止血目的，此法仅适用于边缘性前置胎盘而且胎儿为头位。在临产后发生出血，但血量不多，产妇一般情况好，产程进展顺利，估计在短时间内可以结束分娩者。决定阴道分娩后，行人工破膜，破膜后胎头下降，压迫胎盘，达到止血的目的，并可促进子宫收缩，加速分娩

【并发症护理】

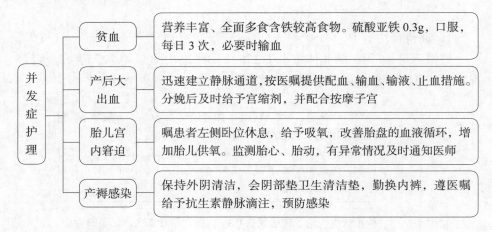

并发症护理

- 贫血 —— 营养丰富、全面多食含铁较高食物。硫酸亚铁 0.3g，口服，每日 3 次，必要时输血
- 产后大出血 —— 迅速建立静脉通道，按医嘱提供配血、输血、输液、止血措施。分娩后及时给予宫缩剂，并配合按摩子宫
- 胎儿宫内窘迫 —— 嘱患者左侧卧位休息，给予吸氧，改善胎盘的血液循环，增加胎儿供氧。监测胎心、胎动，有异常情况及时通知医师
- 产褥感染 —— 保持外阴清洁，会阴部垫卫生清洁垫，勤换内裤，遵医嘱给予抗生素静脉滴注，预防感染

【心理护理】

向孕产妇提供相关信息，包括医疗措施的目的、操作过程、预期结果及孕产妇需作的配合，将真实情况告之夫妇，有助于减轻焦虑，也可帮助他们面对现实。必要时陪伴他们，对他们的疑虑给予适当的解释。

产妇入手术室后，给予心理安慰，解除其紧张、焦虑心理。胎儿抢救成功后，及时告知产妇，稳定产妇情绪，消除其紧张心理。

【健康指导】

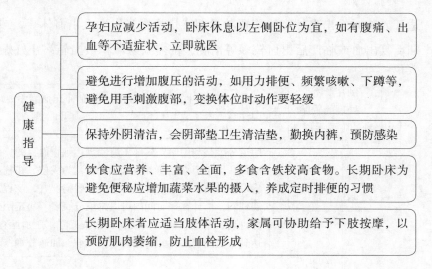

健康指导

- 孕妇应减少活动，卧床休息以左侧卧位为宜，如有腹痛、出血等不适症状，立即就医
- 避免进行增加腹压的活动，如用力排便、频繁咳嗽、下蹲等，避免用手刺激腹部，变换体位时动作要轻缓
- 保持外阴清洁，会阴部垫卫生清洁垫，勤换内裤，预防感染
- 饮食应营养、丰富、全面，多食含铁较高食物。长期卧床为避免便秘应增加蔬菜水果的摄入，养成定时排便的习惯
- 长期卧床者应适当肢体活动，家属可协助给予下肢按摩，以预防肌肉萎缩，防止血栓形成

二、胎盘早剥

妊娠 20 周后或分娩期，正常位置的胎盘在胎儿娩出前，部分或全部从子宫壁剥离，称为胎盘早剥。胎盘早剥是妊娠晚期的一种严重并发症，具有起病急、进展快等特点，若处理不及时，可危及母儿生命。

【一般护理】

一般护理

- 应创造一个良好的住院环境，室内应有良好的通风，使空气新鲜。独自安排一个房间，安静、舒适，重症患者应给予床边心电、血压的监测，配备抢救设备和药物

- 协助患者绝对卧床休息，取左侧卧位，避免不必要的翻动，并限制探视，防止情绪波动

- 建立静脉通道，迅速开放静脉，积极补充血容量，及时输入新鲜血，既能补充血容量，又可补充凝血因子。严密观察血压、脉搏、面色、阴道出血、腹痛等情况，注意有无失血性休克

- 禁止肛查，慎行阴道检查，以防再次的大出血

- 给予吸氧，根据血氧采取不同方式和流量。观察宫缩和胎儿，防止胎儿缺氧，给予间断或连续性吸氧，从而改善胎盘血液供应情况，增加胎儿供氧，减少出血机会

- 定时测量宫底高度和腹围的大小，宫体压痛的范围和程度，密切观察胎心、胎动，若发现子宫呈板状，并有压痛，胎心音、胎位不清，提示病情严重，应立即处理

【症状护理】

1. 轻度胎盘早剥的观察及护理

轻度胎盘早剥的观察及护理

轻度胎盘早剥多出现在分娩期，多以阴道流血为主，出血量较多，腹痛及规律宫缩与正常分娩无异，有时宫缩较强，但压痛不明显，胎位清楚，胎心正常或有改变，产程进展较快

产程中严密观察阴道出血量、腹痛的性质及胎心音的改变，注意羊水的性状

监测体温、脉搏、呼吸、血压变化，有异常情况及时报告医师，配合辅助检查，积极采取应急护理措施

如为经产妇或初产妇宫口近开全，一般情况良好，子宫收缩有间歇，估计短时间内能分娩者，可行人工破膜，腹部用腹带包裹，在严密观察下经阴道分娩

如产程进展不快，阴道流血量多，胎心有改变，应采取剖宫产尽快结束分娩，确保母婴安全

2．重度胎盘早剥的观察和护理

重度胎盘早剥的观察和护理

重度胎盘早剥以内出血为主，表现为突然发病，持续腹痛并呈进行性加重，宫缩较强，间歇期不能完全放松，子宫压力增高，呈板样硬，宫底增高，压痛明显，胎位不清，胎心音减慢或消失，破膜时出现血性羊水，阴道出血量与贫血程度不成正比

严密观察患者神志、面色、皮肤、黏膜，动态监测体温、脉搏、呼吸、血压及血氧饱和度等生命体征。观察腹痛的性质、子宫张力、子宫底高度、羊水性状，注意阴道流血量、性质、颜色及血液是否凝固，穿刺点有无出血，及时发现DIC早期征象，防止并发症发生

迅速行床边B超检查，判断早剥及宫腔内出血程度，积极采取应对护理措施，绝对卧床休息，避免突然变换体位，尽量减少增加腹压的动作，一切检查及护理操作动作应轻柔

给氧吸入，迅速开通静脉通道，及时补充血容量，止血和输血同时进行，积极配合医师及时送检血液标本，进行相关的实验室检查

持续胎心监护，及早发现胎儿窘迫，做好术前准备及新生儿窒息的抢救准备，选择剖宫产迅速终止妊娠

【并发症护理】

1. 产后出血

产后出血

- 胎盘早剥发生子宫胎盘卒中时可影响子宫肌层收缩致产后出血。一旦确诊胎盘早剥，无论采取何种分娩方式，首先建立两条静脉通道，使用留置针，做好输血、输液准备

- 在胎肩娩出后，立即给予缩宫素 10U 缓慢静脉注射或米索前列醇 400μg 塞肛，然后将缩宫素 20U 加入 5% 葡萄糖液 500ml 静脉滴注，以维持子宫处于良好收缩状态

- 排空膀胱，持续按摩子宫，协助尽快娩出胎盘，正确评估阴道出血量，产后或术后 2 小时内每 15~30 分钟按摩子宫 1 次，观察宫底高度，子宫收缩情况，有无活动性阴道流血

- 持续心电监护，严密监测患者神志、血压、脉搏、呼吸、血氧饱和度的变化，并做好记录

- 必要时行宫腔填塞，若出血难以控制，生命体征有改变，严重威胁产妇生命，可行子宫切除术

2. 凝血功能障碍

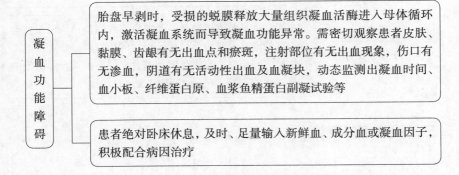

凝血功能障碍

- 胎盘早剥时，受损的蜕膜释放大量组织凝血活酶进入母体循环内，激活凝血系统而导致凝血功能异常。需密切观察患者皮肤、黏膜、齿龈有无出血点和瘀斑，注射部位有无出血现象，伤口有无渗血，阴道有无活动性出血及血凝块，动态监测出凝血时间、血小板、纤维蛋白原、血浆鱼精蛋白副凝试验等

- 患者绝对卧床休息，及时、足量输入新鲜血、成分血或凝血因子，积极配合病因治疗

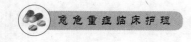

3. 肾衰竭

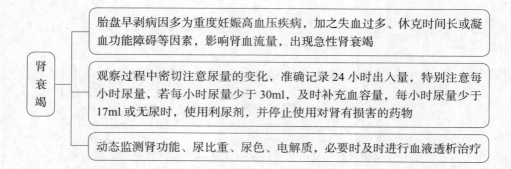

肾衰竭	胎盘早剥病因多为重度妊娠高血压疾病，加之失血过多、休克时间长或凝血功能障碍等因素，影响肾血流量，出现急性肾衰竭
	观察过程中密切注意尿量的变化，准确记录 24 小时出入量，特别注意每小时尿量，若每小时尿量少于 30ml，及时补充血容量，每小时尿量少于 17ml 或无尿时，使用利尿剂，并停止使用对肾有损害的药物
	动态监测肾功能、尿比重、尿色、电解质，必要时及时进行血液透析治疗

【健康指导】

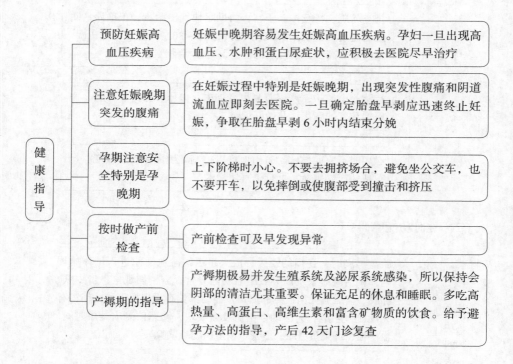

健康指导	预防妊娠高血压疾病	妊娠中晚期容易发生妊娠高血压疾病。孕妇一旦出现高血压、水肿和蛋白尿症状，应积极去医院尽早治疗
	注意妊娠晚期突发的腹痛	在妊娠过程中特别是妊娠晚期，出现突发性腹痛和阴道流血应即刻去医院。一旦确定胎盘早剥应迅速终止妊娠，争取在胎盘早剥 6 小时内结束分娩
	孕期注意安全特别是孕晚期	上下阶梯时小心。不要去拥挤场合，避免坐公交车，也不要开车，以免摔倒或使腹部受到撞击和挤压
	按时做产前检查	产前检查可及早发现异常
	产褥期的指导	产褥期极易并发生殖系统及泌尿系统感染，所以保持会阴部的清洁尤其重要。保证充足的休息和睡眠。多吃高热量、高蛋白、高维生素和富含矿物质的饮食。给予避孕方法的指导，产后 42 天门诊复查

三、胎儿宫内窘迫

胎儿在宫内有缺氧征象危及胎儿健康和生命者称为胎儿宫内窘迫。胎儿宫内窘迫是一种综合症状，是当前剖宫产的主要适应证之一。胎儿窘迫主要发生在临产过程，也可发生在妊娠后期。发生在临产过程者可以是发生在妊娠后期的延续和加重。胎儿窘迫的基本病生理变化是缺血缺氧引起的一系列变化。

【一般护理】

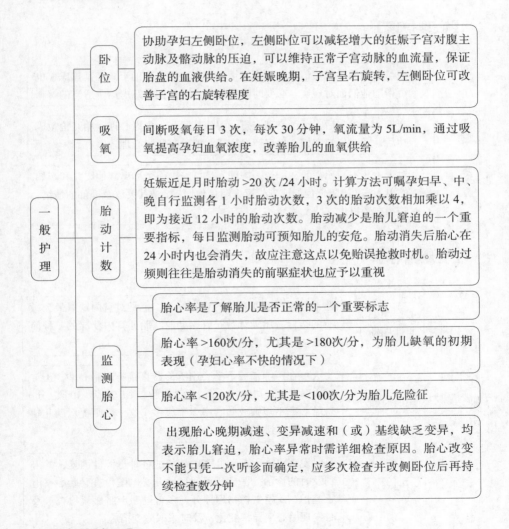

【症状护理】

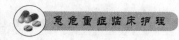

症状护理

宫口开全胎先露部已达坐骨棘平面以下 3cm 者，应尽快助产经阴道娩出胎儿

术前准备对已确诊胎儿宫内窘迫行剖宫产手术的患者，应积极做好术前准备

除准备好必备的器械药品外，应通知医师做好相应的抢救准备。检查吸痰器、氧气管是否通畅，准备新生儿专用插管、新生儿给氧面罩、呼吸气囊、脐带穿刺针等。抢救药品包括肾上腺素、纳洛酮、碳酸氢钠、维生素 K 等

【心理护理】

心理护理

向孕产妇提供相关信息，将真实情况告之夫妇，有助于减轻其焦虑，也可帮助他们面对现实。必要时陪伴他们，对他们的疑虑给予适当的解释

产妇入手术室后，给予心理安慰，解除其紧张、焦虑心理。胎儿抢救成功后，及时告知产妇，稳定产妇情绪，消除其紧张心理

对于胎儿不幸死亡的父母亲，护理人员可安排一个远离其他婴儿和产妇的单人房间，陪伴他们或安排家人陪伴他们。接纳其哭泣及抑郁的情绪，陪伴在旁提供支持及关怀

【健康指导】

健康指导

教会孕妇自测胎动

胎动是表明胎儿存活的良好标志，也是对宫内缺氧最为敏感的指标。胎动计数是妊娠期监测胎儿宫内状况的一种简便方法，可长期使用

胎心监测

丈夫可在医师指导下学会用听诊器直接听取胎心率，正常胎心率为 120～160 次/分，胎动时胎心率应增快 >10 次/分。若胎心率不规则或胎心率少于或多于这个数则提示胎儿缺氧，应及时到医院就诊

定期产检

及时发现可能引起胎儿宫内缺氧的各种母源性因素，并得到及时的诊治。医师还可通过胎儿心电图检查、胎心率电子监护、B 超生物物理评分、多普勒超声脐血流检查等及时发现胎心率异常变化，及时采取应变措施

四、妊娠子痫

妊娠子痫是指孕妇妊娠晚期或临产时或临产后，出现抽搐发作，或伴昏迷。典型子痫发作表现为眼球固定，瞳孔放大，瞬即头歪向一侧，牙关紧闭，继而口角及面部肌肉颤动，数秒后全身及四肢肌肉强直（背侧强于腹侧），双手紧握，双臂伸直。妊娠子痫是由先兆子痫症状和体征加剧发展而来的。子痫可发生于妊娠期、分娩期或产后 24 小时内，被分别称为产前子痫、产时子痫和产后子痫，是产科四大死亡原因之一。一旦发生，母婴并发症及死亡率明显增加，故应特别重视，紧急处理。

【术前护理】

1. 专人护理

专人护理

将患者安置于单人暗室，保持室内空气新鲜、流通，避免一切外来的声、光刺激，医护活动尽量相对集中、动作轻柔，避免因外部刺激而诱发抽搐。绝对安静，限制探视以防干扰休息

严密监测血压、脉搏、呼吸，按时测量体温，留置尿管，记录 24 小时液体出入量。严密观察病情，注意抽搐持续、间歇时间及次数，昏迷持续时间，注意各种并发症的出现，及时报告，认真记录观察结果及治疗经过，及时书写护理记录

为防止抽搐及昏迷的患者从床上摔下，需加用床档；有活动假牙需取出，牙关紧闭者，应于上下臼齿之间放置一只缠好纱布的压舌板，以防咬伤唇舌，同时备齐抢救药品和物品，如氧气、吸痰器、子痫护理盘等

遵医嘱给予镇静、控制抽搐、解痉、降压、纠正酸中毒等处理。分娩方式应根据母婴的具体情况而定，控制抽搐后行剖宫产手术结束妊娠或在严密监护下经阴道分娩

协助医师控制抽搐：患者一旦发生抽搐，应尽快控制。硫酸镁为首选药物，必要时可使用强有力的镇静药物

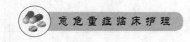

2．呼吸道的护理

保持呼吸道通畅，避免分泌物阻塞气道，发生窒息。对昏迷未清醒者禁食、禁水，以防误吸而致吸入性肺炎。特别注意观察瞳孔大小，对光反射，四肢运动情况，及早发现脑出血、肺水肿、心力衰竭、肾衰竭、胎盘早剥等并发症。

3．硫酸镁的用药护理

硫酸镁的治疗浓度和中毒浓度相近，所以每次用药前和用药期间，均应检测以下指标：膝腱反射必须存在；呼吸每分钟不少于 16 次；尿量每小时不少于 25ml。治疗时需要备好 20ml 注射器、解毒剂、10% 葡萄糖酸钙注射液等物品。因钙离子可与镁离子争夺神经细胞上的同一受体，阻止镁离子的继续结合，从而防止中毒反应进一步加重。10% 葡萄糖酸钙注射液 10ml 在静脉注射时宜在 3 分钟以上推完，必要时可每小时重复 1 次，直至呼吸、排尿和神经抑制恢复正常，但 24 小时内不超过 8 次。

4．为终止妊娠做好准备

严密观察胎心、宫缩等情况。子痫发作者往往在抽搐时临产，应严密观察及时发现产兆，并做好母子抢救准备。如经治疗病情得以控制仍未临产者，应在孕妇清醒后 24 ~ 48 小时内引产，或子痫患者经药物控制后 6 ~ 12 小时，需考虑终止妊娠。护士应做好终止妊娠的准备。

5．剖宫产术前护理

做好各种检查，如血常规、血型、凝血四项、肝肾功能、术前四项、尿常规、24 小时尿蛋白测定，备血、备皮，建立两条静脉通道以静脉留置针为宜，以备急用。

【术后护理】

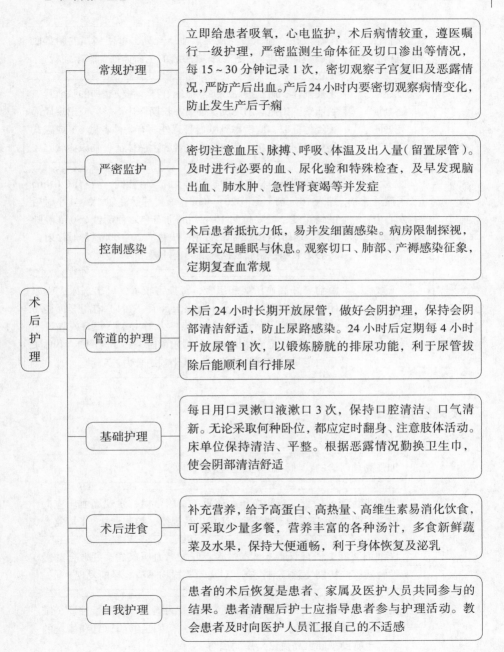

常规护理
立即给患者吸氧，心电监护，术后病情较重，遵医嘱行一级护理，严密监测生命体征及切口渗出等情况，每 15～30 分钟记录 1 次，密切观察子宫复旧及恶露情况，严防产后出血。产后 24 小时内要密切观察病情变化，防止发生产后子痫

严密监护
密切注意血压、脉搏、呼吸、体温及出入量（留置尿管）。及时进行必要的血、尿化验和特殊检查，及早发现脑出血、肺水肿、急性肾衰竭等并发症

控制感染
术后患者抵抗力低，易并发细菌感染。病房限制探视，保证充足睡眠与休息。观察切口、肺部、产褥感染征象，定期复查血常规

管道的护理
术后 24 小时长期开放尿管，做好会阴护理，保持会阴部清洁舒适，防止尿路感染。24 小时后定期每 4 小时开放尿管 1 次，以锻炼膀胱的排尿功能，利于尿管拔除后能顺利自行排尿

基础护理
每日用口灵漱口液漱口 3 次，保持口腔清洁、口气清新。无论采取何种卧位，都应定时翻身、注意肢体活动。床单位保持清洁、平整。根据恶露情况勤换卫生巾，使会阴部清洁舒适

术后进食
补充营养，给予高蛋白、高热量、高维生素易消化饮食，可采取少量多餐，营养丰富的各种汤汁，多食新鲜蔬菜及水果，保持大便通畅，利于身体恢复及泌乳

自我护理
患者的术后恢复是患者、家属及医护人员共同参与的结果。患者清醒后护士应指导患者参与护理活动。教会患者及时向医护人员汇报自己的不适感

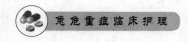

【并发症护理】

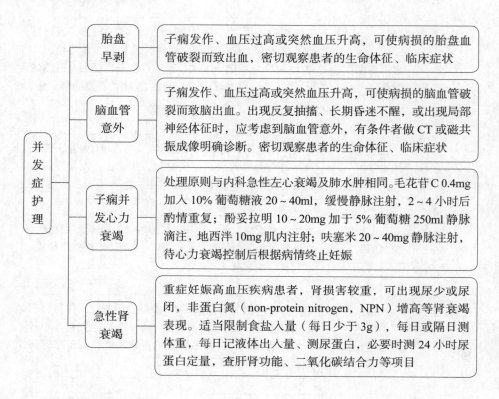

并发症护理		
	胎盘早剥	子痫发作、血压过高或突然血压升高，可使病损的胎盘血管破裂而致出血，密切观察患者的生命体征、临床症状
	脑血管意外	子痫发作、血压过高或突然血压升高，可使病损的脑血管破裂而致脑出血。出现反复抽搐、长期昏迷不醒，或出现局部神经体征时，应考虑到脑血管意外，有条件者做 CT 或磁共振成像明确诊断。密切观察患者的生命体征、临床症状
	子痫并发心力衰竭	处理原则与内科急性左心衰竭及肺水肿相同。毛花苷 C 0.4mg 加入 10% 葡萄糖液 20～40ml，缓慢静脉注射，2～4 小时后酌情重复；酚妥拉明 10～20mg 加于 5% 葡萄糖 250ml 静脉滴注，地西泮 10mg 肌内注射；呋塞米 20～40mg 静脉注射，待心力衰竭控制后根据病情终止妊娠
	急性肾衰竭	重症妊娠高血压疾病患者，肾损害较重，可出现尿少或尿闭，非蛋白氮（non-protein nitrogen，NPN）增高等肾衰竭表现。适当限制食盐入量（每日少于 3g），每日或隔日测体重，每日记液体出入量、测尿蛋白，必要时测 24 小时尿蛋白定量，查肝肾功能、二氧化碳结合力等项目

【健康指导】

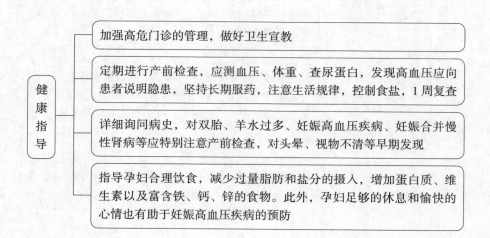

健康指导	
	加强高危门诊的管理，做好卫生宣教
	定期进行产前检查，应测血压、体重、查尿蛋白，发现高血压应向患者说明隐患，坚持长期服药，注意生活规律，控制食盐，1 周复查
	详细询问病史，对双胎、羊水过多、妊娠高血压疾病、妊娠合并慢性肾病等应特别注意产前检查，对头晕、视物不清等早期发现
	指导孕妇合理饮食，减少过量脂肪和盐分的摄入，增加蛋白质、维生素以及富含铁、钙、锌的食物。此外，孕妇足够的休息和愉快的心情也有助于妊娠高血压疾病的预防

第四节　妊娠期急危重并发症

一、妊娠期合并心力衰竭

妊娠合并心脏病是产科严重的合并症，是孕产妇死亡的主要原因，发病率为 0.5% ~ 1.5%。由于妊娠，子宫增大，血容量增多，加重了心脏负担，分娩时子宫及全身骨骼肌收缩使大量血液涌向心脏，产后循环血量的增加，均易使有病变的心脏发生心力衰竭。

【一般护理】

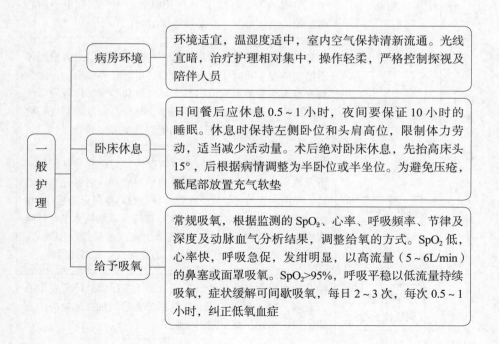

一般护理

- 病房环境：环境适宜，温湿度适中，室内空气保持清新流通。光线宜暗，治疗护理相对集中，操作轻柔，严格控制探视及陪伴人员

- 卧床休息：日间餐后应休息 0.5 ~ 1 小时，夜间要保证 10 小时的睡眠。休息时保持左侧卧位和头肩高位，限制体力劳动，适当减少活动量。术后绝对卧床休息，先抬高床头 15°，后根据病情调整为半卧位或半坐位。为避免压疮，骶尾部放置充气软垫

- 给予吸氧：常规吸氧，根据监测的 SpO_2、心率、呼吸频率、节律及深度及动脉血气分析结果，调整给氧的方式。SpO_2 低，心率快，呼吸急促，发绀明显，以高流量（5 ~ 6L/min）的鼻塞或面罩吸氧。$SpO_2 > 95\%$，呼吸平稳以低流量持续吸氧，症状缓解可间歇吸氧，每日 2 ~ 3 次，每次 0.5 ~ 1 小时，纠正低氧血症

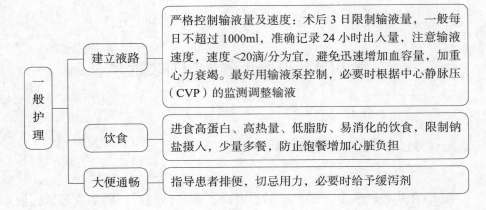

一般护理	建立液路	严格控制输液量及速度：术后 3 日限制输液量，一般每日不超过 1000ml，准确记录 24 小时出入量，注意输液速度，速度 <20滴/分为宜，避免迅速增加血容量，加重心力衰竭。最好用输液泵控制，必要时根据中心静脉压（CVP）的监测调整输液
	饮食	进食高蛋白、高热量、低脂肪、易消化的饮食，限制钠盐摄入，少量多餐，防止饱餐增加心脏负担
	大便通畅	指导患者排便，切忌用力，必要时给予缓泻剂

【症状护理】

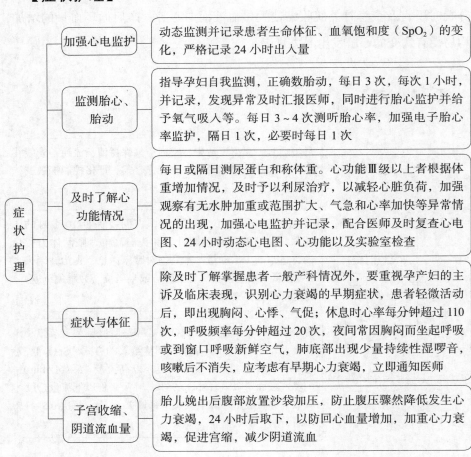

症状护理	加强心电监护	动态监测并记录患者生命体征、血氧饱和度（SpO_2）的变化，严格记录 24 小时出入量
	监测胎心、胎动	指导孕妇自我监测，正确数胎动，每日 3 次，每次 1 小时，并记录，发现异常及时汇报医师，同时进行胎心监护并给予氧气吸入等。每日 3~4 次测听胎心率，加强电子胎心率监护，隔日 1 次，必要时每日 1 次
	及时了解心功能情况	每日或隔日测尿蛋白和称体重。心功能Ⅲ级以上者根据体重增加情况，及时予以利尿治疗，以减轻心脏负荷，加强观察有无水肿加重或范围扩大、气急和心率加快等异常情况的出现，加强心电监护并记录，配合医师及时复查心电图、24 小时动态心电图、心功能以及实验室检查
	症状与体征	除及时了解掌握患者一般产科情况外，要重视孕产妇的主诉及临床表现，识别心力衰竭的早期症状，患者轻微活动后，即出现胸闷、心悸、气促；休息时心率每分钟超过 110 次，呼吸频率每分钟超过 20 次，夜间常因胸闷而坐起呼吸或到窗口呼吸新鲜空气，肺底部出现少量持续性湿啰音，咳嗽后不消失，应考虑有早期心力衰竭，立即通知医师
	子宫收缩、阴道流血量	胎儿娩出后腹部放置沙袋加压，防止腹压骤然降低发生心力衰竭，24 小时后取下，以防回心血量增加，加重心力衰竭，促进宫缩，减少阴道流血

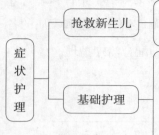

症状护理
├─ 抢救新生儿 ── 心脏病患者胎儿生长受限，早产、新生儿窒息的发生率高，应加强胎儿监护，做好抢救药物、物品的准备
└─ 基础护理 ── 术后观察体温、手术切口的变化，遵医嘱合理使用抗生素。注意保暖。留置导尿者，保持尿管通畅，用 5% 碘伏棉球每日 2 次清洁会阴。心功能 Ⅲ 级以上患者术后不宜哺乳，应尽早于乳房局部中药外敷回奶，不宜应用雌激素类药物，以免发生水钠潴留

【并发症护理】

急性心力衰竭的紧急处理。

并发症护理
├─ 患者取坐位，并注意下垂下肢，以增加外周血管阻力减少呼吸困难，通过妊娠子宫部分压迫下腔静脉进一步减少回心血量
├─ 及时予以大流量的氧气吸入，咳粉红色泡沫痰者给予 50% 酒精湿化氧气吸入
├─ 多功能心电监护及时连接，了解心律变异、心率、氧饱和度和血压情况；必要时安置测试中心静脉压
├─ 注意调节补液滴速的控制，用输液泵及时控制，减轻心脏前负荷，增加心搏出量
├─ 一般常将利尿剂、洋地黄和血管扩张剂视为治疗心力衰竭的"三大法宝"。根据医嘱应用药物
├─ 一定情况下应用四肢轮流结扎法，以减少静脉回心血量，减轻心脏负担
└─ 及时了解胎儿胎心情况，了解胎儿宫内变化情况，在提高孕产妇的安全系数的同时，尽可能降低围生儿的死亡率，且随时做好剖宫产的术前准备工作

【心理护理】

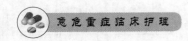

护士要运用沟通技巧，向患者介绍治疗成功的病例等给予精神安慰，并向孕妇说明用药的目的，教会她们配合方法，同时耐心解答患者和家属的各种疑问，以消除不良心理因素，减轻心理负担，主动配合治疗护理。

【健康指导】

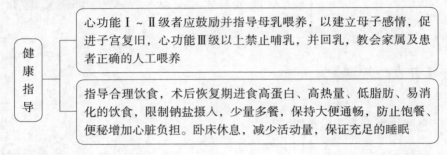

健康指导 ── 心功能Ⅰ～Ⅱ级者应鼓励并指导母乳喂养，以建立母子感情，促进子宫复旧，心功能Ⅲ级以上禁止哺乳，并回乳，教会家属及患者正确的人工喂养

指导合理饮食，术后恢复期进食高蛋白、高热量、低脂肪、易消化的饮食，限制钠盐摄入，少量多餐，保持大便通畅，防止饱餐、便秘增加心脏负担。卧床休息，减少活动量，保证充足的睡眠

二、妊娠期合并酮症酸中毒

妊娠合并糖尿病并发酮症酸中毒（DKA），是一种可危及孕妇、胎儿生命的产科严重合并症。DKA 发病主要原因为糖尿病患者胰岛素绝对或相对不足，糖代谢紊乱加重，出现脂肪分解加速，经过肝氧化形成酮体，在血中积聚而发生代谢性酸中毒。

【一般护理】

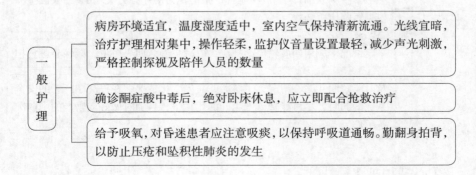

一般护理 ── 病房环境适宜，温度湿度适中，室内空气保持清新流通。光线宜暗，治疗护理相对集中，操作轻柔，监护仪音量设置最轻，减少声光刺激，严格控制探视及陪伴人员的数量

确诊酮症酸中毒后，绝对卧床休息，应立即配合抢救治疗

给予吸氧，对昏迷患者应注意吸痰，以保持呼吸道通畅。勤翻身拍背，以防止压疮和坠积性肺炎的发生

一般护理

注意保暖，及时建立两路静脉通路，一路确保输液量及抗生素的输入，另一路维持小剂量胰岛素的静脉滴注。纠正水电解质及酸碱平衡失调，纠正酮症症状

注意口腔卫生，做好口腔护理，避免口腔内细菌繁殖引起感染

预防感染必须做好皮肤护理，保持皮肤清洁，预防压疮和继发感染，应保持外阴部的清洁

患者应严格禁食，待昏迷缓解后改糖尿病半流质饮食或糖尿病饮食

及时采血送检，及时准确执行医嘱

准确记录 24 小时出入量，防止严重脱水及肾衰竭的发生

【症状护理】

症状护理

严密观察血压、心率、呼吸、体温、神志、血糖、尿量、尿糖、尿酮体、血气分析及电解质。每 1 小时测血压、呼吸、脉搏 1 次；每 2 小时查尿糖和尿酮体 1 次，2～4 小时查血糖及电解质 1 次

对昏迷患者应注意吸痰，以保持呼吸道通畅。勤翻身拍背，以防止压疮和坠积性肺炎的发生。胃扩张者插胃管，尿潴留者插导尿管

遵医嘱应用胰岛素。小剂量胰岛素应用时抽吸剂量要正确，以减少低血糖、低血钾、脑水肿的发生

神经病变的护理：控制糖尿病，应用大量维生素 B，局部按摩及理疗，对皮肤感觉消失者应注意防止损伤

血管病变的护理：除按糖尿病一般护理外，根据不同部位或器官的血管病变进行护理

糖尿病酮症酸中毒昏迷前先兆突出表现为：疲倦、明显厌食、恶心、呕吐、极度口渴、尿量显著多于平时；头晕、头痛、表情淡漠、嗜睡、烦躁；呼吸加深加快，呼出气体中带有烂苹果味。病情恶化则尿量减少，皮肤干燥，眼球下陷，脉搏细弱快速而且不规整，血压下降，四肢冰冷。少数出现腹部剧痛

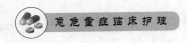

【心理护理】

反复耐心地向患者及其家属解释妊娠合并糖尿病的相互影响，关心体贴患者，建立良好的护患关系。指导家属给予产妇更多的生活照顾及心理支持，减少负性事件的刺激，保持情绪稳定，乐观面对疾病。树立战胜疾病、顺利分娩的信心。同时还要安慰终止妊娠患者的家属，以减轻他们失去胎儿的痛苦。

【健康指导】

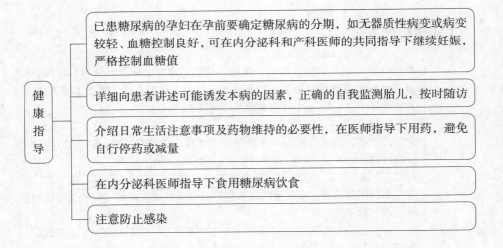

健康指导

- 已患糖尿病的孕妇在孕前要确定糖尿病的分期，如无器质性病变或病变较轻、血糖控制良好，可在内分泌科和产科医师的共同指导下继续妊娠，严格控制血糖值
- 详细向患者讲述可能诱发本病的因素，正确的自我监测胎儿，按时随访
- 介绍日常生活注意事项及药物维持的必要性，在医师指导下用药，避免自行停药或减量
- 在内分泌科医师指导下食用糖尿病饮食
- 注意防止感染

三、妊娠期合并急性肝炎

病毒性肝炎是妊娠妇女肝病和黄疸最常见的原因。目前已经确认的肝炎病毒有 5 种：甲型（HAV）、乙型（HBV）、丙（HCV）、丁型（HDV）及戊型（HEV）。妊娠的任何时期都有被肝炎病毒感染的可能，其中乙型肝炎病毒感染最常见。在妊娠这一特殊的生理时期，肝炎不仅使病情复杂化，也对胎儿产生一定的影响。重症肝炎仍是我国孕产妇死亡的主要原因之一。

【一般护理】

一般护理

室内外环境宜幽静，光线柔和，室内空气新鲜，温湿度适宜。病情稳定后，可听轻音乐，到阳台上欣赏花草，利于身体的康复

卧床休息，静心养病。静卧可增加肝的血流量，促使受损的肝得以恢复

限制蛋白质及脂肪类食物摄入，以糖和高热量、高维生素、易消化清淡饮食为主，禁烟酒。腹水患者低盐饮食，控制每次进食量，少食多餐

卧床期间，每日用温湿毛巾擦洗皮肤，早晚和每次饭后清洗口腔

床上被褥应柔软平整，清洁干燥。定时翻身，按摩肢体，防止压疮

多喝白开水，每日喝水 1500～2000ml，利尿，加速代谢

严格消毒隔离措施，患者用物应定期紫外线照射后，再用 2‰～4‰过氧乙酸浸泡，护理患者后需用 1‰过氧乙酸浸泡双手 5 分钟后再护理新患者

应给予多种维生素，饮食应低脂、少量多餐、富于铁质、钙质，增加营养，防止贫血及其他并发症

【症状护理】

症状护理

密切观察呼吸、血压，注意尿量、意识等情况

观察肝昏迷的早期表现。观察精神、神经症状的改变，如情绪异常，睡眠规律失调，白天嗜睡、多言多语、烦躁不安等。有的患者行为异常，如在病房内无目的地往返走动、随地大小便、跑错病室、认错床位，或出现记忆力、定向力、计算力减退，甚至视物模糊不清等情况。如发现上述症状，及时汇报医师，给予抗肝昏迷药物治疗

观察脑水肿的早期表现。主要是注重患者的头痛、呕吐、脉搏缓慢、血压升高、呼吸深慢、瞳孔变化等。如有异常表现，及时报告医师

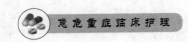

注重观察出血倾向，凡凝血酶原时间大于 12 秒的患者，应严格注重有无齿龈出血、鼻出血，注重针眼处渗血、皮肤瘀斑等，同时观察患者的呕吐物及排泄物性质、颜色和量的变化。若有出血倾向，及早使用止血剂，必要时给予小量输血

观察黄疸的变化。患者黄疸的深浅变化也是病情好转与恶化的标志之一

症状护理

观察腹水进展情况。定时测量腹围、体重，准确记录 24 小时液体进出量，同时防止肝肾综合征的发生

注重观察药物不良反应

若患者频繁出现恶心呕吐，可进行静脉输液治疗，滴速不可过快，不可自行调节滴速，以免发生肺水肿或脑水肿

【心理护理】

心理护理

向患者及家属讲述肝炎的一些基本知识，提高自身对疾病的认识

讲述肝炎知识的同时讲解分娩知识，分散其注意力，使其保持愉快的心情去迎接新生命，懂得如何呵护婴儿，呵护自己

妊娠期的患者会加重心理负担，担心自己的孩子受到影响。应给予患者更多的关心和保护，让她们树立信心，相信自己，相信医院

【健康指导】

健康指导

加强卫生宣传，注意环境卫生和个人卫生，发现肝炎患者，要严格隔离

对有肝炎接触史的孕妇，及早注射丙种球蛋白或胎盘球蛋白

对有黄疸的孕妇，应详细检查、及早确诊、及时隔离和治疗

饮食应低脂、富于蛋白质、糖类、维生素、铁质、钙质、少量多餐，增加营养，防止贫血及其他并发症

四、妊娠期合并甲状腺功能亢进症

妊娠合并甲状腺功能亢进症（甲亢）是仅次于妊娠期糖尿病引起孕妇及胎儿病死率升高的主要原因。甲亢和妊娠可相互影响，如不及时控制，容易引起流产、早产、死胎、胎儿宫内发育迟缓、新生儿死亡率增高；同时，妊娠又加重甲亢患者心血管负担，精神刺激、分娩、手术、产后感染等，易导致甲状腺素突然大量释放，使症状急速恶化，发生甲状腺危象；另外，孕妇甲状腺功能亢进和药物治疗也可能导致新生儿出现甲亢、甲状腺功能减退症（甲减）等，严重地危害了母婴健康。

【一般护理】

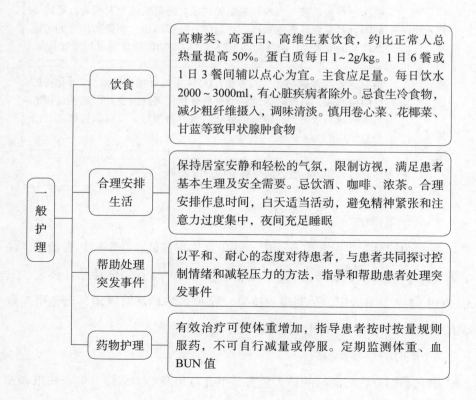

一般护理

饮食：高糖类、高蛋白、高维生素饮食，约比正常人总热量提高 50%。蛋白质每日 1~2g/kg。1 日 6 餐或 1 日 3 餐间辅以点心为宜。主食应足量。每日饮水 2000~3000ml，有心脏疾病者除外。忌食生冷食物，减少粗纤维摄入，调味清淡。慎用卷心菜、花椰菜、甘蓝等致甲状腺肿食物

合理安排生活：保持居室安静和轻松的气氛，限制访视，满足患者基本生理及安全需要。忌饮酒、咖啡、浓茶。合理安排作息时间，白天适当活动，避免精神紧张和注意力过度集中，夜间充足睡眠

帮助处理突发事件：以平和、耐心的态度对待患者，与患者共同探讨控制情绪和减轻压力的方法，指导和帮助患者处理突发事件

药物护理：有效治疗可使体重增加，指导患者按时按量规则服药，不可自行减量或停服。定期监测体重、血 BUN 值

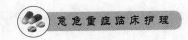

【症状护理】

1. 病情监测

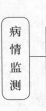

病情监测

> 原有甲亢症状加重，出现严重乏力、烦躁、发热（39℃以上）、多汗、心悸、心率达 120 次/分以上，伴纳减、恶心、腹泻等应警惕发生甲亢危象

> 甲亢危象紧急护理措施：保证病室环境安静；严格按规定的时间和剂量给予抢救药物；密切观察生命体征和意识状态并记录；昏迷者加强皮肤、口腔护理，定时翻身，以预防压疮、肺炎的发生

2. 指导患者保护眼睛

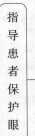

指导患者保护眼睛

> 戴深色眼镜，减少光线和灰尘的刺激。睡前涂抗生素眼膏，眼睑不能闭合者覆盖纱布或眼罩，将角膜、结膜损伤、感染和溃疡的可能性降至最低限度。眼睛勿向上凝视，以免加剧眼球突出和诱发斜视

> 指导患者减轻眼部症状的方法：0.5% 甲基纤维素或 0.5% 氢化可的松溶液滴眼，可减轻眼睛局部刺激症状；高枕卧位和限制钠盐摄入可减轻球后水肿，改善眼部症状；每日做眼球运动以锻炼眼肌，改善眼肌功能

> 定期眼科角膜检查以防角膜溃疡造成失明

3. 孕产期护理

甲亢孕妇易发生胎儿生长受限，新生儿体重偏低，孕期应加强监护。注意宫高、腹围的增长，每 1～2 个月进行胎儿超声检查，估计胎儿体重。发现 FGR 时应住院治疗。孕期避免感染、精神刺激和情绪波动，避免甲亢危象的发生。妊娠 37～38 周入院监护，并决定分娩方式。

4. 产时的观察及护理

甲亢孕妇分娩时面临的最大危害是甲亢危象及心力衰竭，应告知患者及

家属：鉴于孕妇和胎儿状况，经阴道试产可能发生较大风险。剖宫产终止妊娠相对安全，可降低上述风险。经患者及家属同意，决定剖宫产终止妊娠。

5．剖宫产术前的观察及护理

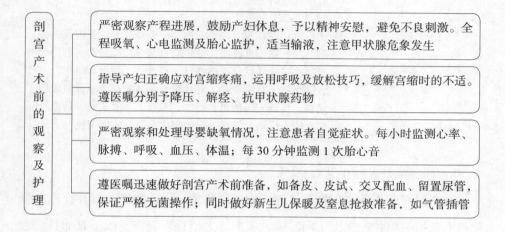

剖宫产术前的观察及护理
- 严密观察产程进展，鼓励产妇休息，予以精神安慰，避免不良刺激。全程吸氧、心电监测及胎心监护，适当输液，注意甲状腺危象发生
- 指导产妇正确应对宫缩疼痛，运用呼吸及放松技巧，缓解宫缩时的不适。遵医嘱分别予降压、解痉、抗甲状腺药物
- 严密观察和处理母婴缺氧情况，注意患者自觉症状。每小时监测心率、脉搏、呼吸、血压、体温；每30分钟监测1次胎心音
- 遵医嘱迅速做好剖宫产术前准备，如备皮、皮试、交叉配血、留置尿管，保证严格无菌操作；同时做好新生儿保暖及窒息抢救准备，如气管插管

6．剖宫产术中及术后的观察及护理

严密观察母婴情况，配合顺利完成手术过程，同时配合新生儿科医师积极准备新生儿窒息抢救。

7．产后的观察及护理

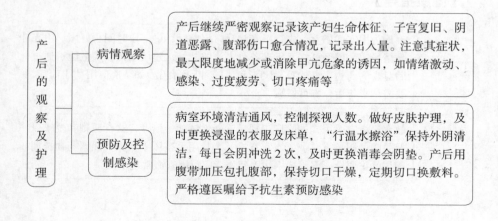

产后的观察及护理
- 病情观察：产后继续严密观察记录该产妇生命体征、子宫复旧、阴道恶露、腹部伤口愈合情况，记录出入量。注意其症状，最大限度地减少或消除甲亢危象的诱因，如情绪激动、感染、过度疲劳、切口疼痛等
- 预防及控制感染：病室环境清洁通风，控制探视人数。做好皮肤护理，及时更换浸湿的衣服及床单，"行温水擦浴"保持外阴清洁，每日会阴冲洗2次，及时更换消毒会阴垫。产后用腹带加压包扎腹部，保持切口干燥，定期切口换敷料。严格遵医嘱给予抗生素预防感染

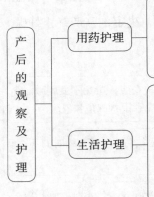

产后的观察及护理	用药护理	按医嘱服药，讲明药物代谢规律，加强抗甲状腺激素药物不良反应观察。该药物常见的不良反应是药物性皮痛、白细胞减少等。观察患者皮肤变化及甲亢症状改善情况，遵医嘱定时复查血常规、肝功能
	生活护理	术后 6 小时禁食，去枕平卧。6 小时后予口腔护理，协助翻身，适当进流质，忌牛奶豆浆等产气食物。肛门排气后改半流质饮食，逐渐过渡到普食。饮食宜清淡，富含高蛋白、高维生素，多食粗纤维新鲜蔬菜，保持大便通畅。保证充足休息和睡眠，术后 6 小时鼓励并协助产妇在床上活动和翻身，保持病房安静，减少探视

8. 指导哺乳及新生儿观察

该产妇产后仍需应用抗甲状腺药物控制病情，因药物能通过乳汁排出引起新生儿甲状腺功能损害，同时哺乳增加体力消耗影响恢复故不宜哺乳。为此，护理人员在产后给患者及家属解释不宜哺乳的原因，帮助指导及提供正确的喂哺方法，讲解人工喂养的注意事项，以便患者及家属出院后能够顺利喂养新生儿。

【健康指导】

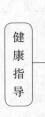

健康指导	确诊为甲亢的妇女，先行甲亢治疗，痊愈后，过一段时间再妊娠。甲亢病情稳定、已经妊娠又不准备行人流的孕妇，建议用无致畸危险、通过胎盘少的药物，如 PTU。不宜行 ^{131}I 诊断及治疗。如孕前应用 ^{131}I 治疗，要避孕半年后，方可妊娠。
	教育患者有关甲亢的临床表现、诊断性试验、治疗、饮食原则和要求以及眼睛的防护方法。上衣宜宽松，严禁用手挤压甲状腺。强调药物长期服用的重要性，服用抗甲状腺药物者应每周查血常规 1 次

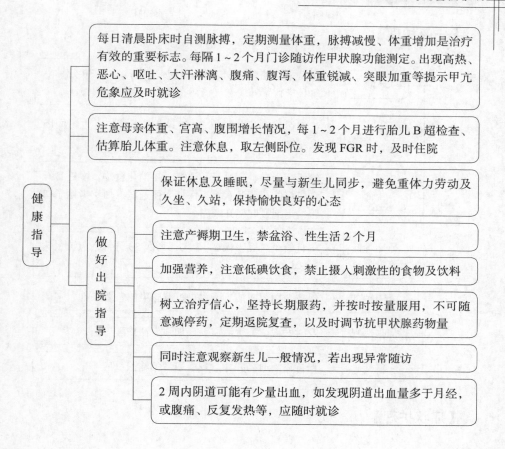

健康指导

├── 每日清晨卧床时自测脉搏，定期测量体重，脉搏减慢、体重增加是治疗有效的重要标志。每隔 1 ~ 2 个月门诊随访作甲状腺功能测定。出现高热、恶心、呕吐、大汗淋漓、腹痛、腹泻、体重锐减、突眼加重等提示甲亢危象应及时就诊

├── 注意母亲体重、宫高、腹围增长情况，每 1 ~ 2 个月进行胎儿 B 超检查、估算胎儿体重。注意休息，取左侧卧位。发现 FGR 时，及时住院

└── 做好出院指导
　　├── 保证休息及睡眠，尽量与新生儿同步，避免重体力劳动及久坐、久站，保持愉快良好的心态
　　├── 注意产褥期卫生，禁盆浴、性生活 2 个月
　　├── 加强营养，注意低碘饮食，禁止摄入刺激性的食物及饮料
　　├── 树立治疗信心，坚持长期服药，并按时按量服用，不可随意减停药，定期返院复查，以及时调节抗甲状腺药物量
　　├── 同时注意观察新生儿一般情况，若出现异常随访
　　└── 2 周内阴道可能有少量出血，如发现阴道出血量多于月经，或腹痛、反复发热等，应随时就诊

第五节　分娩期急危重并发症

一、胎膜早破

胎膜在临产前破裂称胎膜早破，俗称破水。妊娠满 37 周后胎膜早破率为 10%；妊娠不满 37 周的胎膜早破率为 2.0% ~ 3.5%，发生率占分娩总数的 6% ~ 12%。胎膜早破常致早产、围产儿死亡、宫内及产后感染率增高。

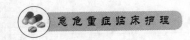

【一般护理】

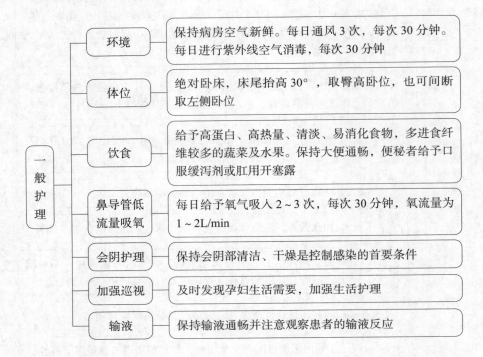

一般护理	环境	保持病房空气新鲜。每日通风3次，每次30分钟。每日进行紫外线空气消毒，每次30分钟
	体位	绝对卧床，床尾抬高30°，取臀高卧位，也可间断取左侧卧位
	饮食	给予高蛋白、高热量、清淡、易消化食物，多进食纤维较多的蔬菜及水果。保持大便通畅，便秘者给予口服缓泻剂或肛用开塞露
	鼻导管低流量吸氧	每日给予氧气吸入2~3次，每次30分钟，氧流量为1~2L/min
	会阴护理	保持会阴部清洁、干燥是控制感染的首要条件
	加强巡视	及时发现孕妇生活需要，加强生活护理
	输液	保持输液通畅并注意观察患者的输液反应

【症状护理】

1. 生命体征监测

胎膜早破孕妇入院后每4小时测量生命体征1次并记录，及时发现异常情况给予处理。因为胎膜早破后，孕妇及胎儿发生感染的机会增加，临床工作中应严密监测生命体征的变化，尤其是体温、脉搏变化。

2. 密切观察宫缩

足月胎膜早破的孕妇大多有自发宫缩，所以对孕妇应观察宫缩开始时间和宫缩的规律性和强度。对无规律性宫缩者，给予静脉滴注催产素，及时终止妊娠。

3. 胎心率的观察

监测胎心率是衡量胎儿在宫内环境状态的一个重要指标。孕妇入院后用胎心监护仪监护 20 ~ 40 分钟并记录。正常胎心率为 120 ~ 160次/分，若胎心率 <120 次/分，考虑胎儿宫内窘迫可能。若胎心率 >160次/分，除有胎儿窘迫发生外，还有并发宫内感染的可能。

4. 自测胎动

胎动是胎儿在母体内的活动，胎动正常是胎儿健康的指标之一。胎动减少是报警信号，提示胎儿缺氧，胎动过频往往是胎动消失的前驱症状。胎动消失后 24 小时内胎心也会消失。教会孕妇自测胎动，使孕妇取左侧卧位，每日晨 8 ~ 9 时、午 1 ~ 2 时、晚 9 ~ 10 时各测 1 小时。3 次计数相加乘 4，便是 12 小时的胎动计数。正常胎动每小时 2 ~ 5 次，12 小时累计胎动数 ≥ 20 次。如果 12 小时计数 <10 次，常提示胎儿宫内窘迫，应给予氧气低流量吸入 30 分钟，以纠正胎儿宫内缺氧症状。

5. 羊水的观察

孕妇入院后严密观察羊水的性状、气味及量。正常羊水清亮，色呈淡黄，混有胎脂。它是胎儿在母体中赖以生存的必要条件之一。它有保护胎儿的作用。足月妊娠时羊水量约 800ml。

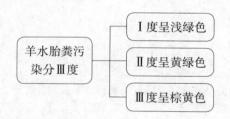

羊水 I ~ II 度粪染，胎心始终良好者，应继续密切监护胎心和宫缩，必要时以胎心监护仪监测胎心和宫缩。减少不必要的肛查和阴道检查。如果无自发宫缩，破膜时间超过 24 小时，应积极终止妊娠。

6. 警惕脐带脱垂的发生

对臀位者或头位高浮者，指导其绝对卧床休息，床上排便。取臀高卧位，严防脐带脱垂。准备好抢救物品，随时抢救。一旦发生脱垂，应立即还纳，同时积极准备手术，尽快结束分娩。

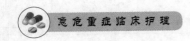

7. 预防感染

避免不必要的肛诊和阴道检查，如做阴道检查应严格无菌操作。密切观察孕妇体温、心率、血白细胞计数及血 CRP。破膜 12 小时以上者应预防性应用抗生素。遵医嘱正确使用抗生素。

8. 抑制宫缩的保胎药物的运用

80%～90% 的患者在破膜后 24 小时自然发动宫缩，如果孕龄小于 37 周，为延长孕龄应适当选用宫缩抑制剂，常用 β_2 受体激动剂沙丁胺醇灵 4.8mg，口服，每日 3 次；25% 硫酸镁 40ml 加入 5% 葡萄糖液 500ml 中静脉滴注，严格控制输液的速度，静脉滴注以第 1 小时滴入 100ml，以后以 80ml/h 的控制速滴入。

【心理护理】

护士应对产妇生理、心理情况进行了解，评估产妇的生理心理状况，对分娩的相关知识进行有的放矢地教育与指导，并在整个产程中给产妇持续的生理、心理、情感支持，最大限度地调动产妇的主观能动性，和医务人员密切配合。

【健康指导】

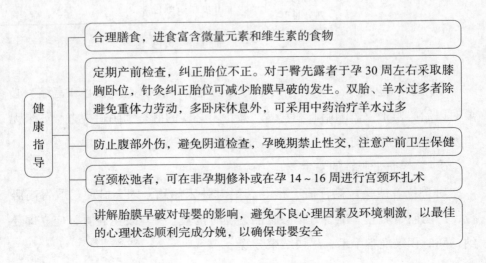

健康指导

- 合理膳食，进食富含微量元素和维生素的食物
- 定期产前检查，纠正胎位不正。对于臀先露者于孕 30 周左右采取膝胸卧位，针灸纠正胎位可减少胎膜早破的发生。双胎、羊水过多者除避免重体力劳动，多卧床休息外，可采用中药治疗羊水过多
- 防止腹部外伤，避免阴道检查，孕晚期禁止性交，注意产前卫生保健
- 宫颈松弛者，可在非孕期修补或在孕 14～16 周进行宫颈环扎术
- 讲解胎膜早破对母婴的影响，避免不良心理因素及环境刺激，以最佳的心理状态顺利完成分娩，以确保母婴安全

二、子宫破裂

子宫体部或子宫下段在妊娠期或分娩期发生破裂称为子宫破裂。多发生在分娩期，与阻塞性分娩、不适当难产手术、滥用宫缩剂、妊娠子宫外伤和子宫手术瘢痕愈合不良等因素有关，个别发生在晚期妊娠。子宫破裂为产科最严重并发症之一，常引起母婴死亡。

【一般护理】

1. 预防子宫破裂的护理

预防子宫破裂的护理
- 建立三级保健网，宣传孕妇保健知识，加强产前检查
- 对有剖宫产史或有子宫手术史者，应在预产期前 2 周住院待产
- 对于缩宫素、前列腺素等子宫收缩剂的使用指征和方法应严格掌握，避免滥用

2. 先兆子宫破裂的护理

先兆子宫破裂的护理
- 注意胎心率的变化。每 10 分钟观察宫缩 1 次，了解下腹有无压痛。观察发现患者宫缩强直、面色改变、呼吸急、脉搏快，及时报告医师给予地西泮 10mg 静脉注射，症状仍无明显改变时，设专人守护
- 在待产时出现宫缩过强产妇下腹部压痛或腹部出现病理性缩复环，应立即报告医师或停止缩宫素引产和一切操作，监测产妇的生命体征，给予宫缩抑制剂、吸氧处理，做好剖宫产的术前准备，做好患者心理护理
- 协助医师向家属交代病情，并获得家属签字同意手术的协议书

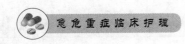

3．子宫破裂患者的护理

一旦确诊子宫破裂，无论胎儿是否存活，均应在抢救的同时尽快手术治疗。严格执行医嘱，密切配合，在抢救的同时迅速做好术前准备。

（1）术前护理

术前护理
- 迅速建立两条有效的静脉通路，静脉选择上肢粗大血管，采用静脉留置套管针。留取血标本，快速配血、备血。根据医嘱快速输入代血浆
- 迅速做好术前准备，尽快通知手术室作好麻醉、抢救准备
- 因患者处于失血性休克状态，为防止出血及加重休克，平稳搬运患者，并保持搬运过程中静脉通畅
- 给予吸氧，保暖。密切观察生命体征及病情变化，观察呼吸频率、面色、口唇，了解缺氧情况有无改善，了解血压、阴道出血、尿量、尿色的变化

（2）术后护理

术后护理
- 术后专人护理，去枕平卧，头偏向一侧，保持呼吸道通畅
- 严密观察生命体征，心电监护，吸氧流量 2L/min
- 观察腹部切口有无渗血、渗液，保持敷料干燥，防止敷料脱落及感染
- 严密观察子宫收缩及阴道流血情况。保持子宫轮廓清晰，收缩良好，阴道流血量少。腹部置沙袋加压
- 保持静脉输液、输血通畅，注意静脉滴速，观察有无输血输液反应。根据医嘱正确用药（宫缩剂、抗生素、补血药）
- 术后 6 小时协助翻身，第 2 日予以半卧位以减轻腹部切口疼痛。术后 10 小时产妇主诉疼痛难耐，给予哌替啶 50mg 肌内注射，并给予必要的解释
- 保持留置导尿引流通畅，防止导管扭曲、折叠及反流，妥善固定引流袋。观察尿量及尿色。48 小时拔除导尿管，鼓励产妇尽早自行排尿

术后护理

未清醒时禁食，6 小时后进流质饮食，肛门排气后给予半流质饮食，肛门排便后，进高蛋白、含铁、清淡易消化食物，多饮水，防止便秘

做好心理护理，针对产妇恐惧、悲观情绪及时疏导，告之引起该病的原因、丧失胎儿的事实，并积极鼓励家属给予心理支持

早晚 2 次生活护理（会阴、导尿管、静脉留置针的护理）保持口腔和皮肤的清洁，做好保护性隔离，严格无菌操作

术后第 1 日即用回奶药，并嘱不挤压乳房，以利回乳

因产妇全麻插管，主诉咳嗽咳痰，教会患者有效咳嗽，自主咳痰。并予以雾化吸入 3 日。注意氧流量的调节（5～10L/min），教会喷雾时吸气、呼气的方法及注意用氧安全。观察症状是否改善好转

保持室内空气新鲜，环境安静、整洁，通风良好。经常更换内衣、床单，预防感冒

鼓励产妇尽早下床活动，活动量逐渐由小到大，促进全身功能恢复

【心理护理】

心理护理

向产妇及家属解释子宫破裂的治疗计划及对再次妊娠的影响

对胎儿已死亡的产妇，要帮助其度过悲伤阶段，倾听产妇诉说心理感受

为产妇提供舒适环境，给予生活上的护理，鼓励其进食，以恢复体力

为产妇提供产褥期休养计划，帮助产妇尽快调整情绪，以适应生活

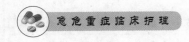

【健康指导】

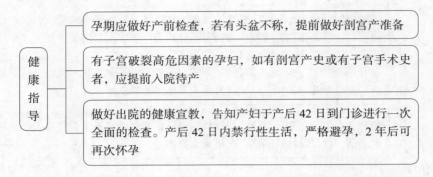

健康指导
- 孕期应做好产前检查，若有头盆不称，提前做好剖宫产准备
- 有子宫破裂高危因素的孕妇，如有剖宫产史或有子宫手术史者，应提前入院待产
- 做好出院的健康宣教，告知产妇于产后 42 日到门诊进行一次全面的检查。产后 42 日内禁行性生活，严格避孕，2 年后可再次怀孕

三、羊水栓塞

羊水栓塞（amniotic fluid embolism，AFE）是指在分娩过程中羊水进入母体血液循环引起的肺栓塞，导致出血、休克和发生血管内凝血等一系列病理改变，是产科的一种少见而危险的并发症。

【一般护理】

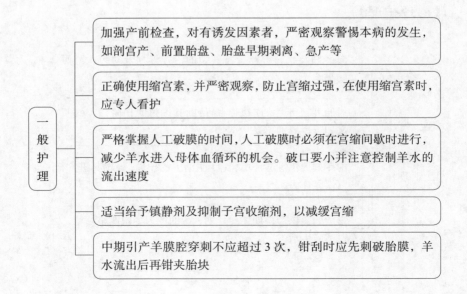

一般护理
- 加强产前检查，对有诱发因素者，严密观察警惕本病的发生，如剖宫产、前置胎盘、胎盘早期剥离、急产等
- 正确使用缩宫素，并严密观察，防止宫缩过强，在使用缩宫素时，应专人看护
- 严格掌握人工破膜的时间，人工破膜时必须在宫缩间歇时进行，减少羊水进入母体血循环的机会。破口要小并注意控制羊水的流出速度
- 适当给予镇静剂及抑制子宫收缩剂，以减缓宫缩
- 中期引产羊膜腔穿刺不应超过 3 次，钳刮时应先刺破胎膜，羊水流出后再钳夹胎块

【急症护理】

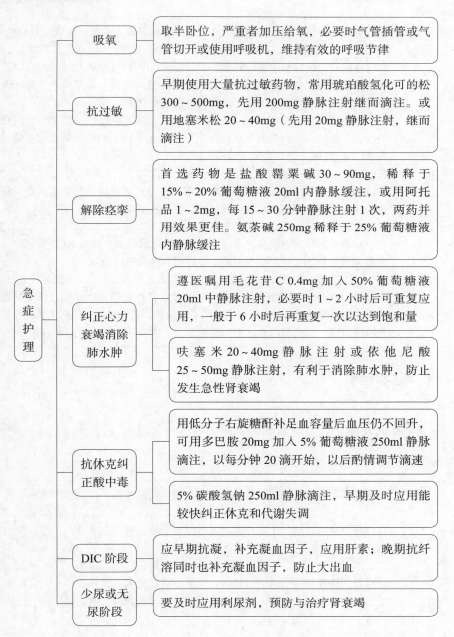

急症护理	吸氧	取半卧位，严重者加压给氧，必要时气管插管或气管切开或使用呼吸机，维持有效的呼吸节律
	抗过敏	早期使用大量抗过敏药物，常用琥珀酸氢化可的松300～500mg，先用200mg静脉注射继而滴注。或用地塞米松20～40mg（先用20mg静脉注射，继而滴注）
	解除痉挛	首选药物是盐酸罂粟碱30～90mg，稀释于15%～20%葡萄糖液20ml内静脉缓注，或用阿托品1～2mg，每15～30分钟静脉注射1次，两药并用效果更佳。氨茶碱250mg稀释于25%葡萄糖液内静脉缓注
	纠正心力衰竭消除肺水肿	遵医嘱用毛花苷C 0.4mg加入50%葡萄糖液20ml中静脉注射，必要时1～2小时后可重复应用，一般于6小时后再重复一次以达到饱和量
		呋塞米20～40mg静脉注射或依他尼酸25～50mg静脉注射，有利于消除肺水肿，防止发生急性肾衰竭
	抗休克纠正酸中毒	用低分子右旋糖酐补足血容量后血压仍不回升，可用多巴胺20mg加入5%葡萄糖液250ml静脉滴注，以每分钟20滴开始，以后酌情调节滴速
		5%碳酸氢钠250ml静脉滴注，早期及时应用能较快纠正休克和代谢失调
	DIC阶段	应早期抗凝，补充凝血因子，应用肝素；晚期抗纤溶同时也补充凝血因子，防止大出血
	少尿或无尿阶段	要及时应用利尿剂，预防与治疗肾衰竭

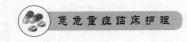

【重症护理】

重症护理

专人护理，保持呼吸道的通畅，在抢救过程中正确有效及时完成治疗计划

留置导尿管，保持导尿管的通畅，做好会阴的护理，准确记录液体出入量，严密观察产妇尿的颜色、性质和量的变化，发现异常，如呈茶色，怀疑为血红蛋白尿，立即报告医师，以便及早发现肾衰竭

持续心电监护、严密观察各项监测指标的变化，特别护理应详细记录情况和 24 小时的出入量

预防感染，在各项操作中严格执行无菌操作，正确使用大剂量抗生素，防止肺部和生殖道感染。注意皮肤护理，预防压疮发生

对产后患者的恶露情况应注意观察。如患者产后阴道流血为暗红色不凝血，考虑为迟发型羊水栓塞继发 DIC，立即通知医师进行抢救

肝素是治疗 DIC 的关键药物，为抗凝物质，能改善微循环功能，恢复凝血机制，应尽早应用，但有导致出血的不良反应，后期使用时应严格掌握肝素的应用指征，若出现尿血、创口渗血不止、大量阴道流血应立即停止给药

【产科处理】

羊水栓塞在胎儿娩出前或刚临产时发生，在改善母体呼吸循环功能，并纠正凝血功能障碍后，应尽快结束分娩。

产科处理

胎儿不能及时娩出，应立即做好剖宫产手术前的准备，行剖宫产结束分娩

宫口已开全或接近开全时发病应及时做好阴道分娩及手术助产，准备娩出胎儿

产后对无法控制的阴道流血患者，予以子宫切除术，做好腹部全子宫切除手术的前后准备和护理。切除子宫可减少胎盘剥离面大血窦的出血，控制病情不再继续恶化

中期妊娠钳刮术中或于羊膜腔穿刺时发生者应立即终止手术，进行抢救

【心理护理】

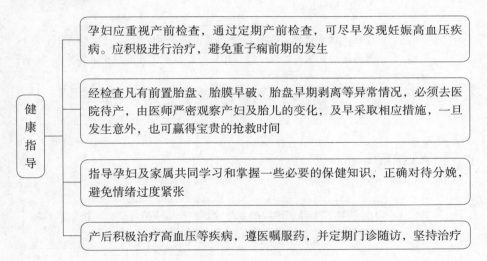

心理护理

用体贴安慰的语言与患者及家属沟通，取得其信任，将病情的严重性用浅显易懂的语言讲解使其对病情有所认识，减轻其紧张心理，以便于配合医护人员的抢救工作

如患者多次流出不凝固的鲜血，极度恐惧焦虑，应告知患者精神紧张对止血极为不利，向其介绍病情及所选择救治方法的目的和意义，有针对性做好思想工作，取得患者及家属配合，促进疾病恢复

【健康指导】

健康指导

孕妇应重视产前检查，通过定期产前检查，可尽早发现妊娠高血压疾病。应积极进行治疗，避免重子痫前期的发生

经检查凡有前置胎盘、胎膜早破、胎盘早期剥离等异常情况，必须去医院待产，由医师严密观察产妇及胎儿的变化，及早采取相应措施，一旦发生意外，也可赢得宝贵的抢救时间

指导孕妇及家属共同学习和掌握一些必要的保健知识，正确对待分娩，避免情绪过度紧张

产后积极治疗高血压等疾病，遵医嘱服药，并定期门诊随访，坚持治疗

四、急产

　　总产程是指从开始出现规律宫缩至胎儿胎盘完全娩出止。初产妇需13~14小时，经产妇需7~8小时，而总产程不超过3小时，称为急产。引起急产的原因有很多。如早产，孕29~36周，多见于18岁以下或40岁以上的孕妇。孕妇患有贫血、甲亢、高血压等疾病。有胎儿过小、双胎、胎位不正、胎盘异常等情况，而没有遵循常规产前检查者。

【一般护理】

一般护理

- 有急产史的孕妇提前 2 周住院待产，住院期间叮嘱其勿离开病房，并向孕妇说明急产的危害，取得患者合作

- 为孕妇提供舒适的环境，促进舒适，并与产妇交谈，解释目前的产程进展及治疗计划，以减轻焦虑

- 待产妇要求解大小便时，先判断宫口大小及胎先露的下降情况，以防分娩在厕所内，造成意外伤害

- 临产后避免灌肠。正确地使用缩宫素，提供缓解疼痛、减轻焦虑的支持性措施

- 观察产程的进展，配合治疗护理，给予氧气吸入，防止宫缩过强引起胎儿缺氧，提早做好接生及抢救新生儿的准备工作

- 当发现产妇有临产现象时，应让产妇立即平卧。根据当时情况，迅速准备接生用具

【特殊护理】

特殊护理

- 凡未经消毒或不彻底消毒的急产分娩，产后应给母婴应用抗生素预防感染，做好新生儿消毒隔离工作，注射破伤风抗毒素

- 分娩时尽可能做会阴侧切术，以防会阴撕裂

- 产后应行阴道检查，如有裂伤应及时缝合，并给予抗生素预防感染

- 新生儿给予维生素 K，肌内注射预防颅内出血，并注意检查有无外伤

- 做好产后护理，预防产后出血。观察子宫收缩情况，保持患者外阴清洁，每日会阴冲洗 2 次，及时更换消毒会阴垫

- 产后加强盆底组织锻炼促进其弹性与肌力的恢复等

【健康指导】

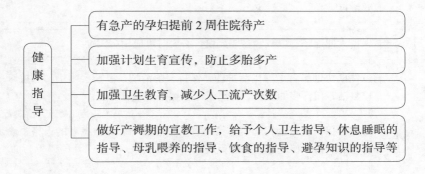

健康指导
- 有急产的孕妇提前 2 周住院待产
- 加强计划生育宣传，防止多胎多产
- 加强卫生教育，减少人工流产次数
- 做好产褥期的宣教工作，给予个人卫生指导、休息睡眠的指导、母乳喂养的指导、饮食的指导、避孕知识的指导等

第六节　异常产褥急危重症

一、产褥感染

产褥感染是指分娩时及产褥期生殖道受病原体感染引起局部和全身的炎性变化。发病率为 1%～7.2%，是产妇死亡的四大原因之一。产褥病率是指分娩 24 小时以后至 10 日内，用口表每日测量 4 次，体温有 2 次达到或超过 38℃。产褥感染与产褥病率的不同在于产褥病率还包括生殖道以外的其他感染，如泌尿系感染、上呼吸道感染及乳腺感染等。

【一般护理】

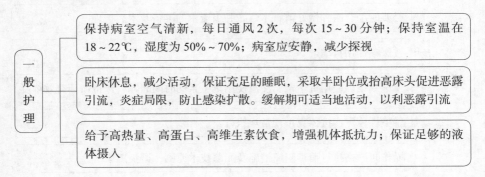

一般护理
- 保持病室空气清新，每日通风 2 次，每次 15～30 分钟；保持室温在 18～22℃，湿度为 50%～70%；病室应安静，减少探视
- 卧床休息，减少活动，保证充足的睡眠，采取半卧位或抬高床头促进恶露引流，炎症局限，防止感染扩散。缓解期可适当地活动，以利恶露引流
- 给予高热量、高蛋白、高维生素饮食，增强机体抵抗力；保证足够的液体摄入

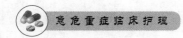

一般护理

- 建立静脉液路，正确执行医嘱，注意抗生素使用间隔时间，维持血药有效浓度
- 保持大便通畅，以减轻盆腔充血，必要时可应用缓泻剂
- 急性期协助患者做好生活护理，保持会阴清洁，勤换会阴垫。保持床单位整洁，出汗多的患者，可给予床上擦浴，促进舒适
- 与患者保持良好的沟通，了解患者的思想活动，尊重患者的人格，确认患者的痛苦，接受患者的行为反应

【症状护理】

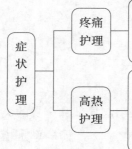

症状护理

- 疼痛护理 —— 患者取半卧位，以利于炎症局限和恶露及时排出。尽量减少活动，减少不必要的腹部检查。保持大小便畅通，以减轻盆腔充血，从而减轻疼痛。必要时遵医嘱使用镇静剂或镇痛药
- 高热护理 —— 卧床休息，减少活动，做好全身皮肤黏膜的清洁卫生，保持床单位及衣物整洁、干燥，常用温水擦拭皮肤，保持口腔清洁；监测体温变化，高热时可给予物理降温或遵医嘱应用药物降温，但注意防止大汗而引发虚脱

【并发症护理】

并发症护理

- 做好病情观察记录，内容包括生命体征、恶露的量及子宫复旧情况、腹部体征、会阴伤口情况等
- 必要时配合医师做好清宫术、脓肿引流术的准备及术后护理
- 按医嘱使用宫缩剂
- 遵医嘱正确使用抗生素，注意使用抗生素的时间间隔，保持血药有效浓度
- 感染性休克，按休克护理常规执行
- 操作时严格执行消毒隔离措施及无菌技术原则，避免感染

【心理护理】

解答产妇及家属的疑问，让其了解产褥感染的症状、诊断的一般知识，以减轻其焦虑。为婴儿提供良好的照顾并提供母子接触的机会，以减轻其顾虑。鼓励家属为产妇提供良好的社会支持。

【健康指导】

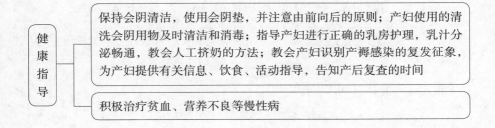

健康指导

保持会阴清洁，使用会阴垫，并注意由前向后的原则；产妇使用的清洗会阴用物及时清洁和消毒；指导产妇进行正确的乳房护理，乳汁分泌畅通，教会人工挤奶的方法；教会产妇识别产褥感染的复发征象，为产妇提供有关信息、饮食、活动指导，告知产后复查的时间

积极治疗贫血、营养不良等慢性病

二、产后出血

胎儿娩出后 24 小时内出血量超过 500ml 者为产后出血，产后出血是分娩期的严重并发症，是产妇死亡的重要原因之一，居于产妇死亡原因的首位。短时间内大量失血可迅速发生失血性休克，重者危及产妇生命，休克时间过长可引起脑垂体缺血坏死，继发严重的腺垂体功能减退——希恩综合征。

【一般护理】

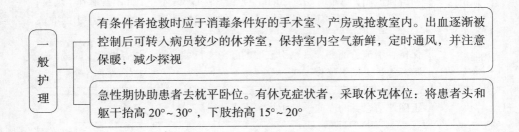

一般护理

有条件者抢救时应于消毒条件好的手术室、产房或抢救室内。出血逐渐被控制后可转入病员较少的休养室，保持室内空气新鲜，定时通风，并注意保暖，减少探视

急性期协助患者去枕平卧位。有休克症状者，采取休克体位：将患者头和躯干抬高 20°～30°，下肢抬高 15°～20°

保持呼吸道通畅，早期以鼻导管或面罩间歇给氧，增加动脉血氧含量，以减轻组织缺氧状态。呼吸困难严重者，可做气管插管或气管切开

及时采血查血型和配血，检查血常规。尽快选择较粗的血管，使用大号针头或留置针建立两条静脉液路，遵医嘱依照补液原则补液、补血。正确使用抗生素，保持有效的血药浓度

一般护理

进食营养丰富易消化饮食，多进富含铁、蛋白质、维生素的食物，注意少量多餐。多饮水。但急性期出血未止、有手术、意识不清患者亦应暂禁食水

做好生活护理，保持皮肤、外阴和口腔的清洁。警惕压疮的发生

与患者保持良好的沟通，医护人员应主动给予产妇关爱，使其增加安全感

【症状护理】

1. 子宫次全或全切术后护理

子宫次全或全切术后护理

手术完毕、患者被送回休养室时，值班护士需向手术室护士及麻醉师详尽了解术中情况。及时为患者测量生命体征，检查输液、腹部伤口、阴道流血情况，认真做好床边交接班

按手术及麻醉方式决定术后体位。同时要保持床单位整洁，协助患者翻身按摩双下肢，预防压疮及静脉血栓的形成

严密观察生命体征

观察阴道及切口有无出血、渗血、渗液，如伤口敷料有渗血或引流管内有新鲜血流出，每小时超过200ml，连续3～4小时不止，并出现脉速、烦躁、血压下降等表现，应立即通知医师，加快输液速度，做好再次手术的准备

保持各引流管通畅，观察引流液的颜色、性状、量，如有异常及时通知医师。每日更换引流袋1次

正确评估患者的疼痛，给予缓解疼痛的措施

子宫次全或全切术后护理

- 禁食患者行口腔护理或雾化吸入，每日2次；留置尿管患者每日会阴护理2次，每日更换尿袋1次

- 术后无禁忌证，指导早期下床活动，并每日逐渐增加活动量，防止并发症的发生，促进身体功能的恢复

- 指导患者正确饮食，手术当日禁食水，术后第1日，可进不胀气流质饮食，排气后进半流质饮食，排便后进普食

2. 子宫腔内填塞碘纺纱布止血术后护理

无菌条件下，将纱布送入宫腔，直接压迫血窦止血。术后保持外阴清洁，观察阴道出血量，24小时取出纱布。

3. 宫颈、阴道、外阴损伤缝合术后护理

做好会阴护理，保持外阴清洁；观察伤口有无渗血、渗液，有无红肿等炎症表现。术后3日可行红外线烤灯照射，以促进伤口愈合。

4. 出血、贫血

积极止血、补液、补血。

5. 体温降低或体温升高

体温低者注意保暖，体温过高者给予物理降温、药物降温。

【并发症护理】

1. 腺垂体功能减退——希恩综合征

重要在于预防产后出血，一旦发生产后大出血，应及时补充循环血容量，避免休克的发生。希恩综合征的治疗比较棘手，目前主要采取激素替代治疗。

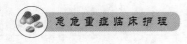
2. 失血性休克

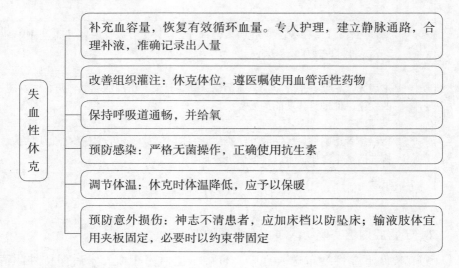

失血性休克

- 补充血容量，恢复有效循环血量。专人护理，建立静脉通路，合理补液，准确记录出入量
- 改善组织灌注：休克体位，遵医嘱使用血管活性药物
- 保持呼吸道通畅，并给氧
- 预防感染：严格无菌操作，正确使用抗生素
- 调节体温：休克时体温降低，应予以保暖
- 预防意外损伤：神志不清患者，应加床档以防坠床；输液肢体宜用夹板固定，必要时以约束带固定

【心理护理】

陪伴在产妇身边，给予安慰、关心，以增加安全感。解释有关各种护理措施的目的，提供病情好转的信息，增强治愈的信心。

【健康指导】

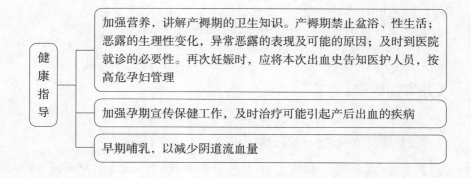

健康指导

- 加强营养，讲解产褥期的卫生知识。产褥期禁止盆浴、性生活；恶露的生理性变化，异常恶露的表现及可能的原因；及时到医院就诊的必要性。再次妊娠时，应将本次出血史告知医护人员，按高危孕妇管理
- 加强孕期宣传保健工作，及时治疗可能引起产后出血的疾病
- 早期哺乳，以减少阴道流血量

第七节　功能失调性子宫出血

功能失调性子宫出血简称功血，为妇科常见病，属异常子宫出血的范畴。是指由于调节生殖的神经内分泌机制失常引起的异常子宫出血。临床上最常见的症状是子宫不规则出血，特点是月经周期紊乱，经期长短不一，经量不定，甚至大量出血。出血期间一般无腹痛或其他不适，出血量多或时间长时常继发贫血，大量出血可导致休克。

【一般护理】

1. 环境

保持室内空气新鲜，每日通风 2 次，每次 15～30 分钟。

2. 补充营养

患者体质往往较差应加强营养，改善全身情况，可补充维生素 C 和蛋白质。经量多者应格外补充铁，向患者推荐含铁较多的食物，如猪肝、豆角、蛋黄、胡萝卜、葡萄干等。为患者制订适合于个人的饮食计划，保证患者获得足够的营养。

3. 维持正常血容量

观察并记录患者的生命体征及出入量，嘱患者保留出血期间使用的会阴垫及内裤，以便更准确地估计出血量。出血量较多者，督促其卧床休息，避免过度疲劳。贫血严重者，遵医嘱做好配血、输血、止血措施，执行治疗方案维持患者正常血容量。

4. 预防感染

严密观察与感染有关的征象，如体温、脉搏、子宫体压痛等，监测白细

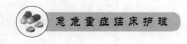

胞计数和分类，做好会阴护理保持局部清洁。如有感染征象及时与医师联系。

5．遵医嘱使用性激素

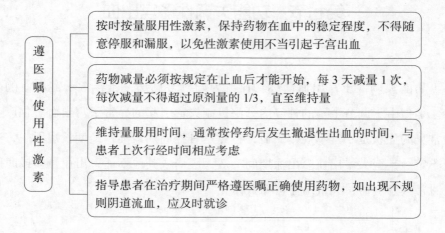

遵医嘱使用性激素

按时按量服用性激素，保持药物在血中的稳定程度，不得随意停服和漏服，以免性激素使用不当引起子宫出血

药物减量必须按规定在止血后才能开始，每3天减量1次，每次减量不得超过原剂量的1/3，直至维持量

维持量服用时间，通常按停药后发生撤退性出血的时间，与患者上次行经时间相应考虑

指导患者在治疗期间严格遵医嘱正确使用药物，如出现不规则阴道流血，应及时就诊

【症状护理】

1．阴道出血的护理

密切监测生命体征，观察并记录阴道出血量，有无血块。遵医嘱给予止血、配血、输血、输液治疗，并观察患者的治疗效果和不良反应，做好护理记录。

2．疲乏无力者

贫血严重者应卧床休息，指导患者床上大小便；加强营养；协助患者日常活动以减轻疲劳。

3．体温升高者

监测患者的体温、脉搏，子宫压痛，白细胞计数和分类并遵医嘱给予抗生素治疗；口服及静脉补液；遵医嘱物理、药物降温。

4．宫腔镜下子宫内膜切除术的护理

子宫内膜切除术用于治疗功能子宫出血，术后造成闭经、月经稀少或呈正常月经量。住院时间短、手术创伤小、术后恢复快，并发症明显低于切除子宫的患者，尤其适合期望保留子宫又想解除异常出血痛苦的患者，对不能耐受开腹手术，保守治疗无效的患者，更是一个首选方法。

（1）心理护理：以亲切和蔼的态度与患者交谈，并介绍该疾病及有关知识，让患者正确认识疾病。在交谈过程中耐心解答患者及家属提出的问题；介绍病室环境及周围病友，提供安静舒适的环境，解答治疗过程中出现的护理问题及应有的护理措施。对于除疾病本身及手术给患者带来紧张恐惧情绪外，患者还会考虑术后诸多问题，应给予热情、耐心、及时解释和心理指导，简介手术目的及优点，减轻患者紧张焦虑的情绪，使之进入积极的生理心理状态，配合手术。

（2）术前护理

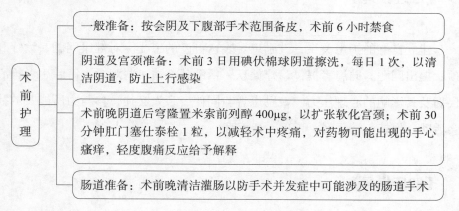

术前护理

- 一般准备：按会阴及下腹部手术范围备皮，术前 6 小时禁食
- 阴道及宫颈准备：术前 3 日用碘伏棉球阴道擦洗，每日 1 次，以清洁阴道，防止上行感染
- 术前晚阴道后穹隆置米索前列醇 400μg，以扩张软化宫颈；术前 30 分钟肛门塞仕泰栓 1 粒，以减轻术中疼痛，对药物可能出现的手心瘙痒，轻度腹痛反应给予解释
- 肠道准备：术前晚清洁灌肠以防手术并发症中可能涉及的肠道手术

（3）术后护理：由责任护士安置患者，了解术中情况。

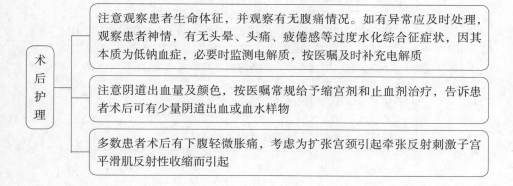

术后护理

- 注意观察患者生命体征，并观察有无腹痛情况。如有异常应及时处理，观察患者神情，有无头晕、头痛、疲倦感等过度水化综合征症状，因其本质为低钠血症，必要时监测电解质，按医嘱及时补充电解质
- 注意阴道出血量及颜色，按医嘱常规给予缩宫剂和止血剂治疗，告诉患者术后可有少量阴道出血或血水样物
- 多数患者术后有下腹轻微胀痛，考虑为扩张宫颈引起牵张反射刺激子宫平滑肌反射性收缩而引起

术后护理	保持外阴清洁，会阴清洁每日 2 次。使用消毒卫生巾或会阴垫，保持内裤和床单的清洁。术后 1 日可出现一过性体温升高，但大多不超过 38℃，一般为灌流液的致热原反应，需警惕感染。按医嘱给予抗生素预防感染
	了解患者血红蛋白的含量、皮肤的颜色和弹性，鼓励患者多进高维生素、高蛋白等含营养丰富全面的饮食
	术后应及时镇痛，让患者安静休息，保证足够的睡眠。同时鼓励其下床活动，促进血液循环，防止术后并发症

【心理护理】

建立良好的护患关系，鼓励患者表达自己的感受，对健康问题、治疗和预后提出问题。向患者提供诊疗信息，帮助其澄清一些观念，解除患者担心疾病及其影响的心理压力。鼓励患者与同伴、亲人交往，参与力所能及的社会活动，保持心情舒畅，正确对待疾病。

【健康指导】

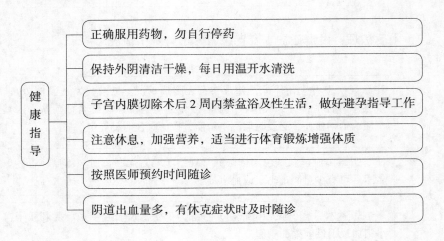

健康指导	正确服用药物，勿自行停药
	保持外阴清洁干燥，每日用温开水清洗
	子宫内膜切除术后 2 周内禁盆浴及性生活，做好避孕指导工作
	注意休息，加强营养，适当进行体育锻炼增强体质
	按照医师预约时间随诊
	阴道出血量多，有休克症状时及时随诊

第八节　计划生育急症

一、人工流产综合征

人工流产综合征是指在人流手术中或手术即将结束时，部分受术者出现心动过缓、心律不齐、血压下降、面色苍白、头晕、胸闷、大汗，甚至发生昏厥和抽搐等症状，多数人在手术停止后逐渐恢复。其发生除与受术者精神紧张，不能耐受宫颈过度扩张、牵拉和过高的负压力有关，主要还与子宫体、宫颈受机械性刺激导致迷走神经兴奋、冠状动脉痉挛、心脏传导功能障碍有关。因此，术前应做好受术者的心理护理，扩张宫颈时操作要轻柔，吸宫时注意掌握适度负压。

【一般护理】

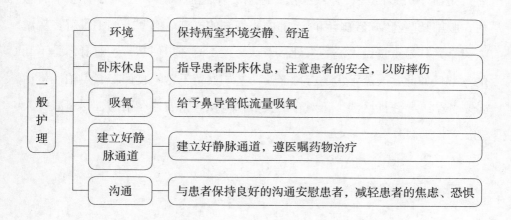

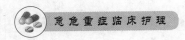

【症状护理】

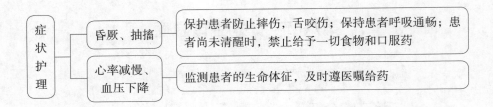

| 症状护理 | 昏厥、抽搐 | 保护患者防止摔伤，舌咬伤；保持患者呼吸通畅；患者尚未清醒时，禁止给予一切食物和口服药 |
| | 心率减慢、血压下降 | 监测患者的生命体征，及时遵医嘱给药 |

【心理护理】

术前详细介绍手术室环境，手术医师和手术间护士，减少陌生感，减轻患者对手术的恐惧。告知患者手术过程及可能出现的情况，解除其思想顾虑。说话速度要慢，语调要平静，尽量解答患者的问题。术中陪伴患者身边，指导其运用深呼吸减轻不适。

【健康指导】

尽管人工流产手术绝大多数是安全顺利的，但其绝不是一项避孕措施，它只是避孕失败的一种补救办法，或者是不适宜继续怀孕（如有怀孕后患病、服用某些药物等致畸因时）的中止妊娠的措施。有些夫妇不了解多次做人流，尤其是重复做人流的害处，误认为人工流产很便当，这对身体是不利的。不仅如此，人流手术还有可能使一些妇女留下常不良回忆，惧怕性生活带来怀孕，导致性冷淡。每对育龄夫妇都应认真落实避孕措施，尽量减少人工流产。

二、子宫穿孔

子宫穿孔是因宫腔手术所造成的子宫壁全层损伤，致使宫腔与腹腔，或其他脏器相通。子宫穿孔在女性生殖道器械损伤中最为常见。多见于哺乳期子宫，瘢痕子宫，子宫过度倾斜、屈曲或畸形的情况下，术者技术不熟练所致。可见于放置或取出宫内节育器、人工流产、中期引产、诊刮术等，探针、宫颈扩张器、吸管、刮匙、胎盘钳或手指都可造成穿孔。

【一般护理】

一般护理

- 病室保持安静、整洁，空气新鲜，床单位平整、清洁、干燥。医护人员说话速度要慢，语调要平静，尽量解答患者提出的问题
- 常规术后受术者应在观察室卧床休息 1 小时，注意观察腹痛及阴道流血情况。出血多，休克症状明显者予以休克体位，将患者头和躯干抬高 20°~30°，下肢抬高 15°~20°
- 保持呼吸道通畅，给予鼻导管吸氧，氧流量为 6~8L/min，以提高肺静脉血氧浓度
- 迅速建立静脉通道 1~2 条，合理补液
- 准确记录出入量，严密观察病情，每 15~30 分钟测体温、脉搏、呼吸、血压 1 次。观察意识、面唇色泽、皮肤温度、瞳孔及尿量
- 病情未稳定前应禁食，病情稳定后可进食易消化、高蛋白、高热量、富含维生素和铁质的流质饮食、半流质饮食，之后逐渐过渡到富有营养的普通饮食
- 急性期做好生活护理，保持外阴清洁，预防感染

【症状护理】

主要为剖腹探查术后护理。

同手术室护士全面交接患者术中经过及术后全身情况。搬运时应保护好引流管及输液管，防止脱落

严密观察生命体征，定时监测血压、脉搏、呼吸、体温，如发现病情变化及时报告医师，并做好护理记录

全麻未清醒者，去枕平卧，头转向一侧，如有呕吐，及时清理口腔分泌物或呕吐物，防止舌后坠。注意保暖和避免意外损伤；麻醉者去枕平卧6~8小时。如患者病情稳定，次日可取半卧位

观察阴道及切口有无出血、渗血、渗液，如伤口敷料有渗血或引流管内有新鲜血流出，每小时超过200ml，连续3~4小时不止，并出现脉速、烦躁、面色苍白、上肢湿冷、呼吸急促、血压下降等表现，应立即通知医师。遵医嘱加快输液速度、补血，做好再次手术的准备，并做好记录

症状护理

保持引流管通畅，防止引流管阻塞、打折、扭曲、脱落等，严密观察和记录引流液的颜色、性状、量，如有异常及时通知医师

护士应根据患者疼痛的性质、程度、持续时间及疼痛的因素做出正确的评估，及时反馈给医师，适时给予镇痛药，减轻患者的疼痛，保证休息

留置尿管患者每日会阴冲洗2次，每日更换尿袋

术后无禁忌证，指导患者早期下床活动，并每日逐渐增加活动量，防止并发症发生，以促进身体功能的恢复

根据手术大小、麻醉方式及患者对麻醉的反应，指导正确饮食。一般情况下，腹腔镜或宫腔镜手术，术后6小时可进半流质饮食；其他手术当日禁食水，术后第1日，可进不胀气流质饮食，排气后进半流质饮食，排便后可给予普食

【并发症护理】

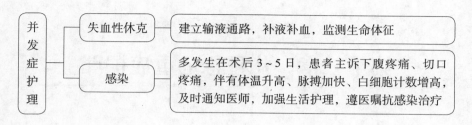

【心理护理】

鼓励患者表达自己的感受，并表示理解，给予言语性和非言语性安慰，如握住患者的手、抚摸患者的头等。提供患者有关医院常规、治疗、护理等各方面的信息。倾听、安慰、鼓励，与患者一起制订康复计划。

【健康指导】

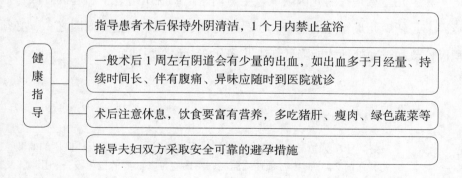

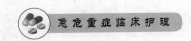

第十二章　儿科急危重症护理

第一节　呼吸系统急危重症

一、新生儿窒息与复苏

新生儿窒息是指胎儿因缺氧发生宫内窘迫或娩出过程中引起的呼吸循环障碍，是新生儿最常见的症状，也是引起伤残和死亡的主要原因之一，必须积极抢救和正确处理才能降低新生儿病死率及预防后遗症。

【一般护理】

一般护理

- 最好置于单人抢救室或心血管监护室给予床边心电、呼吸、血压的监测，尤其在前 24 小时内必须连续监测，室内应配备必要的抢救设备和用物
- 患儿需侧卧位，必要时予半卧位，抬高床头 15°～30°，有利于呼吸
- 给予吸氧，根据血氧饱和度采取不同方式和流量。准确测量体温、呼吸。填写窒息和恢复时间，抢救过程中的治疗和用药及护理、交接班记录等
- 建立好静脉通道，严格掌握好输液速度及输液量，了解药物药理作用及可能出现的不良反应

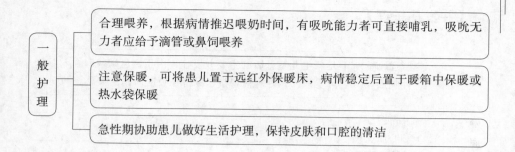

一般护理

合理喂养，根据病情推迟喂奶时间，有吸吮能力者可直接哺乳，吸吮无力者应给予滴管或鼻饲喂养

注意保暖，可将患儿置于远红外保暖床，病情稳定后置于暖箱中保暖或热水袋保暖

急性期协助患儿做好生活护理，保持皮肤和口腔的清洁

【症状护理】

1. 加强心电监护

密切观察 24 小时心电图、血压、呼吸，必要时进行血流动力学监测，注意尿量、意识等情况。

2. 气体交换受损者使用呼吸机的护理要点

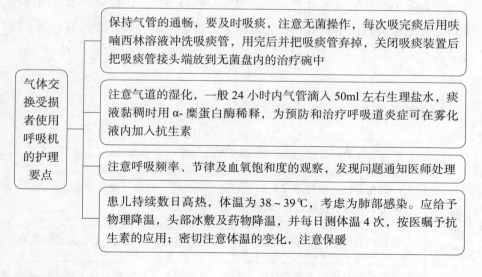

气体交换受损者使用呼吸机的护理要点

保持气管的通畅，要及时吸痰，注意无菌操作，每次吸完痰后用呋喃西林溶液冲洗吸痰管，用完后并把吸痰管弃掉，关闭吸痰装置后把吸痰管接头端放到无菌盘内的治疗碗中

注意气道的湿化，一般 24 小时内气管滴入 50ml 左右生理盐水，痰液黏稠时用 α- 糜蛋白酶稀释，为预防和治疗呼吸道炎症可在雾化液内加入抗生素

注意呼吸频率、节律及血氧饱和度的观察，发现问题通知医师处理

患儿持续数日高热，体温为 38～39℃，考虑为肺部感染。应给予物理降温，头部冰敷及药物降温，并每日测体温 4 次，按医嘱予抗生素的应用；密切注意体温的变化，注意保暖

3. 密切观察

密切观察生命体征变化，预防并发症。

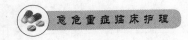

【并发症护理】

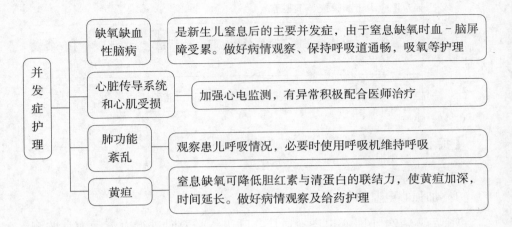

并发症护理

- 缺氧缺血性脑病 —— 是新生儿窒息后的主要并发症，由于窒息缺氧时血-脑屏障受累。做好病情观察、保持呼吸道通畅，吸氧等护理
- 心脏传导系统和心肌受损 —— 加强心电监测，有异常积极配合医师治疗
- 肺功能紊乱 —— 观察患儿呼吸情况，必要时使用呼吸机维持呼吸
- 黄疸 —— 窒息缺氧可降低胆红素与清蛋白的联结力，使黄疸加深，时间延长。做好病情观察及给药护理

【心理护理】

家长恐惧与病情危重有关，对有恐惧心理的家长，进行耐心细致地解释病情，介绍有关的医学基础知识，取得家长理解，减轻家长的恐惧心理，得到家长配合。

【健康指导】

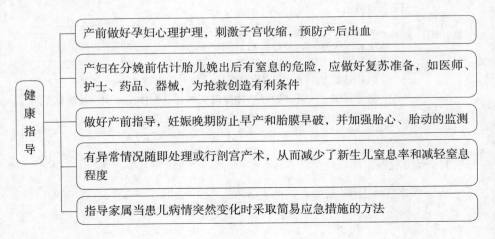

健康指导

- 产前做好孕妇心理护理，刺激子宫收缩，预防产后出血
- 产妇在分娩前估计胎儿娩出后有窒息的危险，应做好复苏准备，如医师、护士、药品、器械，为抢救创造有利条件
- 做好产前指导，妊娠晚期防止早产和胎膜早破，并加强胎心、胎动的监测
- 有异常情况随即处理或行剖宫产术，从而减少了新生儿窒息率和减轻窒息程度
- 指导家属当患儿病情突然变化时采取简易应急措施的方法

二、新生儿肺出血

新生儿肺出血是指两叶以上融合出血，不包括散在、局灶性出血者。是新生儿死亡最重要原因之一，其发病机制尚未明了。

【一般护理】

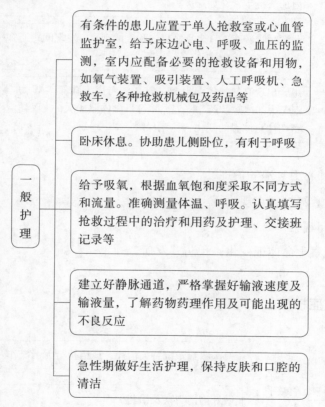

一般护理

- 有条件的患儿应置于单人抢救室或心血管监护室，给予床边心电、呼吸、血压的监测，室内应配备必要的抢救设备和用物，如氧气装置、吸引装置、人工呼吸机、急救车，各种抢救机械包及药品等
- 卧床休息。协助患儿侧卧位，有利于呼吸
- 给予吸氧，根据血氧饱和度采取不同方式和流量。准确测量体温、呼吸。认真填写抢救过程中的治疗和用药及护理、交接班记录等
- 建立好静脉通道，严格掌握好输液速度及输液量，了解药物药理作用及可能出现的不良反应
- 急性期做好生活护理，保持皮肤和口腔的清洁

【症状护理】

1. 加强心电监护

密切观察 24 小时心电图、血压、呼吸，必要时进行血流动力学监测，注意尿量、意识等情况。

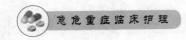

2. 气体交换受损

使用呼吸机的护理要点
- 保持气道的通畅，要及时吸痰，注意无菌操作，每次吸完痰后用呋喃西林溶液冲洗吸痰管，用完后并把吸痰管弃掉，关闭吸痰装置后把吸痰管接头端放到无菌盘内的治疗碗中，从而减少感染的发生
- 注意气道的湿化，一般 24 小时内气管滴入 50ml 左右生理盐水，痰液黏稠时用 α- 糜蛋白酶稀释，为预防和治疗呼吸道炎症可在雾化液内加入抗生素，如庆大霉素等
- 注意呼吸频率、节律及血氧饱和度的观察，发现问题通知医师处理；并做好各项抢救措施
- 患者出现高热，体温为 38～39℃，考虑为肺部感染，应给予物理降温、头部冰敷及药物降温，并每日测体温 4 次，按医嘱应用抗生素；密切注意体温的变化，注意保暖

3. 合并心力衰竭的护理

按心力衰竭护理常规执行。

4. 密切观察

密切观察生命体征变化，预防并发症。

【并发症护理】

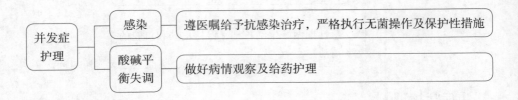

并发症护理
- 感染 —— 遵医嘱给予抗感染治疗，严格执行无菌操作及保护性措施
- 酸碱平衡失调 —— 做好病情观察及给药护理

【心理护理】

让家属了解治疗过程，取得最佳配合，积极安慰患儿家长，帮助排除思想顾虑，使其配合治疗，增强治疗信心，保持乐观的情绪。

【健康指导】

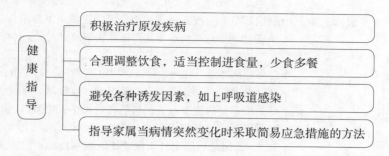

健康指导
- 积极治疗原发疾病
- 合理调整饮食，适当控制进食量，少食多餐
- 避免各种诱发因素，如上呼吸道感染
- 指导家属当病情突然变化时采取简易应急措施的方法

三、新生儿呼吸衰竭

呼吸衰竭是因呼吸中枢或呼吸器官的功能障碍，使机体气体交换发生障碍，导致机体摄入氧气不足或二氧化碳排出障碍。广义呼吸衰竭应该还包括机体气体运输障碍、血液携氧能力不足、组织细胞氧交换能力不足等。

【一般护理】

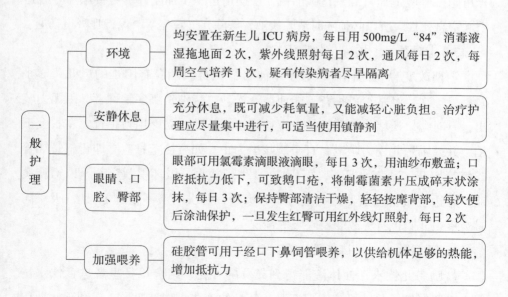

一般护理
- 环境：均安置在新生儿ICU病房，每日用500mg/L "84"消毒液湿拖地面2次，紫外线照射每日2次，通风每日2次，每周空气培养1次，疑有传染病者尽早隔离
- 安静休息：充分休息，既可减少耗氧量，又能减轻心脏负担。治疗护理应尽量集中进行，可适当使用镇静剂
- 眼睛、口腔、臀部：眼部可用氯霉素滴眼液滴眼，每日3次，用油纱布敷盖；口腔抵抗力低下，可致鹅口疮，将制霉菌素片压成碎末状涂抹，每日3次；保持臀部清洁干燥，轻轻按摩背部，每次便后涂油保护，一旦发生红臀可用红外线灯照射，每日2次
- 加强喂养：硅胶管可用于经口下鼻饲管喂养，以供给机体足够的热能，增加抵抗力

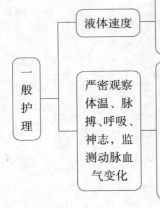

| | 液体速度 | 新生儿输液时，尤其在心力衰竭及多脏器衰竭时，严格限制输液量，一般不用含钠液，可用输液泵维持液体速度 5 滴/分以内，观察大小便是否正常，记录出入量，体位变化 |
|一般护理| 严密观察体温、脉搏、呼吸、神志，监测动脉血气变化 | 随时监测体温、脉搏、呼吸、神志，至少每日 4~8 次。监测动脉血气，动脉穿刺定位要准确，取桡动脉或股动脉搏动最明显处为进针点，严格消毒后操作者用拇指、示指分别暴露固定好穿刺点皮肤，进针时针体斜面向上与皮肤呈15°，见回血后固定针头位置抽取足量血标本后快速拔出针头并用棉棒或灭菌纱块按压穿刺点 10 分钟，取下纱块观察皮肤有无变化 |

【症状护理】

1. 保持呼吸道通畅

呼吸衰竭严重时，因支气管痉挛、多汗引起体液大量丢失，致痰多且黏稠，加之患者体力下降无力咳出痰液，易引起痰栓。如不及时妥当处理，痰栓可阻塞呼吸道加重二氧化碳潴留，使病情进一步加剧并可直接堵塞呼吸道引起窒息死亡。所以必须随时清除痰液，解除支气管痉挛，保持呼吸道畅通。

2. 定时翻身、拍背，勤吸痰

定期改变患儿的体位，对于不能自行翻身或翻身有困难的患儿每 2 小时翻身一次。经常给予拍背，能使痰液松动。特别是痰多黏稠者，因无力咳出，有时一口痰堵住气管，护士应特别给予帮助，立即用力拍背，左右上下拍，并鼓励患儿用力咳嗽，直至痰咳出为止。如痰栓窒息应立即行气管插管或气管切开。紧急情况下，可用 20ml 生理盐水，做环甲膜穿刺，以稀释痰液。床边应常备吸引器，有痰时及时吸净，每次吸痰不超过 15 秒，吸痰同时观察患儿脸色有无改变及呼吸等情况。

3. 适量饮水，保持充足体液

鼓励患儿饮水，使体液能得到充分的补充，结合每日患者进食饮水情况，必要时给予静脉输液，保证患儿每日的液体生理需要量，有利于痰液稀释和排出。

4．湿化痰液

雾化吸入每日进行 2～4 次，在雾化吸入中可以加入庆大霉素、α- 糜蛋白酶，起到局部消炎、化痰的作用。

5．去痰药的使用

遵医嘱给药，并观察用药反应。

6．扩张支气管药的应用

扩张支气管药，可解除支气管痉挛，畅通呼吸道，如激素类、茶碱类。一般不良反应为发抖、心率增快、头痛、烦躁、失眠、上消化道出血等。护士发现后，应减慢输液滴速，及时报告医师，及时处理。

7．吸氧

适宜持续低流量吸氧，氧流量为 1.5～3.0L/min，即以 30% 以下浓度为宜。临床上常采用此吸氧浓度，治疗呼吸衰竭的患者。

（1）吸氧方法

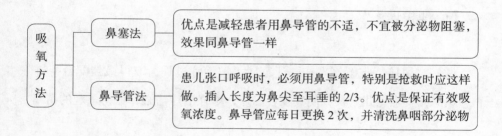

（2）吸氧注意事项

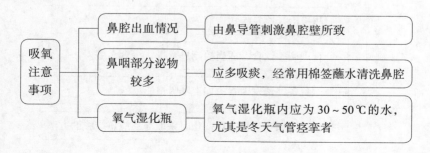

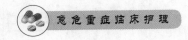

【并发症护理】

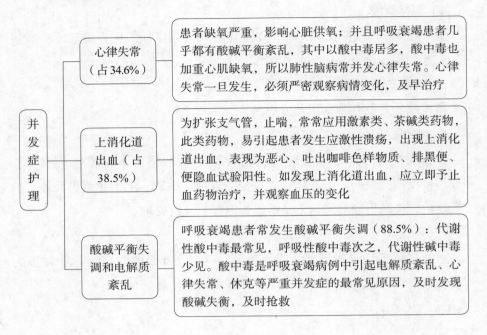

并发症护理

心律失常（占34.6%）
患者缺氧严重，影响心脏供氧；并且呼吸衰竭患者几乎都有酸碱平衡紊乱，其中以酸中毒居多，酸中毒也加重心肌缺氧，所以肺性脑病常并发心律失常。心律失常一旦发生，必须严密观察病情变化，及早治疗

上消化道出血（占38.5%）
为扩张支气管，止喘，常常应用激素类、茶碱类药物，此类药物，易引起患者发生应激性溃疡，出现上消化道出血，表现为恶心、吐出咖啡色样物质、排黑便、便隐血试验阳性。如发现上消化道出血，应立即予止血药物治疗，并观察血压的变化

酸碱平衡失调和电解质紊乱
呼吸衰竭患者常发生酸碱平衡失调（88.5%）：代谢性酸中毒最常见，呼吸性酸中毒次之，代谢性碱中毒少见。酸中毒是呼吸衰竭病例中引起电解质紊乱、心律失常、休克等严重并发症的最常见原因，及时发现酸碱失衡，及时抢救

【心理护理】

做好家属接待与解答工作，让家属了解治疗过程，取得最佳配合，排除思想顾虑，安慰患儿家长，使其配合治疗，增强治疗信心，保持乐观的情绪。

【健康指导】

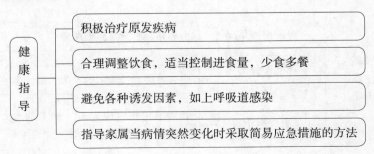

健康指导

积极治疗原发疾病

合理调整饮食，适当控制进食量，少食多餐

避免各种诱发因素，如上呼吸道感染

指导家属当病情突然变化时采取简易应急措施的方法

四、小儿成人型呼吸窘迫综合征

小儿成人型呼吸窘迫综合征是指多种原发疾病，如休克、创伤、严重感染、误吸等疾病过程中发生的急性进行性缺氧性呼吸衰竭。

【一般护理】

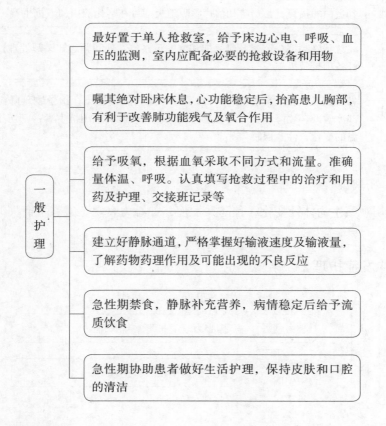

一般护理

最好置于单人抢救室，给予床边心电、呼吸、血压的监测，室内应配备必要的抢救设备和用物

嘱其绝对卧床休息，心功能稳定后，抬高患儿胸部，有利于改善肺功能残气及氧合作用

给予吸氧，根据血氧采取不同方式和流量。准确量体温、呼吸。认真填写抢救过程中的治疗和用药及护理、交接班记录等

建立好静脉通道，严格掌握好输液速度及输液量，了解药物药理作用及可能出现的不良反应

急性期禁食，静脉补充营养，病情稳定后给予流质饮食

急性期协助患者做好生活护理，保持皮肤和口腔的清洁

【症状护理】

1. 气体交换受损，使用呼吸机的护理要点

选用定容型呼吸机为宜，可使潮气量保持相对恒定。呼吸机顺应性要小 ［治疗小婴儿 ARDS 时宜小于 $0.098kPa/m^2$（$1cmH_2O/m^2$）］。选择频率稍快，适当延长吸气时间，以利肺泡内气体分布均匀，呼吸比宜选 1：（1～1.25）

保持气管的通畅，要及时吸痰，注意无菌操作，每次吸完痰后用呋喃西林溶液冲洗吸痰管，用完后并把吸痰管弃掉，关闭吸痰装置后把吸痰管接头端放到无菌盘内的治疗碗中。从而减少感染的发生

注意气道的湿化，一般 24 小时内气管滴入 150ml 生理盐水，痰液黏稠时用 α-糜蛋白酶稀释，为预防和治疗呼吸道炎症可在雾化液内加入抗生素

注意呼吸频率、节律及血氧饱和度的观察，发现问题通知医师处理；并做好各项抢救措施

患者出现高热，体温为 38～39℃，考虑为肺部感染，给予物理降温、头部冰敷及药物降温，并每日测体温 4 次，按医嘱应用抗生素；密切注意体温的变化，注意保暖

左侧纵向标签：使用呼吸机的护理要点

2. 密切观察

密切观察生命体征变化，预防并发症，如心力衰竭、酸碱平衡失调等。

【并发症护理】

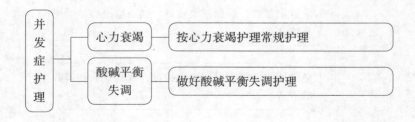

并发症护理 —— 心力衰竭 —— 按心力衰竭护理常规护理

酸碱平衡失调 —— 做好酸碱平衡失调护理

【心理护理】

由于患儿病情危重，家属心理负担大，做好心理护理是非常重要的，排

除思想顾虑，安慰家属，使其配合治疗，增强治疗信心，保持乐观的情绪并指导其积极配合治疗的方法。

【健康指导】

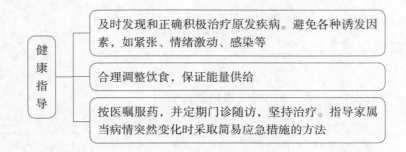

健康指导
- 及时发现和正确积极治疗原发疾病。避免各种诱发因素，如紧张、情绪激动、感染等
- 合理调整饮食，保证能量供给
- 按医嘱服药，并定期门诊随访，坚持治疗。指导家属当病情突然变化时采取简易应急措施的方法

五、哮喘持续状态

哮喘持续状态是支气管哮喘患儿经过支气管扩张剂等药物治疗后，哮喘发作的症状仍不能缓解的现象。患儿表现为呼吸喘促、憋气，三凹症明显，不能平卧。严重缺氧者，有明显发绀，末梢循环差，心率增快。肺内布满哮鸣音，甚至发生心力衰竭。

【一般护理】

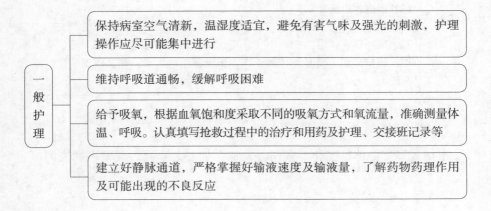

一般护理
- 保持病室空气清新，温湿度适宜，避免有害气味及强光的刺激，护理操作应尽可能集中进行
- 维持呼吸道通畅，缓解呼吸困难
- 给予吸氧，根据血氧饱和度采取不同的吸氧方式和氧流量，准确测量体温、呼吸。认真填写抢救过程中的治疗和用药及护理、交接班记录等
- 建立好静脉通道，严格掌握好输液速度及输液量，了解药物药理作用及可能出现的不良反应

一般护理

- 保证患儿摄入足够的水分，以降低分泌物的黏稠度，防止痰栓形成
- 给予雾化吸入、胸部叩击或震荡，以促进分泌物排出；对于痰液多而无力咳出者，及时吸痰
- 若有感染，遵医嘱给予抗生素治疗

【症状护理】

1. 气体交换受损，使用呼吸机的护理要点

使用呼吸机的护理要点

- 选用定容型呼吸机为宜，可使潮气量保持相对恒定。呼吸机顺应性要小［治疗小婴儿 ARDS 时宜小于 0.098kPa/m² （1cmH$_2$O/m²）］。选择频率稍快，适当延长吸气时间，以利肺泡内气体分布均匀，呼吸比宜选 1:（1~1.25）
- 保持气道的通畅，要及时吸痰，注意无菌操作，每次吸完痰后用呋喃西林溶液冲洗吸痰管，用完后并把吸痰管弃掉，关闭吸痰装置后把吸痰管接头端放到无菌盘内的治疗碗中
- 注意气道的湿化，一般 24 小时内气管滴入 150ml 生理盐水，痰液黏稠时用 α- 糜蛋白酶稀释，为预防和治疗呼吸道炎症可在雾化液内加入抗生素，如庆大霉素等
- 注意呼吸频率、节律及血氧饱和度的观察，发现问题通知医师处理；并做好各项抢救措施
- 若出现高热，体温为 38~39℃，考虑为肺部感染，给予物理降温、头部冰敷及药物降温，每日测体温 4 次，按医嘱用抗生素；注意体温变化，注意保暖

2. 密切观察

密切观察生命体征变化，预防并发症，如心力衰竭、酸碱平衡失调等。

【并发症护理】

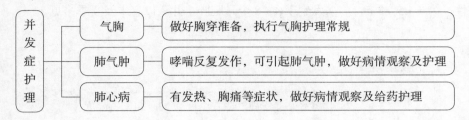

【心理护理】

哮喘发作时，守护并安慰患儿，指导家属以正确的态度对待患儿，采取措施缓解患儿的恐惧心理。

【健康指导】

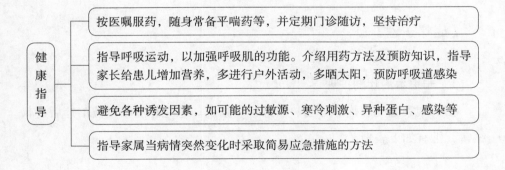

第二节 消化系统急危重症

一、急性肠套叠

急性肠套叠是指回盲部、回肠远端肠管进入盲肠、升降结肠引起的一种急

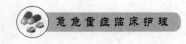

性肠梗阻。本病在我国发病率较欧美为高，占新生儿的 4%～5%。男性高于女性，为（1.5～3）:1。多发生于 4～8 个月肥胖小儿。以春末及夏季多见。

【一般护理】

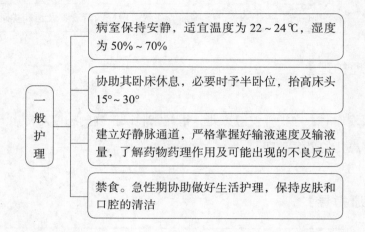

一般护理

- 病室保持安静，适宜温度为 22～24℃，湿度为 50%～70%
- 协助其卧床休息，必要时予半卧位，抬高床头 15°～30°
- 建立好静脉通道，严格掌握好输液速度及输液量，了解药物药理作用及可能出现的不良反应
- 禁食。急性期协助做好生活护理，保持皮肤和口腔的清洁

【症状护理】

1. 非手术治疗的护理

密切观察患儿腹痛、呕吐、腹部包块情况。患儿经灌肠复位治疗后症状缓解，常有如下表现。

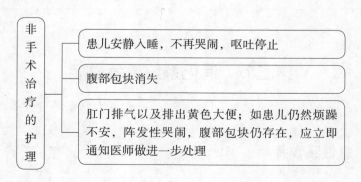

非手术治疗的护理

- 患儿安静入睡，不再哭闹，呕吐停止
- 腹部包块消失
- 肛门排气以及排出黄色大便；如患儿仍然烦躁不安，阵发性哭闹，腹部包块仍存在，应立即通知医师做进一步处理

2. 手术后护理

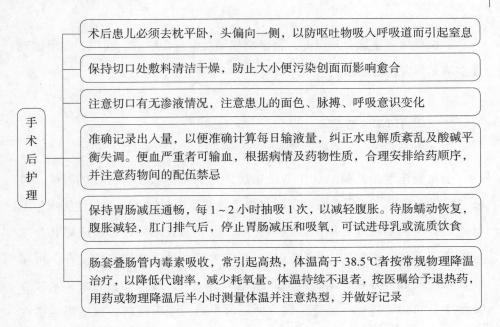

手术后护理

- 术后患儿必须去枕平卧，头偏向一侧，以防呕吐物吸入呼吸道而引起窒息

- 保持切口处敷料清洁干燥，防止大小便污染创面而影响愈合

- 注意切口有无渗液情况，注意患儿的面色、脉搏、呼吸意识变化

- 准确记录出入量，以便准确计算每日输液量，纠正水电解质紊乱及酸碱平衡失调。便血严重者可输血，根据病情及药物性质，合理安排给药顺序，并注意药物间的配伍禁忌

- 保持胃肠减压通畅，每1~2小时抽吸1次，以减轻腹胀。待肠蠕动恢复，腹胀减轻，肛门排气后，停止胃肠减压和吸氧，可试进母乳或流质饮食

- 肠套叠肠管内毒素吸收，常引起高热，体温高于38.5℃者按常规物理降温治疗，以降低代谢率，减少耗氧量。体温持续不退者，按医嘱给予退热药，用药或物理降温后半小时测量体温并注意热型，并做好记录

【并发症护理】

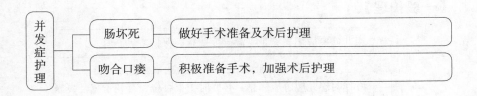

并发症护理

- 肠坏死 —— 做好手术准备及术后护理
- 吻合口瘘 —— 积极准备手术，加强术后护理

【心理护理】

由于患儿病情危重，家属心理负担大，教会患儿家属基本的医疗及护理知识，积极安慰患儿家属，帮助排除思想顾虑，使其配合治疗，增强治疗信心，保持乐观的情绪。

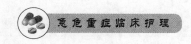

【健康指导】

家长日常要注意合理喂养，科学添加辅食，避免感冒、腹泻，如果出现异常情况，应及时复诊。

二、小儿肠痉挛症

小儿肠痉挛是儿科急症中常见疾病，特别在生长发育较快的时候，以秋冬季最为常见。此病是肠壁平滑肌强烈收缩而引起的功能性急性腹痛，不是器质性疾病所导致，但由于发病突然，腹痛又较剧烈，常造成患儿及家长的高度紧张。本病的主要特点是，腹痛为阵发性，常常突然发作，可持续数分钟或数十分钟，随肠蠕动间隙痉挛稍缓解，腹痛亦稍缓解，紧接着又发作，如此反复，一般持续数分钟至数小时而渐渐缓解，腹痛部位多在脐周。

【一般护理】

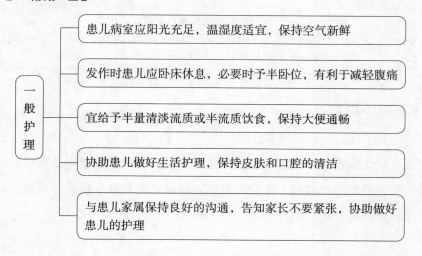

一般护理

- 患儿病室应阳光充足，温湿度适宜，保持空气新鲜
- 发作时患儿应卧床休息，必要时予半卧位，有利于减轻腹痛
- 宜给予半量清淡流质或半流质饮食，保持大便通畅
- 协助患儿做好生活护理，保持皮肤和口腔的清洁
- 与患儿家属保持良好的沟通，告知家长不要紧张，协助做好患儿的护理

【症状护理】

发现儿童有肠痉挛后，家长不要紧张，以免造成患儿恐惧，致使腹痛不缓解。其次，可以在患儿不抗拒的前提下替其轻揉肚子，以助肠痉挛缓解。或采用局部热敷，用热水袋放在疼痛部位（但要用衣物隔开皮肤，以防烫伤）一般会逐渐缓解，不需特殊治疗。症状持续不缓解者，及时通知医师。

【心理护理】

患儿过度哭吵给父母带来不安，应安慰患儿家属，使其配合治疗，增强治疗信心，保持乐观的情绪并指导其减轻疼痛的方法。

【健康指导】

告知家长及患儿、饮食要规律，勿暴饮暴食，餐后忌剧烈运动，尤其是忌食生冷食物，注意保暖，避免受凉和上呼吸道感染，预防肠痉挛的发生。

第三节　泌尿系统急危重症

一、重症急性肾小球肾炎

急性肾小球肾炎是急性起病，以血尿、蛋白尿、水肿和高血压为主要表现，并可有一过性氮质血症的一组疾病。多见于链球菌感染后，其他细菌、病毒及寄生虫感染也可能引起。

【一般护理】

一般护理

> 提供良好、舒适的环境，保持病室空气流通、新鲜。防止呼吸道感染，避免受凉，注意保暖

> 发病2周内卧床休息。有高血压和心力衰竭者，绝对卧床休息，至水肿消退、血压正常、肉眼血尿消失，可在室内轻度活动；病后2～3个月尿液检查每高倍视野红细胞10个以下，红细胞沉降率正常方可上学，但应避免体育活动；Addis计数正常后，可恢复正常活动

> 给予高糖、高维生素、适量蛋白质和脂肪的低盐饮食。急性期1～2周内，应控制钠的摄入，每日1～2g，水肿消退后每日3～5g。水肿严重、尿少、氮质血症者，应限制水及蛋白质的摄入。水肿消退、血压恢复正常后，逐渐由低盐饮食过渡到普通饮食

> 建立好静脉通道，严格掌握好输液速度及输液量，了解药物药理作用及可能出现的不良反应

> 急性期协助患者做好生活护理，保持皮肤和口腔的清洁

【症状护理】

症状护理

> 观察病情变化，准确记录24小时出入量，每周留尿标本送检

> 注意观察尿量、尿色，患儿尿量增加，肉眼血尿消失，提示病情好转。如尿量持续减少，出现头痛、恶心、呕吐等症状时，警惕急性肾衰竭发生。病初1个月内，每周留尿标本作尿常规检查1～2次，以每日晨起第1次尿较好

> 观察血压变化，若血压出现突然增高、剧烈头痛、头晕眼花、呕吐等，提示并发高血压脑病

> 密切观察呼吸、心率或脉率等变化，警惕心力衰竭的发生。监测生命体征的改变，要警惕严重循环充血、急性肾功能不全等发生，并做好透析前心理护理

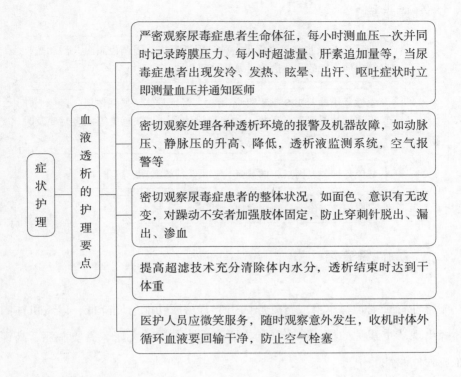

【并发症护理】

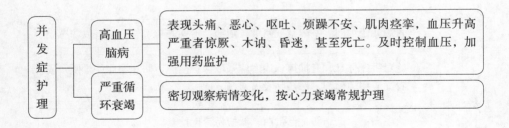

【心理护理】

由于患儿病情危重，心理负担大，医护人员应向家长及患儿讲解有关肾炎知识，增强战胜疾病的信心。

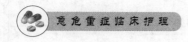

【健康指导】

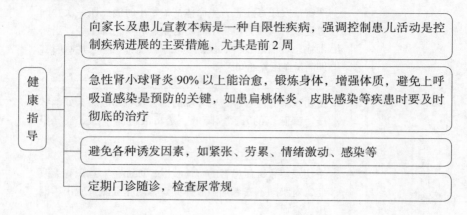

健康指导

- 向家长及患儿宣教本病是一种自限性疾病，强调控制患儿活动是控制疾病进展的主要措施，尤其是前 2 周
- 急性肾小球肾炎 90% 以上能治愈，锻炼身体，增强体质，避免上呼吸道感染是预防的关键，如患扁桃体炎、皮肤感染等疾患时要及时彻底的治疗
- 避免各种诱发因素，如紧张、劳累、情绪激动、感染等
- 定期门诊随诊，检查尿常规

二、急性肾衰竭

急性肾衰竭是肾本身或肾外原因引起肾泌尿功能急剧降低，以致机体内环境出现严重紊乱的临床综合征。主要表现为少尿或无尿、氮质血症、高钾血症和代谢性酸中毒。

【一般护理】

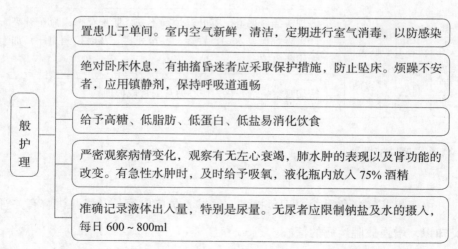

一般护理

- 置患儿于单间。室内空气新鲜，清洁，定期进行室气消毒，以防感染
- 绝对卧床休息，有抽搐昏迷者应采取保护措施，防止坠床。烦躁不安者，应用镇静剂，保持呼吸道通畅
- 给予高糖、低脂肪、低蛋白、低盐易消化饮食
- 严密观察病情变化，观察有无左心衰竭，肺水肿的表现以及肾功能的改变。有急性水肿时，及时给予吸氧，液化瓶内放入 75% 酒精
- 准确记录液体出入量，特别是尿量。无尿者应限制钠盐及水的摄入，每日 600～800ml

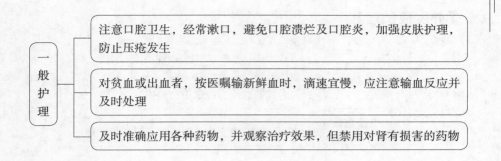

一般护理
- 注意口腔卫生，经常漱口，避免口腔溃烂及口腔炎，加强皮肤护理，防止压疮发生
- 对贫血或出血者，按医嘱输新鲜血时，滴速宜慢，应注意输血反应并及时处理
- 及时准确应用各种药物，并观察治疗效果，但禁用对肾有损害的药物

【症状护理】

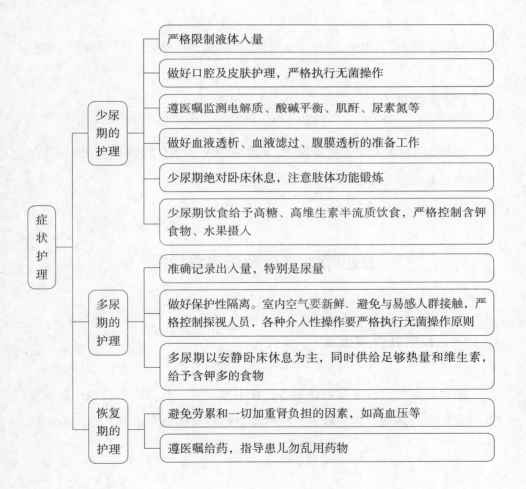

症状护理

少尿期的护理
- 严格限制液体入量
- 做好口腔及皮肤护理，严格执行无菌操作
- 遵医嘱监测电解质、酸碱平衡、肌酐、尿素氮等
- 做好血液透析、血液滤过、腹膜透析的准备工作
- 少尿期绝对卧床休息，注意肢体功能锻炼
- 少尿期饮食给予高糖、高维生素半流质饮食，严格控制含钾食物、水果摄入

多尿期的护理
- 准确记录出入量，特别是尿量
- 做好保护性隔离。室内空气要新鲜．避免与易感人群接触，严格控制探视人员，各种介入性操作要严格执行无菌操作原则
- 多尿期以安静卧床休息为主，同时供给足够热量和维生素，给予含钾多的食物

恢复期的护理
- 避免劳累和一切加重肾负担的因素，如高血压等
- 遵医嘱给药，指导患儿勿乱用药物

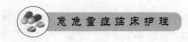

【并发症护理】

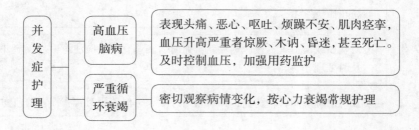

【心理护理】

做好家长及患儿思想工作、稳定情绪，解释病情及治疗方案，以取得合作。

【健康指导】

指导患儿家长积极治疗原发病，增加抵抗力，减少感染的发生，避免食用损伤肾的食物、药物。

第四节　神经系统急危重症

一、新生儿颅内出血

新生儿颅内出血主要因缺氧或产伤引起，早产儿发病率较高，是新生儿早期的重要疾病，预后较差。颅内出血的症状体征与出血部位及出血量有关。

【一般护理】

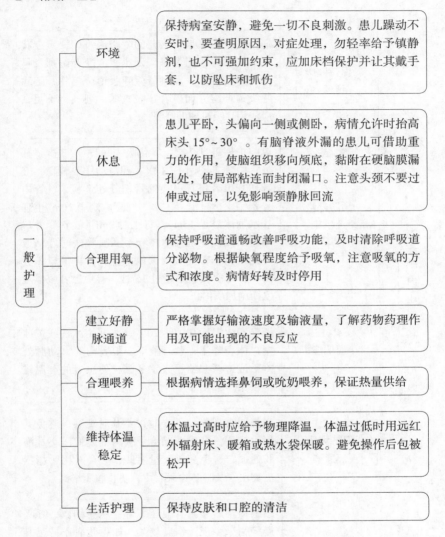

一般护理

环境 —— 保持病室安静，避免一切不良刺激。患儿躁动不安时，要查明原因，对症处理，勿轻率给予镇静剂，也不可强加约束，应加床档保护并让其戴手套，以防坠床和抓伤

休息 —— 患儿平卧，头偏向一侧或侧卧，病情允许时抬高床头 15°～30°。有脑脊液外漏的患儿可借助重力的作用，使脑组织移向颅底，黏附在硬脑膜漏孔处，使局部粘连而封闭漏口。注意头颈不要过伸或过屈，以免影响颈静脉回流

合理用氧 —— 保持呼吸道通畅改善呼吸功能，及时清除呼吸道分泌物。根据缺氧程度给予吸氧，注意吸氧的方式和浓度。病情好转及时停用

建立好静脉通道 —— 严格掌握好输液速度及输液量，了解药物药理作用及可能出现的不良反应

合理喂养 —— 根据病情选择鼻饲或吮奶喂养，保证热量供给

维持体温稳定 —— 体温过高时应给予物理降温，体温过低时用远红外辐射床、暖箱或热水袋保暖。避免操作后包被松开

生活护理 —— 保持皮肤和口腔的清洁

【症状护理】

1. 加强心电监护

密切观察 24 小时心电图、血压、呼吸，注意尿量、意识等情况。

2. 颅内压增高的护理

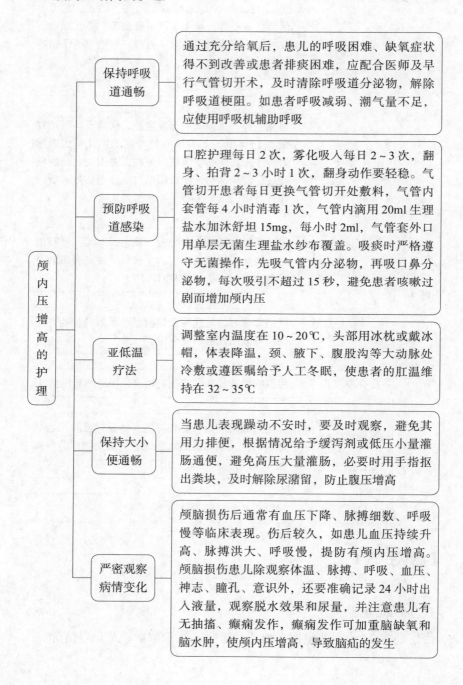

颅内压增高的护理

保持呼吸道通畅
通过充分给氧后，患儿的呼吸困难、缺氧症状得不到改善或患者排痰困难，应配合医师及早行气管切开术，及时清除呼吸道分泌物，解除呼吸道梗阻。如患者呼吸减弱、潮气量不足，应使用呼吸机辅助呼吸

预防呼吸道感染
口腔护理每日 2 次，雾化吸入每日 2~3 次，翻身、拍背 2~3 小时 1 次，翻身动作要轻稳。气管切开患者每日更换气管切开处敷料，气管内套管每 4 小时消毒 1 次，气管内滴用 20ml 生理盐水加沐舒坦 15mg，每小时 2ml，气管套外口用单层无菌生理盐水纱布覆盖。吸痰时严格遵守无菌操作，先吸气管内分泌物，再吸口鼻分泌物，每次吸引不超过 15 秒，避免患者咳嗽过剧而增加颅内压

亚低温疗法
调整室内温度在 10~20℃，头部用冰枕或戴冰帽，体表降温，颈、腋下、腹股沟等大动脉处冷敷或遵医嘱给予人工冬眠，使患者的肛温维持在 32~35℃

保持大小便通畅
当患儿表现躁动不安时，要及时观察，避免其用力排便，根据情况给予缓泻剂或低压小量灌肠通便，避免高压大量灌肠，必要时用手指抠出粪块，及时解除尿潴留，防止腹压增高

严密观察病情变化
颅脑损伤后通常有血压下降、脉搏细数、呼吸慢等临床表现。伤后较久，如患儿血压持续升高、脉搏洪大、呼吸慢，提防有颅内压增高。颅脑损伤患儿除观察体温、脉搏、呼吸、血压、神志、瞳孔、意识外，还要准确记录 24 小时出入液量，观察脱水效果和尿量，并注意患儿有无抽搐、癫痫发作，癫痫发作可加重脑缺氧和脑水肿，使颅内压增高，导致脑疝的发生

【并发症护理】

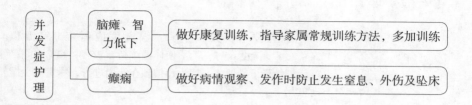

【心理护理】

由于患儿病情危重，患儿家属心理负担大，在康复期间做好心理护理是非常重要的，积极安慰家属，帮助排除思想顾虑，使其配合治疗，增强治疗信心，保持乐观的情绪。

【健康指导】

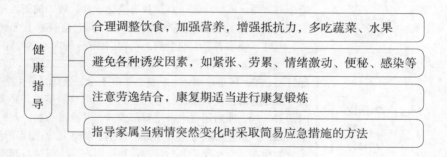

二、新生儿惊厥

新生儿惊厥是新生儿时期常见的急症，是由于多种原因引起的中枢神经系统功能紊乱所致的一种表现，新生儿症状常不典型，极易误诊而延误治疗。

【一般护理】

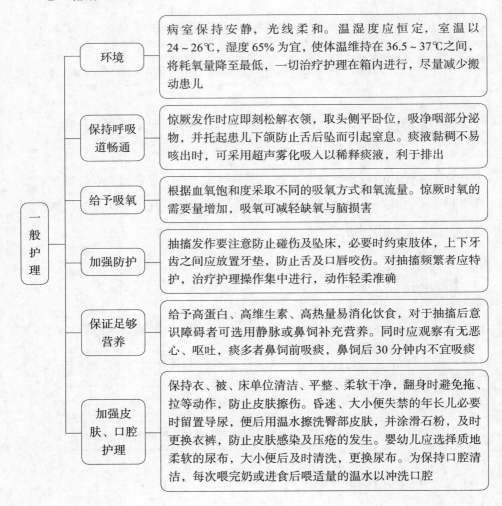

一般护理

环境
病室保持安静，光线柔和。温湿度应恒定，室温以 24～26℃，湿度 65% 为宜，使体温维持在 36.5～37℃之间，将耗氧量降至最低，一切治疗护理在箱内进行，尽量减少搬动患儿

保持呼吸道畅通
惊厥发作时应即刻松解衣领，取头侧平卧位，吸净咽部分泌物，并托起患儿下颌防止舌后坠而引起窒息。痰液黏稠不易咳出时，可采用超声雾化吸入以稀释痰液，利于排出

给予吸氧
根据血氧饱和度采取不同的吸氧方式和氧流量。惊厥时氧的需要量增加，吸氧可减轻缺氧与脑损害

加强防护
抽搐发作要注意防止碰伤及坠床，必要时约束肢体，上下牙齿之间应放置牙垫，防止舌及口唇咬伤。对抽搐频繁者应特护，治疗护理操作集中进行，动作轻柔准确

保证足够营养
给予高蛋白、高维生素、高热量易消化饮食，对于抽搐后意识障碍者可选用静脉或鼻饲补充营养。同时应观察有无恶心、呕吐，痰多者鼻饲前吸痰，鼻饲后 30 分钟内不宜吸痰

加强皮肤、口腔护理
保持衣、被、床单位清洁、平整、柔软干净，翻身时避免拖、拉等动作，防止皮肤擦伤。昏迷、大小便失禁的年长儿必要时留置导尿，便后用温水擦洗臀部皮肤，并涂滑石粉，及时更换衣裤，防止皮肤感染及压疮的发生。婴幼儿应选择质地柔软的尿布，大小便后及时清洗，更换尿布。为保持口腔清洁，每次喂完奶或进食后喂适量的温水以冲洗口腔

【症状护理】

1. 高热护理

高热引起的惊厥，应立即使用退热剂。中枢性高热时给予物理降温。为预防脑水肿，以头部物理降温为主，采用冰帽，降低脑组织的代谢，减少耗

氧量，提高脑细胞对缺氧的耐受性，利于脑细胞恢复。其次为枕下、腋下、腹股沟放置冰袋，忌擦胸前区及腹部，在冰袋外包裹薄巾，防止局部冻伤；亦可用 30%～50% 酒精或 35～40℃温水擦浴。

2．应用脱水剂的护理

持续而频繁的惊厥，往往并发脑水肿，应严格遵医嘱在指定时间内使用脱水剂，如 20% 甘露醇（按 0.25～0.5ml/kg 使用），注意输液的速度；一般在 30 分钟内滴完。使用过程中应注意穿刺部位有无渗出，如有渗出应及时更换穿刺部位，即刻用 2% 普鲁卡因局部封闭，禁忌热敷。

3．惊厥的护理

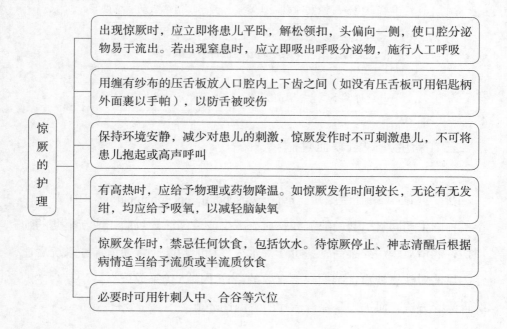

【并发症护理】

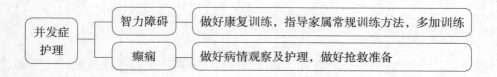

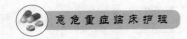
【心理护理】

主动向家属解释病情和预后，排除思想顾虑，帮助家属树立信心，使其配合治疗，提高治愈率。

【健康指导】

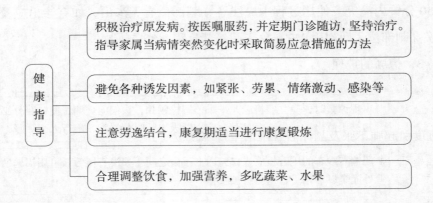

健康指导

积极治疗原发病。按医嘱服药，并定期门诊随访，坚持治疗。指导家属当病情突然变化时采取简易应急措施的方法

避免各种诱发因素，如紧张、劳累、情绪激动、感染等

注意劳逸结合，康复期适当进行康复锻炼

合理调整饮食，加强营养，多吃蔬菜、水果

三、新生儿缺氧缺血性脑病

新生儿缺氧缺血性脑病（hypoxic ischemic encephalopathy，HIE）是由于各种围生期因素引起的缺氧和脑血流减少或暂停而导致胎儿或新生儿的脑损伤，病情重，病死率高，并可产生永久性功能缺陷，常遗留神经系统后遗症。目前对缺氧缺血性脑病缺乏有效的治疗手段，仍采取以支持治疗为主的综合治疗方法，而护理是综合治疗的关键性环节。

【一般护理】

1. 环境

保持正常体温及环境舒适，保持室内空气新鲜，定时通风，紫外线照射消毒每日 1 次。各项护理和治疗集中进行，动作轻柔，减少患儿刺激，加强口腔、皮肤、脐部、眼睛护理。所有患儿均裸体进入经预热的暖箱，暖箱温度、湿度根据患儿年龄、体重进行调节。箱温每小时升高 1℃，患儿移出暖箱后体温应保持在 36～37℃。

2．卧床休息

卧床时应注意体位。不要随意搬动头部；主张头部取中心位，反对头侧位，凡需头侧位时，整个躯体也取同向侧位，以免压迫颈动脉而造成意外。

3．给予吸氧，保持呼吸道通畅

脑组织对缺氧极为敏感，及早合理给氧是提高血氧浓度，减轻脑损伤的关键。在吸氧过程中既要保持呼吸道通畅，保证氧气吸入，又要防止用氧过度引起肺不张及晶体后纤维增生等不良反应。应动态监测血气变化，及时给氧，保持血氧分压（PaO_2）在 6.65～9.31kPa（50～70mmHg）以上，二氧化碳分压（$PaCO_2$）在 5.32kPa（40mmHg）以下。一般足月儿氧流量为 0.5～1.0L/min，氧浓度 30%～40%。对于早产儿（低体重儿）以氧流量 0.3～0.5L/min，氧浓度 25%～30% 为宜。吸痰时压力应低于 13.3kPa，吸痰过程中观察面色、呼吸。

4．建立好静脉通道

严格掌握好输液速度及输液量，了解药物药理作用及可能出现的不良反应。

5．合理喂养

防止低血糖。

6．控制抽搐

HIE 常引起抽搐，抽搐可增加脑组织氧耗，加重脑缺氧及脑损伤，及时发现并控制对疾病的发展有至关重要的作用。

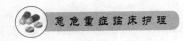

7．及时发现患者的抽搐表现

双眼凝视、四肢紧张、面肌抽动、面色青紫、呼吸暂停及前囟饱满。新生儿抽搐症状不典型，持续时间短，有时数秒钟，如不仔细观察，不易发现，则延误治疗。

8．安静的环境

除患儿母亲，禁止他人探视。治疗、护理集中进行，动作轻柔，尽量减少刺激。

【症状护理】

1．高压氧舱治疗的护理

高压氧舱治疗的护理	体位：患儿取右侧卧位，头部略高 20°～30°，防止呕吐物吸入
	进舱不宜输液，注意保暖
	患儿入舱后先虚掩舱门洗舱，常压下向舱内输入氧气，用以置换舱内空气，当测氧仪显示氧浓度达 50% 以上时即达洗舱目的。轻轻关上舱门；缓慢匀速升压，速度为 0.003～0.004MPa/min，检查氧气管线路有无漏气、打折，以保持吸氧的有效性和安全性。每隔 10 分钟换气 1 次，稳压治疗时间为 30 分钟。首次治疗压力宜低，新生儿压力一般为 0.03～0.04MPa，升压时间持续 15 分钟
	注意观察患儿有无呕吐、面肌抽搐、出冷汗等早期氧中毒症状，若有发生，应停止升压，并可适当排气减压至症状消失
	压力升高后继续密切观察，稳压治疗时间为 40 分钟
	在减压阶段，必须严格执行减压方案，缓慢等速减压，速度为 0.015～0.02MPa/min，时间不得少于 15 分钟

2. 亚低温治疗的护理

亚低温治疗的护理

- 在进行亚低温治疗过程中，患儿应始终保持头颈部在冰帽内，随时更换浸湿衣物，保持干燥；同时使机体温度控制在 32.5～33.0℃，以维持鼻咽温度为（34.0±0.2)℃，并注意患儿的保暖，使腋温保持在正常范围内

- 观察患儿的面色、反应、末梢循环等情况，并总结 24 小时的出入液量，做好记录。在护理过程中应随时观察心率的变化，如出现心率过缓或心律失常，及时与医师联系是否停止亚低温治疗

- 在亚低温治疗期间低温时间不宜过长，否则易致呼吸道分泌物增多，发生肺炎或肺不张，因此要及时清除呼吸道分泌物，保持呼吸道通畅

- 不要搬动患儿，不要将患儿突然抱起，以免发生直立性休克

- 注意皮肤的血运情况，尤其是头部，由于低温期间皮肤血管收缩，血液黏稠度增高，血流缓慢，易发生皮肤破损或硬肿

- 输液患儿应防止静脉外渗，如有外渗应及时处理

- 亚低温治疗中患儿处于亚冬眠状态，一般不提倡喂奶，避免乳汁反流后窒息。但少数患儿有哭闹，可给予安慰奶嘴。如果热量不够，应给予静脉高营养摄入

【并发症护理】

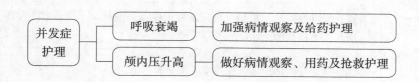

并发症护理
- 呼吸衰竭 —— 加强病情观察及给药护理
- 颅内压升高 —— 做好病情观察、用药及抢救护理

【心理护理】

由于患儿病情危重，家长心理负担大，在康复期间做好心理护理是非常重要的，积极安慰家属，帮助排除思想顾虑，使其配合治疗，增强治疗信

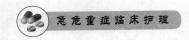

心，保持乐观的情绪。

【健康指导】

合理调整饮食，加强营养，增强免疫力。如有后遗症，鼓励坚持治疗和随访，康复期进行康复锻炼。

四、新生儿胆红素脑病

新生儿胆红素脑病，主要是游离胆红素通过血－脑脊液屏障进入中枢，使神经细胞中毒变性。此病预后差，病死率高。常发生在有感染、低血糖、酸中毒、缺氧等疾病的新生儿身上。其中，感染是新生儿胆红素脑病发生的重要原因，引起黄疸加深、嗜睡、吸吮反射弱、拥抱反射消失、惊厥、呼吸衰竭等一系列症状。

【一般护理】

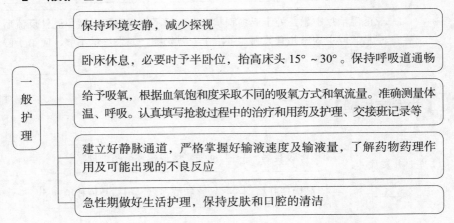

一般护理

- 保持环境安静，减少探视
- 卧床休息，必要时予半卧位，抬高床头 15°～30°。保持呼吸道通畅
- 给予吸氧，根据血氧饱和度采取不同的吸氧方式和氧流量。准确测量体温、呼吸。认真填写抢救过程中的治疗和用药及护理、交接班记录等
- 建立好静脉通道，严格掌握好输液速度及输液量，了解药物药理作用及可能出现的不良反应
- 急性期做好生活护理，保持皮肤和口腔的清洁

【症状护理】

1. 加强监护
密切观察意识、血压、呼吸变化及皮肤巩膜黄染情况。

2. 光照疗法的护理

（1）严密监测体温、箱温、室温：光照治疗中的患儿体温要控制在36.7～37.3℃的中性温度，每2小时测量体温1次，根据患儿体温调节箱温。发热是光照治疗最常见的不良反应之一，当患儿在光疗过程中有发热时，应暂时关闭灯光，待体温正常后再继续开灯照射。箱温保持在30～32℃，室温20～26℃，湿度55%～65%。光照治疗最好处于空调房间中进行，冬天要特别注意保暖，夏天则要防止过热。

（2）保证足够的水分及能量，防止脱水：患儿入光疗箱前及光照结束后均称体重，以便观察光照治疗过程中是否能补充足够的水分。由于在光照治疗下需患儿进入一个较封闭的环境，易哭吵、出汗，不显性失水增加约40%，而且由于光照治疗分解产物经肠道排出时刺激肠壁，引起稀便，使水分丧失更多，所以，在患儿光照治疗期间应及时补充水分，并记录出入量及大小便次数。对于在光照治疗过程中进食不佳者，应及时给予静脉输液，以保证水分供给。

（3）加强皮肤护理，防止皮肤破损及新生儿臀红：在入光疗箱前要剪短患儿指甲，防止哭闹时抓破皮肤。箱内四周用布类与周围有机玻璃分隔好，以免患儿哭闹时撞到箱内硬物而损伤皮肤。用黑色不透光的纸片或布制成眼罩遮盖患儿眼睛，妥善固定。用尿片遮好患儿会阴部，特别是男婴，要注意保护睾丸，皮肤不能扑粉。光照治疗的新生儿除勤换尿片外，还需抗感染治疗，用皮肤护理产品能保护其臀部皮肤。给患儿换尿布后，用皮肤护理产品涂于其臀部，使之起到一层保护膜作用，以有效地防止粪便对患儿臀部皮肤刺激，防止臀红发生。

（4）预防呕吐，防止窒息：喂患儿进食时采取45°角，喂食的速度不能太快，进食后30分钟内给予头部稍抬高，用柔软布类固定患儿右背部使其呈右侧卧位，这样使奶汁尽快进入十二指肠，减少奶汁在胃内过长时间的停留及刺激，而且此体位在新生儿发生呕吐时，有防止误咳的作用。如患儿在

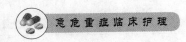

哭吵中，因吸入过多的空气应暂不喂食。患儿哭吵烦躁时，护理人员应给予皮肤抚触，尽量使其安静后才喂食。

（5）预防感染：首先，护理人员在接触患儿前后要洗手，有上呼吸道感染者尽量不接触患儿，非要接触者须戴好口罩。注意做好新生儿臀部、脐部护理，防止皮肤破损后细菌侵入引起感染。进行光照治疗的室间及光疗箱要清洁，并做常规消毒。光疗箱内湿化器的水箱均使用灭菌蒸馏水，光疗结束后倾倒水箱内的水，使水箱干燥备用。光疗所戴的黑眼罩使用后均用清水洗净，再放入煮沸的蒸气中熏蒸 30 分钟，晾干备用。

【并发症护理】

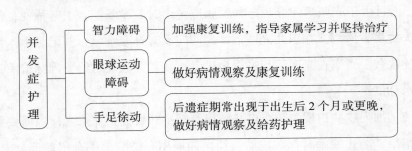

【心理护理】

由于患儿病情危重，其家长心理负担大，在康复期间做好心理护理是非常重要的，应帮助排除思想顾虑，使其配合治疗，增强治疗信心，保持乐观情绪。

【健康指导】

坚持康复训练，定期门诊随访，坚持治疗。合理安排饮食，加强营养，多吃水果和蔬菜。

第五节　心血管系统急危重症

一、小儿心力衰竭

小儿心力衰竭是指心脏不能搏出同静脉回流及身体组织代谢所需相称的血液供应。往往由各种疾病引起心肌收缩能力减弱，从而使心脏的血液输出量减少，不足以满足机体的需要，并由此产生一系列症状和体征。

【一般护理】

一般护理

- 最好置于单人抢救室或心血管监护室，给予床边心电、呼吸、血压的监测，尤其在前 24 小时内必须连续监测，室内应配备必要的抢救设备和用物。保持病室安静，室内空气流通，室温为 18～20℃，湿度为 50%～60%

- 病室应安静舒适，保持大便通畅，必要时用开塞露通便。体位取半坐卧位（小婴儿取 15°～30° 斜坡卧位）。休息原则以心力衰竭程度而定：Ⅰ级：可起床活动，增加休息时间。Ⅱ级：限制活动，延长卧床休息时间。Ⅲ级：绝对卧床休息，病情好转后逐渐增加活动量，以不出现症状为宜

- 有呼吸困难、发绀、低氧血症者给予吸氧。急性肺水肿患儿吸氧时，湿化瓶可改盛 20%～30% 酒精，间歇吸入，每次 10～20 分钟，间隔 15～30 分钟，重复 1～2 次

- 建立好静脉通道，严格掌握好输液速度及输液量，了解药物药理作用及可能出现的不良反应

- 宜给予低脂、低胆固醇、低盐食物

- 保持大便通畅，必要时服用缓泻剂

一般护理

急性期协助患儿做好生活护理，保持皮肤和口腔的清洁

控制水盐摄入，轻者可给少盐饮食，指每日饮食中钠盐不超过 0.5~1g，重者无盐饮食。尽量减少静脉输液或输血，必输时每日总量宜控制在 75ml/kg 以下，输入速度宜慢，以每小时 5ml/kg 以上的速度为宜

密切观察生命体征变化，定时测量心率、心律，注意心音、血压、呼吸等，必要时进行心电监护，如有变化，及时与医师联系

【症状护理】

1. 加强心电监护

密切观察 24 小时心电图、血压、呼吸，必要时进行血流动力学监测，注意尿量、意识等情况。

2. 药物治疗的护理要点

（1）洋地黄制剂

洋地黄制剂

使用药物前应了解患儿的基本临床资料，如症状、体征、脉搏、心率和心律，血电解质、肝肾功能、心电图表现，以及近 2~3 周洋地黄使用情况。一般脉率在新生儿低于 120 次/分，婴儿低于 100 次/分，幼儿低于 80 次/分，学龄儿童低于 60 次/分或出现心电图 PR 间期较用药前延长，心律失常时应及时报告医师决定是否停药

应严格按时按剂量给药，婴幼儿用量甚小，注射时每次用量少于 0.5ml 时要用生理盐水稀释后用 1ml 注射器吸药，口服药则要与其他药物分开服用

钙剂与洋地黄制剂有协同作用，应避免同时使用

小儿洋地黄中毒最常见的表现为心律失常，如房室传导阻滞，过早搏动，阵发性心动过速，心动过缓；其次为胃肠道反应，有食欲不振、恶心、呕吐；神经系统症状，如嗜睡、头晕、色视等则较少见。未成熟儿及初生 2 周内的新生儿，肝肾功能障碍，电解质紊乱、低钾、低镁、高钙、严重弥漫性心肌损害及大量使用利尿剂后均易发生洋地黄中毒

| 洋地黄制剂 | 用药后应密切观察患儿症状体征的改善情况，洋地黄制剂达到疗效的主要指标是：心率减慢、肝缩小、气促改善，安静、胃纳好转、尿量增加。长期使用洋地黄制剂者，要监测血清地高辛浓度，采血标本时间应在服药后 6 小时左右，开始用维持量的 24 小时为准。小儿血清地高辛有效血浓度为 1~3ng/ml |

（2）血管扩张剂

血管扩张剂	按时准确给药，并密切观察病情变化，以指导用药
	注意药物的不良反应，主要是血压下降，其次是心悸、头痛、恶心。在用药前应测量血压、心率、用药过程中应监测复查，酌情调节滴速，发现不良反应，应及时通知医师做好处理
	应用硝普钠治疗时要严格掌握剂量，使用监护仪专人监测血压改变。同时输液瓶、管要用黑布包裹避光

（3）利尿剂

利尿剂	掌握用药时间，根据利尿剂的利尿作用时间安排给药，并尽量在早晨及上午给药，避免夜间排尿过多而影响休息
	详细观察水肿的体征变化，定时称体重及记录尿量
	密切观察电解质失衡症状，使用碱性利尿剂易引起低血钾，要警惕在与洋地黄制剂并用时易出现洋地黄中毒反应。长期应用利尿剂时应注意有无低血钾的临床表现，必要时可查心电图和血钾，以便确诊，用药期间应补充含钾丰富的食物

（4）防止继发感染：由于体循环及肺淤血，患儿机体抵抗力低下，应视病情而定建立合理的生活习惯，协助做好生活护理和身体的清洁卫生，长期卧床及有水肿者，定时翻身按摩受压部位，预防压疮。感染与非感染患儿分室居住，避免呼吸道感染。注意饮食卫生，防止肠道感染。

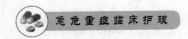

【并发症护理】

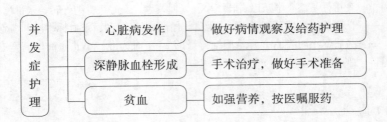

并发症护理 —— 心脏病发作 —— 做好病情观察及给药护理

深静脉血栓形成 —— 手术治疗，做好手术准备

贫血 —— 如强营养，按医嘱服药

【心理护理】

根据患儿的心理特点采用相应的对策，主动与患儿沟通，给予安慰鼓励，取得合作，避免患儿抗拒哭闹，加重心脏负担，同时最好能有家长陪伴，减少离开亲人的恐慌，使患儿情绪稳定。

【健康指导】

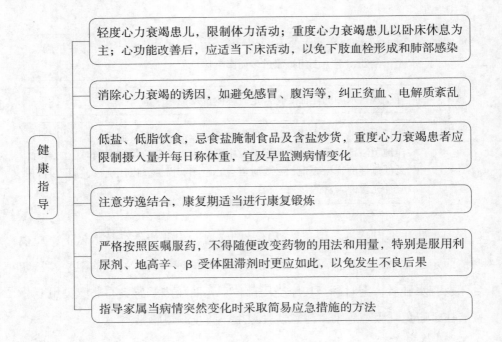

健康指导

轻度心力衰竭患儿，限制体力活动；重度心力衰竭患儿以卧床休息为主；心功能改善后，应适当下床活动，以免下肢血栓形成和肺部感染

消除心力衰竭的诱因，如避免感冒、腹泻等，纠正贫血、电解质紊乱

低盐、低脂饮食，忌食盐腌制食品及含盐炒货，重度心力衰竭患者应限制摄入量并每日称体重，宜及早监测病情变化

注意劳逸结合，康复期适当进行康复锻炼

严格按照医嘱服药，不得随便改变药物的用法和用量，特别是服用利尿剂、地高辛、β受体阻滞剂时更应如此，以免发生不良后果

指导家属当病情突然变化时采取简易应急措施的方法

二、感染性心内膜炎

感染性心内膜炎是指细菌、真菌和其他病原微生物经血流侵犯心内膜，心瓣膜或大动脉内膜所引起的感染性炎症。其特征病变是心脏或大血管内膜表面附着有血小板、纤维蛋白及病原微生物组成的赘生物。最常见心脏病为风湿性心瓣膜病，常见为主动脉瓣或二尖瓣的关闭不全，其次为先天性心血管畸形。

【一般护理】

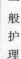

一般护理

- 病房温湿度适宜，温度 20～22℃，湿度 50%～60%，病房内空气清新，有利于呼吸
- 嘱其绝对卧床休息，观察患儿有无发作先兆，如情绪紧张、烦躁、咳嗽、被迫采取半卧位等。如果突发心力衰竭，即予以端坐位、下肢下垂
- 给予吸氧，湿化氧气吸入，遵医嘱给予扩血管、强心、利尿药物。严格控制患儿摄钠量以减少钠潴留。控制输液速度，记录出入液量
- 建立好静脉通道，严格掌握好输液速度及输液量，了解药物药理作用及可能出现的不良反应
- 保持大便通畅，必要时服用缓泻剂
- 急性期协助患儿做好生活护理，保持皮肤和口腔的清洁
- 与患儿及家属保持良好的沟通，了解其思想活动，积极配合治疗及护理

【症状护理】

1. 发热的护理

发热是感染性心内膜炎的首发症状之一，当体温高于 38.5℃者，采用物

理降温（30% 酒精擦浴和温水擦浴），若降温效果不佳，可采用药物降温，同时头部及全身大血管处放置冰袋降温，用物理降温或药物降温后要密切观察降温情况，须在 30 分钟后测量体温并记录。大量出汗后应及时用清水擦洗皮肤，更换衣服及床单，避免对流风。患者应多饮水，卧床休息，防止上呼吸道感染，抽取血标本进行血培养及药敏试验。血培养是感染性心内膜炎诊断最直接可靠的证据。血标本量应抽取在 10～15ml，在应用抗生素前 24 小时内采集 4～6 次血标本，取血时间以寒战或体温骤升时为最佳（此时赘生物中的细菌释放出来，血中细菌数增加），以期提高血培养的阳性率，保证检验的准确性。针对药敏试验结果，尽早、足量、全程、按时应用敏感抗生素治疗，感染得到控制，取得较好疗效。

2．疼痛的护理

对患儿的主诉疼痛给予关心并采取相应措施，避免患儿因心理因素而加重痛苦，尽可能减少应激因素。遵医嘱给予镇痛药物，观察疗效和可能出现的不良反应。如果疼痛部位、性质有改变时及时报告医师。遵医嘱应用冷热敷治疗。指导患儿使用非药物止痛方法。

3．栓塞的观察

评估有无栓塞症状，如有意识改变、肢端疼痛、尿量减少等症状时及通知医生。遵医嘱给予抗凝药物。

4．人工瓣膜置换术的术后护理

（1）术后监护：患者术毕返回 ICU，立即将气管插管接呼吸机，用预先设好的各种参数控制呼吸。连接动脉测压装置、心电监护仪、中心静脉插管、引流管。严密监测有创血压和中心静脉压，维持收缩压在 90mmHg 以上，心率 90～100 次/分，CVP 6～12cmH$_2$O，动态观察心率、心律、血压、CVP、血氧饱和度、体温的变化，每 15～30 分钟记录 1 次，抽血验血气分析及血液生化等检查，并根据各项指标及时对症处理。根据 CVP 补充血容量，适当加快胶体的输入，对于低钾的患者，积极补钾，给予 15% 氯化钾经中心静脉泵入，每小时低于 20mmol，对于术前心功能Ⅳ级的患者，术中停留漂浮导管进行术后心输出量的监测。心功能恢复差的给予主动脉内球囊反搏（intra-aortic ballon pump，IABP）辅助治疗，安装临时起搏器。护理上加强 IABP 辅助期间的管理，保持各种管道通畅、无菌、观察穿刺处伤口情况，每日给予活力碘消毒，无菌纱布敷盖。

（2）加强呼吸道的管理：术后呼吸机辅助呼吸，监测血气分析。做好气管插管的护理，检查气管插管是否固定。及时清除呼吸道分泌物，保持呼吸道通畅，适时吸痰。在机械通气期间应观察双肺呼吸是否对称，保持气道湿化，定时监测血气分析，根据血气结果及时调整呼吸机参数。严密观察患者对呼吸机的耐受性，对于躁动不安或耐受力差的患者，给予适当的药物镇静，以减少氧耗。经彻底吸痰充分给氧后，可停机拔除气管插管，给予鼻导管吸氧，氧流量为 2～6L/min。抬高床头 30°，翻身、拍背、指导有效咳嗽和深呼吸，超声雾化吸入，行肺部体疗，防止术后肺不张、肺部感染，定期拍摄胸片，观察肺部情况。

（3）预防心律失常发生：据报道，心脏瓣膜置换术后心律失常的发生率占 10%～58%。术后需连续动态监测心率、心律的变化，早期发现房性早搏，室性早搏、心房颤动等心律失常，必要时给予抗心律失常药物治疗，保持水电解质平衡，应定时检验钾、钠、氯、防止血钾过低出现的心律失常，血钾保持在 4.5～5.0mmol/L。

（4）加强心功能的维护：术后防止发生心功能不全或低心排综合征，术后早期严密监测亮氨酸氨基肽酶（leucine aminopeptidase，LAP）及酪蛋白磷酸肽（casein phosphopeptide，CPP）、CVP，匀速补充生理需要量，但应注意不能短时期内输入液体过多过快，以免加重心肾负担，发生肺水肿。感染性心内膜炎患者术前因感染导致心肌损伤，在行心脏瓣膜置换术后，心肌水肿较严重，心功能差，可使用正性肌力药物以提高心肌收缩力。护理上应做到准确、及时遵医嘱应用药物，血管活性药物应独立静脉通道输注，做好标记。在血流动力学稳定的情况下，逐渐协助及指导患者床上活动，先指导双下肢在床上做伸展抬腿动作，避免血栓形成，协助上肢伸展，握拳动作，循序渐进，做好安全3分钟，逐渐增加机体活动能力，以促进心功能的恢复。加强强心、利尿、补钾治疗，准确记录24小时出入量，直至病情平稳。

（5）各种管道的护理：保持心包、纵隔引流管通畅，术后妥善固定，术后前4小时15～30分钟1次挤压引流管，防止发生心脏压塞并观察引流液的颜色、量并详细记录，如引流量超过300ml/h，颜色鲜红需立即通知医师处理。留置胃管期间，给予生理盐水棉球清洁口腔，每日2次，使患者感到舒适，促进食欲。留置尿管期间，严格执行无菌操作，观察尿液的颜色、性质，定时检查尿常规，每日尿道口消毒2次，避免泌尿系统并发症。

（6）营养支持：感染性心内膜炎患者术前多数伴有发热、贫血、心力衰竭，且长时间、大剂量使用抗生素，患者多数存在营养不良状态。术后给予静脉高营养，补充清蛋白，术后拔除气管插管，无消化道症状者，鼓励尽早进食，少量多餐。

（7）预防感染：加强基础护理，做好患者皮肤护理，因病情长期卧床患者局部皮肤给予50%红花乙醇按摩。必要时置气垫床，每2小时放气30分钟，保持床单位整洁，按时翻身，活动肢体，预防压疮。根据病情鼓励患者早期活动。

【并发症护理】

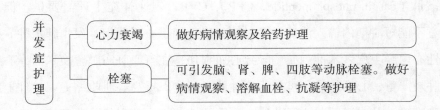

【心理护理】

由于患儿病情危重，家属知识缺乏，心理负担大，在康复期间做好心理护理是非常重要的，积极安慰患儿及家属，帮助排除思想顾虑，使其配合治疗，增强治疗信心，保持乐观的情绪。

【健康指导】

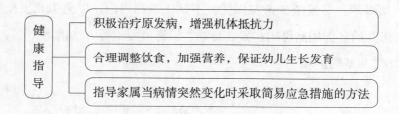

健康指导
- 积极治疗原发病，增强机体抵抗力
- 合理调整饮食，加强营养，保证幼儿生长发育
- 指导家属当病情突然变化时采取简易应急措施的方法

第六节　血液系统急危重症

一、新生儿溶血症

新生儿溶血病是因母婴血型不合引起的同种免疫性溶血，治疗不及时将导致严重的贫血、心力衰竭，或留有神经系统后遗症，甚至危及患儿生命。新生儿溶血病以 ABO 溶血病和 Rh 溶血病最为常见。

【一般护理】

1. 频繁哺乳促进患儿康复

对溶血病患儿，应当坚持早期、足量母乳喂养，每日可哺乳 8 ~ 12 次。

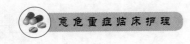

频繁有效的哺乳可减少患儿体内胆红素的肠肝循环。特别在患儿出生后的最初 3～4 日，做到频繁有效的吸吮，可有效干预高胆红素血症的发生。

2．为患儿营造温暖、清洁的环境

患儿体温过低不利于血清胆红素的降低，因此，室温以 22～24℃ 为宜，相对湿度以 50%～60% 为宜。为患儿换衣服、换尿布、洗澡等操作应尽量集中进行，动作快速、轻柔，避免患儿受凉。要保持居室清洁，应用湿布擦灰，以防灰尘扬起。室内每日可用紫外线灯消毒 1 次，用消毒液拖地 1 次。室内严禁吸烟，尽量减少亲友探视，不要让宠物入内，以免患儿发生感染。此外，患儿的各类用品可用水煮、日晒、消毒液浸泡等方法消毒。

3．患儿基础护理

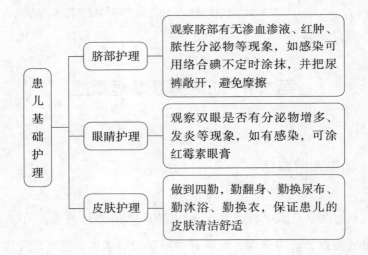

4．密切观察

应密切观察是否有潜在的并发症，有无惊厥及抽搐，如双眼凝视、上翻、四肢抽动等现象。

【症状护理】

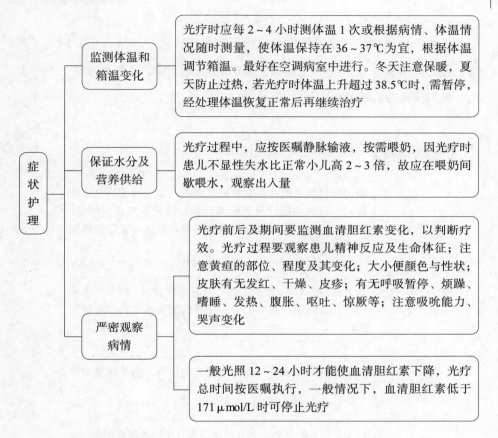

症状护理

- **监测体温和箱温变化**: 光疗时应每 2~4 小时测体温 1 次或根据病情、体温情况随时测量，使体温保持在 36~37℃为宜，根据体温调节箱温。最好在空调病室中进行。冬天注意保暖，夏天防止过热，若光疗时体温上升超过 38.5℃时，需暂停，经处理体温恢复正常后再继续治疗

- **保证水分及营养供给**: 光疗过程中，应按医嘱静脉输液，按需喂奶，因光疗时患儿不显性失水比正常小儿高 2~3 倍，故应在喂奶间歇喂水，观察出入量

- **严密观察病情**:
  - 光疗前后及期间要监测血清胆红素变化，以判断疗效。光疗过程要观察患儿精神反应及生命体征；注意黄疸的部位、程度及其变化；大小便颜色与性状；皮肤有无发红、干燥、皮疹；有无呼吸暂停、烦躁、嗜睡、发热、腹胀、呕吐、惊厥等；注意吸吮能力、哭声变化
  - 一般光照 12~24 小时才能使血清胆红素下降，光疗总时间按医嘱执行，一般情况下，血清胆红素低于 171μmol/L 时可停止光疗

【并发症护理】

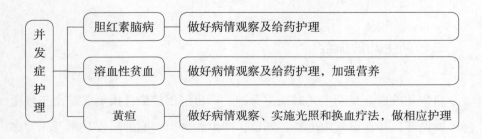

并发症护理

- **胆红素脑病**: 做好病情观察及给药护理
- **溶血性贫血**: 做好病情观察及给药护理，加强营养
- **黄疸**: 做好病情观察、实施光照和换血疗法，做相应护理

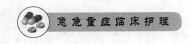
【心理护理】

患儿患溶血病时，家长常表现出忧虑和恐慌，这种情绪会感染患儿，不利于患儿的康复。家长应消除紧张、焦虑的心理，用微笑来面对患儿，和患儿一起积极地战胜疾病。

【健康指导】

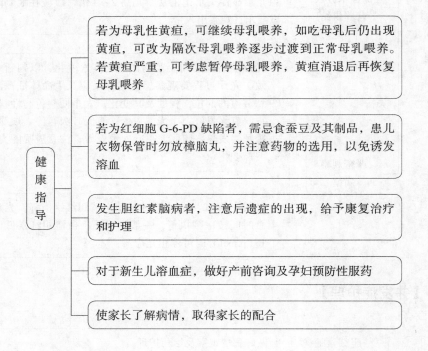

健康指导
- 若为母乳性黄疸，可继续母乳喂养，如吃母乳后仍出现黄疸，可改为隔次母乳喂养逐步过渡到正常母乳喂养。若黄疸严重，可考虑暂停母乳喂养，黄疸消退后再恢复母乳喂养
- 若为红细胞 G-6-PD 缺陷者，需忌食蚕豆及其制品，患儿衣物保管时勿放樟脑丸，并注意药物的选用，以免诱发溶血
- 发生胆红素脑病者，注意后遗症的出现，给予康复治疗和护理
- 对于新生儿溶血症，做好产前咨询及孕妇预防性服药
- 使家长了解病情，取得家长的配合

二、新生儿败血症

新生儿败血症是新生儿时期常见的、严重细菌感染性疾病，是由于细菌侵入血循环，并在血液中生长、繁殖，产生毒素而引起的。发病率及死亡率均较高，如能及早进行积极的抗感染治疗是可以治愈的。

【一般护理】

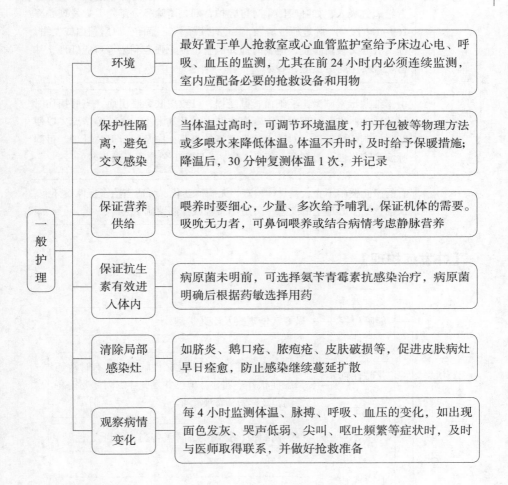

一般护理

- 环境：最好置于单人抢救室或心血管监护室给予床边心电、呼吸、血压的监测，尤其在前 24 小时内必须连续监测，室内应配备必要的抢救设备和用物
- 保护性隔离，避免交叉感染：当体温过高时，可调节环境温度，打开包被等物理方法或多喂水来降低体温。体温不升时，及时给予保暖措施；降温后，30 分钟复测体温 1 次，并记录
- 保证营养供给：喂养时要细心，少量、多次给予哺乳，保证机体的需要。吸吮无力者，可鼻饲喂养或结合病情考虑静脉营养
- 保证抗生素有效进入体内：病原菌未明前，可选择氨苄青霉素抗感染治疗，病原菌明确后根据药敏选择用药
- 清除局部感染灶：如脐炎、鹅口疮、脓疱疮、皮肤破损等，促进皮肤病灶早日痊愈，防止感染继续蔓延扩散
- 观察病情变化：每 4 小时监测体温、脉搏、呼吸、血压的变化，如出现面色发灰、哭声低弱、尖叫、呕吐频繁等症状时，及时与医师取得联系，并做好抢救准备

【症状护理】

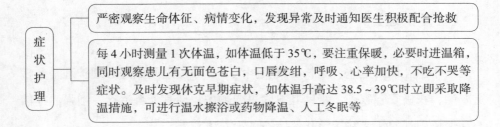

症状护理

- 严密观察生命体征、病情变化，发现异常及时通知医生积极配合抢救
- 每 4 小时测量 1 次体温，如体温低于 35℃，要注重保暖，必要时进温箱，同时观察患儿有无面色苍白，口唇发绀，呼吸、心率加快，不吃不哭等症状。及时发现休克早期症状，如体温升高达 38.5～39℃时立即采取降温措施，可进行温水擦浴或药物降温、人工冬眠等

合并肺炎者，要严密观察患儿的呼吸、心率的变化。呼吸急促 60 次/分者给氧气吸入，如呼吸困难时可轻拍背部，清除鼻分泌物。如发现心率 160~180 次/分，肝进行性增大，患儿有烦躁不安、面色、口唇苍白或发绀，提示有心力衰竭发生，应及时通知医生，给予强心利尿等对症处理，并密切观察用药后反应，做记录

由于细菌毒素刺激，毛细血管壁受损，可致皮肤黏膜出血，当肝损伤时可致感染。进行护理时，需观察皮肤瘀点及其大小、增减等情况，以便及时控制病情发展。对败血症性黄染的患儿，应及时行退黄处理，可静脉滴注清蛋白及茵栀黄，每日 1 次，3 日为 1 个疗程，效果较好

有的患儿哭闹不止，经具体检查，无病情变化，可适当给予抚摩、怀抱、谈话，给予心理上的安慰，可适当减轻或控制哭闹

（左侧标签）症状护理

【并发症护理】

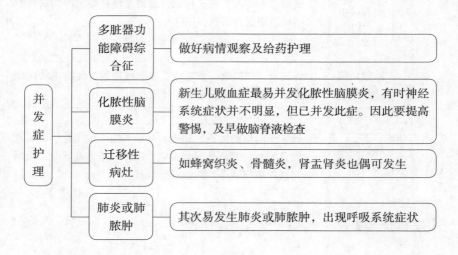

并发症护理

多脏器功能障碍综合征 —— 做好病情观察及给药护理

化脓性脑膜炎 —— 新生儿败血症最易并发化脓性脑膜炎，有时神经系统症状并不明显，但已并发此症。因此要提高警惕，及早做脑脊液检查

迁移性病灶 —— 如蜂窝织炎、骨髓炎，肾盂肾炎也偶可发生

肺炎或肺脓肿 —— 其次易发生肺炎或肺脓肿，出现呼吸系统症状

【心理护理】

由于患儿病情危重，家长心理负担大，在康复期间做好心理护理是非常重要的，积极安慰家长，帮助其排除思想顾虑，使其配合治疗，增强治疗信心，保持乐观的情绪并指导其保持静息的方法。

【健康指导】

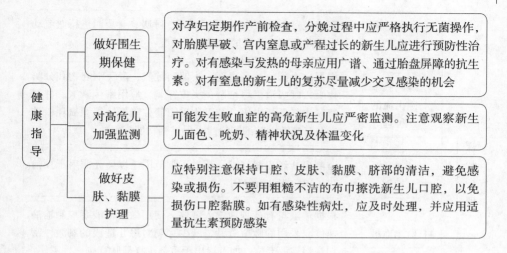

健康指导
- 做好围生期保健：对孕妇定期作产前检查，分娩过程中应严格执行无菌操作，对胎膜早破、宫内窒息或产程过长的新生儿应进行预防性治疗。对有感染与发热的母亲应用广谱、通过胎盘屏障的抗生素。对有窒息的新生儿的复苏尽量减少交叉感染的机会
- 对高危儿加强监测：可能发生败血症的高危新生儿应严密监测。注意观察新生儿面色、吮奶、精神状况及体温变化
- 做好皮肤、黏膜护理：应特别注意保持口腔、皮肤、黏膜、脐部的清洁，避免感染或损伤。不要用粗糙不洁的布巾擦洗新生儿口腔，以免损伤口腔黏膜。如有感染性病灶，应及时处理，并应用适量抗生素预防感染

三、新生儿出血症

新生儿出血症是由于维生素 K 及其依赖因子显著缺乏所致。多发生于出生后 2~4 日的早期新生儿，早产儿发病日可延迟到中期新生儿。

【一般护理】

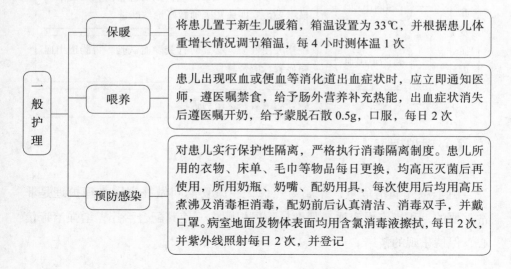

一般护理
- 保暖：将患儿置于新生儿暖箱，箱温设置为 33℃，并根据患儿体重增长情况调节箱温，每 4 小时测体温 1 次
- 喂养：患儿出现呕血或便血等消化道出血症状时，应立即通知医师，遵医嘱禁食，给予肠外营养补充热能，出血症状消失后遵医嘱开奶，给予蒙脱石散 0.5g，口服，每日 2 次
- 预防感染：对患儿实行保护性隔离，严格执行消毒隔离制度。患儿所用的衣物、床单、毛巾等物品每日更换，均高压灭菌后再使用，所用奶瓶、奶嘴、配奶用具，每次使用后均用高压煮沸及消毒柜消毒，配奶前后认真清洁、消毒双手，并戴口罩。病室地面及物体表面均用含氯消毒液擦拭，每日 2 次，并紫外线照射每日 2 次，并登记

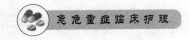

【症状护理】

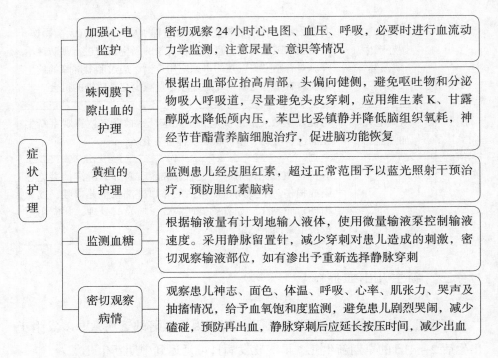

症状护理	加强心电监护	密切观察24小时心电图、血压、呼吸，必要时进行血流动力学监测，注意尿量、意识等情况
	蛛网膜下隙出血的护理	根据出血部位抬高肩部，头偏向健侧，避免呕吐物和分泌物吸入呼吸道，尽量避免头皮穿刺，应用维生素K、甘露醇脱水降低颅内压，苯巴比妥镇静并降低脑组织氧耗，神经节苷酯营养脑细胞治疗，促进脑功能恢复
	黄疸的护理	监测患儿经皮胆红素，超过正常范围予以蓝光照射干预治疗，预防胆红素脑病
	监测血糖	根据输液量有计划地输入液体，使用微量输液泵控制输液速度。采用静脉留置针，减少穿刺对患儿造成的刺激，密切观察输液部位，如有渗出予重新选择静脉穿刺
	密切观察病情	观察患儿神志、面色、体温、呼吸、心率、肌张力、哭声及抽搐情况，给予血氧饱和度监测，避免患儿剧烈哭闹，减少磕碰，预防再出血，静脉穿刺后应延长按压时间，减少出血

【并发症护理】

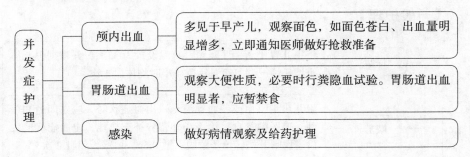

并发症护理	颅内出血	多见于早产儿，观察面色，如面色苍白、出血量明显增多，立即通知医师做好抢救准备
	胃肠道出血	观察大便性质，必要时行粪隐血试验。胃肠道出血明显者，应暂禁食
	感染	做好病情观察及给药护理

【心理护理】

由于患儿病情危重，家属易焦虑，在康复期间做好家属心理护理是非常重要的，积极安慰家属，帮助排除思想顾虑，使其配合治疗，增强治疗信心，保持乐观的情绪。

【健康指导】

健康指导

母孕期服用干扰维生素 K 代谢的药物者，应在妊娠最后 3 个月期间及分娩前各肌内注射 1 次，维生素 $K_1$10mg，纯母乳喂养者，母亲应口服维生素 K_1 每次 20mg，每周 2 次。所有新生儿出生后应立即给予维生素 $K_1$0.5～1mg 肌内注射 1 次，早产儿、有肝胆疾病、慢性腹泻、长期全静脉营养等高危儿应每周静脉注射 1 次维生素 $K_1$0.5～1mg

预防护理的要点是加强孕妇的营养，尤其是在妊娠晚期应多吃新鲜蔬菜和水果，以增加维生素 K 的摄入量，保证胎儿的需要

对患有肝胆病及在妊娠期用过维生素抑制剂治疗或估计有早产可能的孕妇，在临产前要注射维生素 K，以提高胎儿肝内维生素 K 的贮备量。新生儿出生后肌内注射维生素 K 1～2mg，也有同样的效果

对新生儿的护理要做到早期喂养。新生儿出生后 1～2 小时喂糖水，4～6 小时开始喂母乳；早产儿出生后 4 小时试喂糖水，若吮吸吞咽能力好，就可直接喂母乳，使之有利于维生素 K 的合成

对初生的新生儿，尤其是早产或母体缺乏维生素 K 的婴儿，在生后 1 周内要特别注意观察其精神、神志、面色、呕吐物和大便情况，以及身体的其他部位有无出血倾向。如有出血，应立即送医院诊治。同时少惊动患儿，保持安静，以减少出血

第七节 感染性急危重症

一、新生儿破伤风

新生儿破伤风又称"四六风"、"脐风"、"七日风"等，是指破伤风梭状杆菌侵入脐部，并产生痉挛毒素而引起以牙关紧闭和全身肌肉强直性痉挛为特征的急性感染性疾病。

【一般护理】

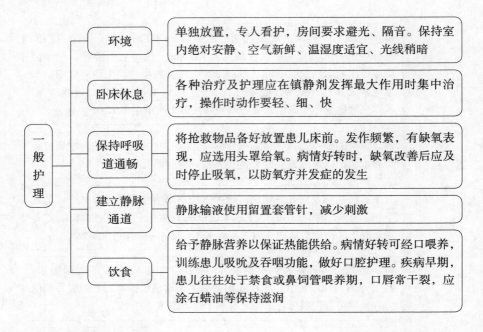

一般护理

- 环境：单独放置，专人看护，房间要求避光、隔音。保持室内绝对安静、空气新鲜、温湿度适宜、光线稍暗
- 卧床休息：各种治疗及护理应在镇静剂发挥最大作用时集中治疗，操作时动作要轻、细、快
- 保持呼吸道通畅：将抢救物品备好放置患儿床前。发作频繁，有缺氧表现，应选用头罩给氧。病情好转时，缺氧改善后应及时停止吸氧，以防氧疗并发症的发生
- 建立静脉通道：静脉输液使用留置套管针，减少刺激
- 饮食：给予静脉营养以保证热能供给。病情好转可经口喂养，训练患儿吸吮及吞咽功能，做好口腔护理。疾病早期，患儿往往处于禁食或鼻饲管喂养期，口唇常干裂，应涂石蜡油等保持滋润

【症状护理】

症状护理

- 密切观察病情，详细记录病情变化，尤其是用镇静药后第 1 次抽搐发生时间、强度大小、抽搐持续和间隔时间，抽搐发生时患儿面色、心率、呼吸及血氧饱和度改变。发现异常，立即通知医师并做好抢救工作
- 控制痉挛，注射破伤风抗毒素（tatanus antitoxin，TAT）中和血液中游离的外毒素。用前做皮试，皮试阴性后，再注射或静脉滴注 1 万 ~ 2 万 U
- 遵医嘱静脉给予地西泮、苯巴比妥、水合氯醛药物，严禁药液外渗。尤其是地西泮可引起局部组织坏死
- 处理脐部，用消毒剪刀剪去残留脐带的远端并重新结扎，近端用 3% 过氧化氢或1:4000 高锰酸钾液清洗局部后，涂以 2% 碘酊。保持脐部清洁、干燥。脐部严重感染或脐周脓肿应清创引流。接触伤口的敷料应焚烧处理
- 患者处于骨骼肌痉挛状态，易发热、出汗，适当打开包被降温，及时擦干汗渍，保持皮肤清洁干燥

【心理护理】

由于患儿病情危重，家长心理负担大，做好心理护理是非常重要的，应积极安慰患儿家长，增强治疗信心，使其配合治疗。

【健康指导】

对患儿家长讲授有关育儿知识，宣传优生优育好处、父母应尽的义务、孩子应享有的权利，推广无菌接生法，定期预防接种。

二、小儿急性喉炎

小儿急性喉炎是喉部黏膜急性弥漫性炎症，多见于婴幼儿，好发于冬春季节。由于小儿喉腔狭窄、软骨柔软、黏膜血管丰富、薄膜下组织疏松，炎症时易发生充血、水肿而出现喉梗阻，加之小儿咳嗽功能差，不易将下呼吸道分泌物及时咳出，更加重呼吸困难，若不及时处理，可因吸气困难而窒息死亡。

【一般护理】

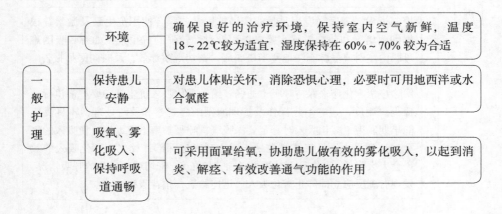

一般护理	环境	确保良好的治疗环境，保持室内空气新鲜，温度18～22℃较为适宜，湿度保持在60%～70%较为合适
	保持患儿安静	对患儿体贴关怀，消除恐惧心理，必要时可用地西泮或水合氯醛
	吸氧、雾化吸入、保持呼吸道通畅	可采用面罩给氧，协助患儿做有效的雾化吸入，以起到消炎、解痉、有效改善通气功能的作用

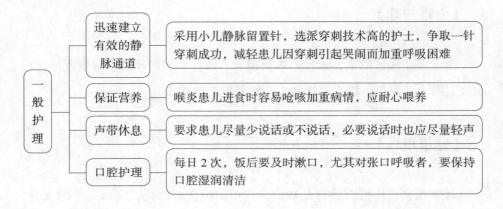

【症状护理】

<table>
<tr>
<td rowspan="5">症状护理</td>
<td>密切观察病情变化，注意观察呼吸情况，若患者出现呼吸急促，烦躁不安，并有吸气"三凹征"，口唇青紫，出汗，呼吸困难已进入第三度，应立即报告医师，以便及时处理</td>
</tr>
<tr>
<td>立即予面罩氧气吸入，氧浓度为40%～50%。严重阻塞性呼吸困难患儿血氧浓度极低，二氧化碳浓度极高，如突然吸入高浓度的氧气，可造成血氧浓度急低而二氧化碳浓度升高，不能刺激呼吸中枢而使呼吸抑制加重缺氧，故宜持续低流量给氧，氧气浓度为30%</td>
</tr>
<tr>
<td>做好入科后抢救工作，当班人员必须做到分秒必争，护士必须以最快的速度根据患者的基本情况备好急救物品，如照明灯、吸引器，气管插管包和气管切开包等需要的物品，核对抢救车内物品、药品使其处于备用状态</td>
</tr>
<tr>
<td>控制炎症，遵医嘱应用足量的广谱抗生素或联合使用抗生素及激素并根据细菌培养和药物敏感实验，选用针对性较强的抗生素，如有呼吸困难可肌内注射或静脉滴注地塞米松5mg，密切观察疗效，及时向医师报告</td>
</tr>
<tr>
<td>解除痉挛、化痰来保持呼吸道通畅。给予雾化吸入抗生素，要严格执行消毒隔离制度，遵守治疗操作及护理原则细心观察和及时处理，不良反应能早期发现。雾化吸入时一定要深吸气，呼吸频率不宜太快，使吸入的气雾量达到最大，且气雾微粒易于进入呼吸道深部，反之，雾化吸入的效果会大大降低。雾化吸入时护士必须守护在旁，密切观察患儿的呼吸情况，发现有副反应立即停止雾化吸入。迅速给氧，拍背吸痰</td>
</tr>
</table>

症状护理

由于小儿气管软，因此给药或注射时，尽可能做好说服劝导工作，避免大哭大闹，头颈与胸的位置不可扭转或过度前俯后仰，这些动作会使气管受压，增加呼吸困难，有导致窒息的危险，注射时可采用半坐哺乳位

密切观察病情变化，特别注意患儿呼吸困难程度、哭声、鼻翼扇动、吸气"三凹征"、神志、体温、口唇发绀等情况。若出现喉阻塞，及早发现先兆，争分夺秒地配合医师进行抢救

【心理护理】

做好心理护理，患儿入院后护士应向家属讲解本病的发病、救治、护理及预后，引起家属对该病的高度重视。因大部分患儿是独生子女，在病情突变时，家长往往接受不了而影响抢救，医护需共同边抢救边解释，劝慰家属要冷静，积极配合；尽量让患儿安静休息，减少哭闹，避免呼吸困难加重。

【健康指导】

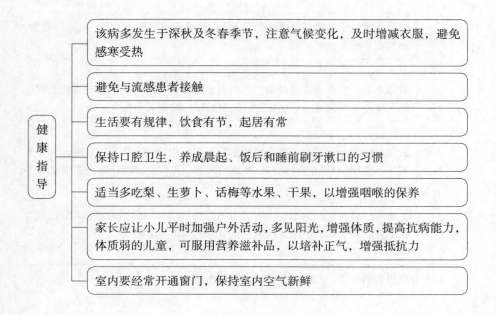

健康指导

该病多发生于深秋及冬春季节，注意气候变化，及时增减衣服，避免感寒受热

避免与流感患者接触

生活要有规律，饮食有节，起居有常

保持口腔卫生，养成晨起、饭后和睡前刷牙漱口的习惯

适当多吃梨、生萝卜、话梅等水果、干果，以增强咽喉的保养

家长应让小儿平时加强户外活动，多见阳光，增强体质，提高抗病能力，体质弱的儿童，可服用营养滋补品，以培补正气，增强抵抗力

室内要经常开通窗门，保持室内空气新鲜

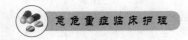

三、斑疹伤寒

斑疹伤寒是由立克次体所致的急性传染病。流行性斑疹伤寒是由普氏立克次体所致，经体虱传播，以冬春季为多。地方性斑疹伤寒是由于摩氏立克次体感染所致，以鼠及鼠蚤为媒介，以夏秋季为多。地方性者比流行性者病情较轻。

【一般护理】

斑疹伤寒患者入院后，及时洗澡更衣，彻底灭虱，必要时剃光头发、腋毛和阴毛，剃下的毛发焚烧处理。换下的衣服煮沸或高压消毒

发热及中毒症状明显者，必须卧床休息，经常更换体位

建立静脉通道，适量补充水分及盐类的损失，改善循环及促进毒素的排泄，了解药物药理作用及可能出现的不良反应

根据病情给予高热量、高维生素、低脂肪流质或半流质饮食，必要时喂食、鼻饲或静脉补液

一般护理

发热患者全身皮肤应保持清洁，宜温水擦浴，及时更换汗湿的衣被。昏迷患者应协助其翻身，更换卧位，经常按摩，防止发生压疮

发热时唾液分泌减少，舌和口腔黏膜干燥，应协助患者晨起、睡前、饭后刷牙，或用朵贝尔溶液漱口，不能自理者应做口腔护理，防止黏膜溃疡

与患者保持良好的沟通，了解患者的思想活动，提供相关知识，如注意个人卫生，勤换衣、洗澡、洗头，换下的衣服用开水烫洗

在患者活动耐力范围内，鼓励患者适当活动

【症状护理】

1. 高热期护理

高热期护理

絶对卧床休息，每 1~2 小时测 1 次体温，如体温在 39~40℃时立即给予物理降温。高热期禁止用大量退热剂。防止大量出汗体温骤降引起虚脱。鼓励患儿多饮水，每日 2000~3000ml，以利于毒素排泄。如体温持续高热在 39~41℃时，用 2% 冷生理盐水低压灌肠，每次 300~500ml 可使体温下降 0.5~1℃，得到较好的降温效果

给予高热量，高维生素 B、维生素 C 的易消化流质饮食，补充足够水分，每 24 小时液体入量不能少于 2500~3000ml，伴有呕吐、腹泻患儿应注意补充电解质

口腔护理：持续高热患者唾液分泌减少，维生素消耗增多，易引起口腔溃疡，每日给予口腔护理 2 次，预防并发症的发生

每天睡前给予温水擦浴，保持皮肤清洁干燥，每 1~2 个时变换体位，防止压疮发生

保持大便通畅，患者发热卧床休息，活动减少，肠蠕动减慢，易出现便秘，采用 2% 温盐水低压灌肠以缓解便秘

2. 出疹期护理

斑疹伤寒立克次体损伤肢体血管引起血栓形成，其毒素作用易引起肺炎和心肌损害，此期间护理要点：病室保持空气清新，温度适宜，长期卧床注意变换体位。防止肺部并发症，注意测脉搏、心率变化。出疹期患儿腹胀、腹泻严重时，应减少牛奶的量或暂禁食，必要时静脉补充营养和热量，以减轻胃肠负担。出疹期皮肤受汗液刺激引起瘙痒，防止患者抓伤合并感染，剪短指甲或戴手套，预防并发症的发生。

3. 恢复期护理要点

病程经过高热期，出疹期后进入恢复期。患者机体十分衰竭，需要大量

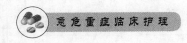

的营养和能量以满足机体需要和补充疾病的消耗。患者表现食欲亢进，护理必须适当控制饮食，防止暴饮暴食诱发肠道并发症。禁止食用生、冷、硬食物，给予易消化吸收饮食。如米粥、面片等，少量多餐，以促进机体功能的恢复。

4. 合并心肌炎的护理

输液时速度不宜过快，幼儿8~10滴/分，学龄儿15~20滴/分，如有烦躁不安、颜面发绀时，根据病情给予低流量吸氧，以缓解症状。按心肌炎护理常规执行。

5. 合并肺炎的护理

按肺炎护理常规执行。

6. 密切观察生命体征变化，预防并发症

如中耳炎、腮腺炎、细菌性肺炎，甚至出现神经刺激症状等。

【并发症护理】

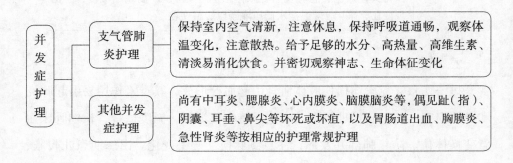

【心理护理】

由于患儿病情重，心理负担大，在住院期间做好心理护理是非常重要的，安慰患儿，排除家长的思想顾虑，增强治疗信心，保持乐观的情绪配合治疗。

【健康指导】

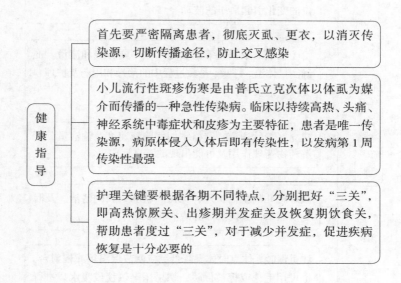

健康指导

- 首先要严密隔离患者，彻底灭虱、更衣，以消灭传染源，切断传播途径，防止交叉感染

- 小儿流行性斑疹伤寒是由普氏立克次体以体虱为媒介而传播的一种急性传染病。临床以持续高热、头痛、神经系统中毒症状和皮疹为主要特征，患者是唯一传染源，病原体侵入人体后即有传染性，以发病第1周传染性最强

- 护理关键要根据各期不同特点，分别把好"三关"，即高热惊厥关、出疹期并发症关及恢复期饮食关，帮助患者度过"三关"，对于减少并发症，促进疾病恢复是十分必要的

第八节 其他急危重症

一、新生儿休克

新生儿休克是由多种原因引起的急性微循环功能不全综合征，新生儿休克与年长儿相比有些特殊性，特点是病因更为复杂，病情进展迅速，症状不明显，诊断困难，等到血压下降症状明显时，病情常不可逆转，病死率高。因而了解新生儿休克的特点，早期诊断显得极为重要。

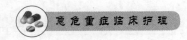

【一般护理】

一般护理
- 尽量将患儿安置于新生儿病房婴儿辐射床或恒温箱。治疗护理动作要轻柔，减少不必要的刺激，以避免体位的变化引起血压的波动
- 给予吸氧，根据血氧饱和度采取不同方式和流量。准确测量体温、呼吸、抢救过程中的治疗和用药及护理、交接班记录等
- 建立好静脉通道，严格掌握好输液速度及输液量，了解药物药理作用及可能出现的不良反应
- 做好患儿的生活护理，保持皮肤和口腔的清洁。及时更换尿垫，保持阴部的清洁和干燥
- 注重保暖，休克时体温降低，应调节保温箱或辐射台，也可用毛毯或棉被保暖，切忌用电热毯或暖水袋进行体表加热；心脑等重要脏器的血液灌流进一步减少，不利于休克的纠正

【症状护理】

症状护理
- 去除病因：心肌炎引起者，积极控制炎症治疗；严重心律失常引起者控制心律失常。先天性心脏病引起者，必要时手术。败血症休克应给有效抗生素控制感染，必要时用肾上腺皮质激素对抗内毒素
- 恢复有效血容量：给予患儿纠正酸中毒、扩容治疗。有效者血压回升，心率平稳，皮肤灌注良好，尿量高于 $1ml/(kg \cdot h)$

【并发症护理】

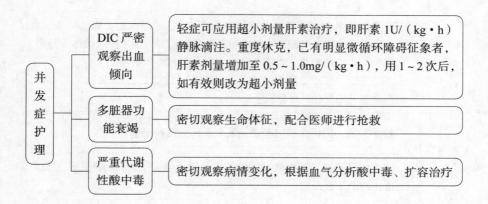

并发症护理	DIC 严密观察出血倾向	轻症可应用超小剂量肝素治疗，即肝素 1U/（kg·h）静脉滴注。重度休克，已有明显微循环障碍征象者，肝素剂量增加至 0.5~1.0mg/（kg·h），用 1~2 次后，如有效则改为超小剂量
	多脏器功能衰竭	密切观察生命体征，配合医师进行抢救
	严重代谢性酸中毒	密切观察病情变化，根据血气分析酸中毒、扩容治疗

【心理护理】

由于患儿病情危重，又不能用言语表达，操作过程中要体贴患儿，各种护理操作要轻柔。做好患儿家长的心理护理是非常重要的，排除家长的思想顾虑，配合治疗，增强治疗信心，保持乐观的情绪。

二、感染性休克

感染性休克是由各种致病菌及其毒素侵入人体后引起的以微循环障碍，组织细胞血液灌注不足，导致重要生命器官急性功能不全的临床综合征，常发生在中毒性菌痢、暴发性流脑、出血性坏死性肠炎、败血症、重症肺炎及胆道感染等急性感染性疾病的基础上，临床上以面色苍白、四肢发凉、皮肤发花、尿量减少、血压下降为主要表现。是儿科常见的危重病症之一。

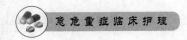

【一般护理】

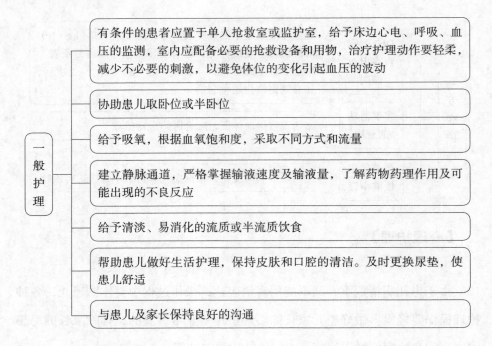

一般护理

- 有条件的患者应置于单人抢救室或监护室，给予床边心电、呼吸、血压的监测，室内应配备必要的抢救设备和用物，治疗护理动作要轻柔，减少不必要的刺激，以避免体位的变化引起血压的波动
- 协助患儿取卧位或半卧位
- 给予吸氧，根据血氧饱和度，采取不同方式和流量
- 建立静脉通道，严格掌握输液速度及输液量，了解药物药理作用及可能出现的不良反应
- 给予清淡、易消化的流质或半流质饮食
- 帮助患儿做好生活护理，保持皮肤和口腔的清洁。及时更换尿垫，使患儿舒适
- 与患儿及家长保持良好的沟通

【症状护理】

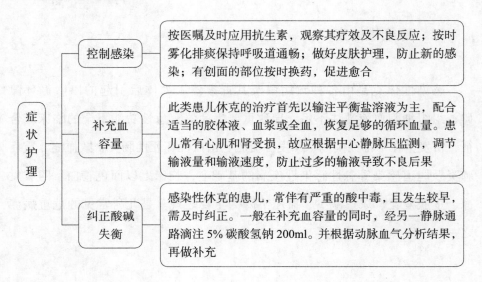

症状护理

- 控制感染：按医嘱及时应用抗生素，观察其疗效及不良反应；按时雾化排痰保持呼吸道通畅；做好皮肤护理，防止新的感染；有创面的部位按时换药，促进愈合
- 补充血容量：此类患儿休克的治疗首先以输注平衡盐溶液为主，配合适当的胶体液、血浆或全血，恢复足够的循环血量。患儿常有心肌和肾受损，故应根据中心静脉压监测，调节输液量和输液速度，防止过多的输液导致不良后果
- 纠正酸碱失衡：感染性休克的患儿，常伴有严重的酸中毒，且发生较早，需及时纠正。一般在补充血容量的同时，经另一静脉通路滴注 5% 碳酸氢钠 200ml。并根据动脉血气分析结果，再做补充

【并发症护理】

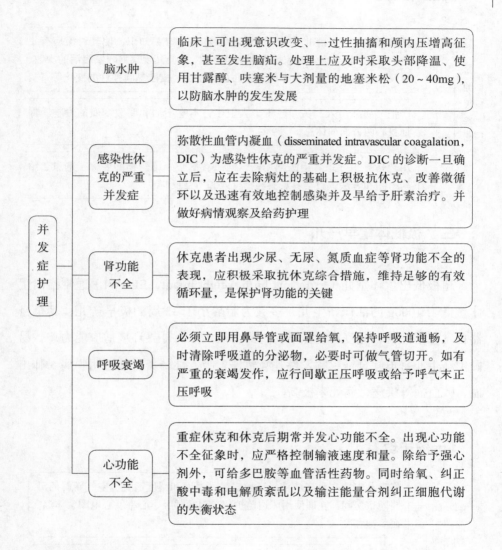

脑水肿：临床上可出现意识改变、一过性抽搐和颅内压增高征象，甚至发生脑疝。处理上应及时采取头部降温、使用甘露醇、呋塞米与大剂量的地塞米松（20～40mg），以防脑水肿的发生发展

感染性休克的严重并发症：弥散性血管内凝血（disseminated intravascular coagalation，DIC）为感染性休克的严重并发症。DIC的诊断一旦确立后，应在去除病灶的基础上积极抗休克、改善微循环以及迅速有效地控制感染并及早给予肝素治疗。并做好病情观察及给药护理

肾功能不全：休克患者出现少尿、无尿、氮质血症等肾功能不全的表现，应积极采取抗休克综合措施，维持足够的有效循环量，是保护肾功能的关键

呼吸衰竭：必须立即用鼻导管或面罩给氧，保持呼吸道通畅，及时清除呼吸道的分泌物，必要时可做气管切开。如有严重的衰竭发作，应行间歇正压呼吸或给予呼气末正压呼吸

心功能不全：重症休克和休克后期常并发心功能不全。出现心功能不全征象时，应严格控制输液速度和量。除给予强心剂外，可给多巴胺等血管活性药物。同时给氧、纠正酸中毒和电解质紊乱以及输注能量合剂纠正细胞代谢的失衡状态

【心理护理】

安慰体贴患儿，减少恐惧感，使其配合治疗，增强治疗信心，保持乐观的情绪。开导患儿家长，正确对待疾病，积极配合。

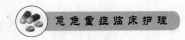

【健康指导】

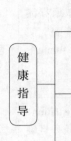

健康指导

疾病知识指导：帮助患者和家属掌握本病的有关知识，使其对疾病有一定的认知。指导患者和家属识别病情变化，教会其观察呕吐及腹泻的次数、量及性状，指导患者及家属观察面色、意识、皮肤黏膜弹性的变化等

严把"病从口入"关，注意个人卫生，不吃不洁和腐败变质的食物。保证身心两方面的休息

用药指导指导患者遵医嘱用药，向患者耐心介绍药物的名称、剂量、给药时间和方法，教会其观察药物疗效和不良反应

三、极低体重早产儿

超极低出生体重儿（extra low birth weight infaut，ELBWI）通常指出生体重低于 1000g 的活产新生儿，多数为胎龄小于 32 周的极早产儿，其全身器官发育不完善，免疫功能低下，生活力极弱，对外界环境适应能力差，易发生新生儿窒迫综合征、频发性呼吸暂停、吸入性肺炎、肺透明膜病、肺出血、败血症等疾病，病死率极高。

【一般护理】

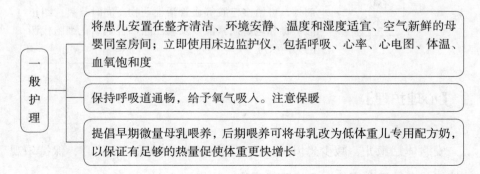

一般护理

将患儿安置在整齐清洁、环境安静、温度和湿度适宜、空气新鲜的母婴同室房间；立即使用床边监护仪，包括呼吸、心率、心电图、体温、血氧饱和度

保持呼吸道通畅，给予氧气吸入。注意保暖

提倡早期微量母乳喂养，后期喂养可将母乳改为低体重儿专用配方奶，以保证有足够的热量促使体重更快增长

【症状护理】

低体温　凡肛温 >30℃且腋温高于肛温者，产热良好者，进行快复温，立即将患儿置于30℃暖箱。根据体温变化在30~35℃之间调整，使体温6~12小时恢复正常。重度低体温（肛温低于30℃或肛温低于35℃且腋温低于肛温，产热衰竭者）进行慢复温，将患儿置于高于肛温1~2℃暖箱内，每0.5~1小时升高1℃，使体温在12~24小时内恢复正常。各种治疗及护理操作，尽量内操作，以减少散热

呼吸支持　是极低体重儿能否存活的关键。保持呼吸道通畅，平卧位时头偏向一侧，定时转换体位、拍背，促使分泌物排出。胃食管反流是引起呼吸暂停，甚至早产儿猝死原因，对于鼻饲喂养或能主动进食者，应抬高上半身体位预防胃食管反流。对于一般缺氧者，可给予鼻导管吸氧，流量为0.5~1L/min，重头罩吸氧，流量为4~6L/min，维持 PaO_2 6.67~8.0kPa、SaO_2，85%~93%为宜。如反复呼吸暂停予以机械通气

营养支持　对于吸吮能力弱而吞咽功能较强的极低出生体重儿，可将无菌棉签放于口内，用无菌注射器将奶汁缓慢注入棉签上，使其吸吮棉签上的奶汁。对于吸吮能力弱不协调的极低出生体重儿，采取鼻胃管喂养。鼻饲后加强巡回，密切观察患儿呼吸、面色及有无腹胀、恶心、呕吐等情况，能经口喂养者给予静脉营养

预防交叉感染　各种操作严格执行无菌原则，接触前用流动水或快速手消毒剂清洗双手，暖箱每日用0.5%含氯消毒剂擦拭，鼻导管、湿化瓶每日更换，无菌蒸馏水每日更换。新生儿需用呼吸机辅助呼吸者，气管插管、吸痰应严格无菌操作

症状护理

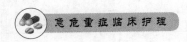

【并发症护理】

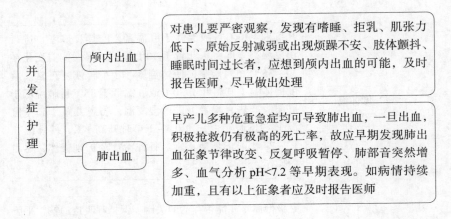

并发症护理

颅内出血：对患儿要严密观察，发现有嗜睡、拒乳、肌张力低下、原始反射减弱或出现烦躁不安、肢体颤抖、睡眠时间过长者，应想到颅内出血的可能，及时报告医师，尽早做出处理

肺出血：早产儿多种危重急症均可导致肺出血，一旦出血，积极抢救仍有极高的死亡率，故应早期发现肺出血征象节律改变、反复呼吸暂停、肺部音突然增多、血气分析 pH<7.2 等早期表现。如病情持续加重，且有以上征象者应及时报告医师

【心理护理】

做好患儿家长的心理护理是非常重要的，积极安慰患儿家长，帮助排除思想顾虑，使其配合治疗，增强治疗信心，保持乐观的情绪。

【健康指导】

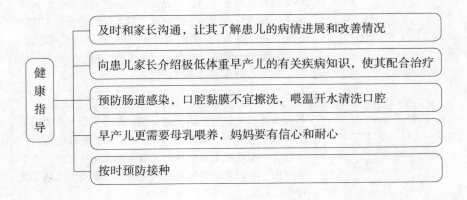

健康指导

及时和家长沟通，让其了解患儿的病情进展和改善情况

向患儿家长介绍极低体重早产儿的有关疾病知识，使其配合治疗

预防肠道感染，口腔黏膜不宜擦洗，喂温开水清洗口腔

早产儿更需要母乳喂养，妈妈要有信心和耐心

按时预防接种

第十三章　常用救护技术

第一节　人工气道技术

人工气道是指通过各种辅助设备及特殊技术在生理气道与空气或其他气源之间建立的气体通道，以保证气道通畅，维持有效通气。常见建立人工气道的技术有气管插管术、气管切开术、环甲膜切开术等。

一、气管插管术

气管插管术是指将特制的气管导管经口腔或鼻腔通过声门直接插入气管内的技术。其目的是清除呼吸道分泌物或异物，解除呼吸道阻塞，进行有效人工呼吸，增加肺泡有效通气量，减少气道阻力及死腔，为气道雾化或湿化提供条件。根据插管途径可分为经口腔插管和经鼻腔插管。根据插管时是否使用喉镜显露声门，分为明视插管和盲探插管。本节主要介绍临床急救中最常用的经口明视插管术。

1. 适应证与禁忌证

（1）适应证

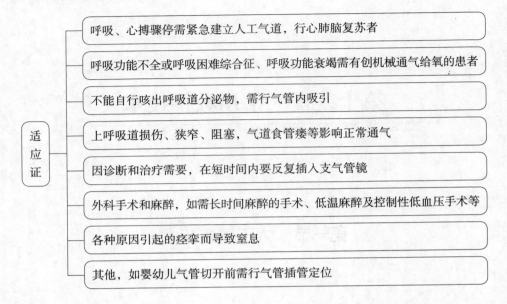

适应证

呼吸、心搏骤停需紧急建立人工气道，行心肺脑复苏者

呼吸功能不全或呼吸困难综合征、呼吸功能衰竭需有创机械通气给氧的患者

不能自行咳出呼吸道分泌物，需行气管内吸引

上呼吸道损伤、狭窄、阻塞，气道食管瘘等影响正常通气

因诊断和治疗需要，在短时间内要反复插入支气管镜

外科手术和麻醉，如需长时间麻醉的手术、低温麻醉及控制性低血压手术等

各种原因引起的痉挛而导致窒息

其他，如婴幼儿气管切开前需行气管插管定位

（2）禁忌证：气管插管术无绝对的禁忌证。但患者有下列情况时，应谨慎考虑操作。

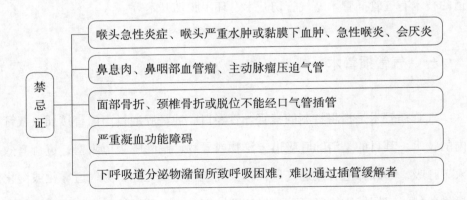

禁忌证

喉头急性炎症、喉头严重水肿或黏膜下血肿、急性喉炎、会厌炎

鼻息肉、鼻咽部血管瘤、主动脉瘤压迫气管

面部骨折、颈椎骨折或脱位不能经口气管插管

严重凝血功能障碍

下呼吸道分泌物潴留所致呼吸困难，难以通过插管缓解者

2. 操作方法

（1）用物准备：备气管插管包或插管盘，内有喉镜、气管导管、导管管芯、血管钳、开口器等。根据患者情况选择相应的喉镜、导管。此外准备牙垫、10ml注射器、插管弯钳、局麻药、喷雾器、胶布、听诊器、吸氧设备（呼吸

机）、消毒凡士林纱布、吸引器、吸痰管等。在气管导管前端涂上润滑油备用。

（2）患者准备：患者标准体位：取仰卧位，头后仰但勿过度，使口、咽、气管基本重叠于一条轴线。对于有高度呕吐危险的患者，插管时可取半坐位或头高脚低位。患者修正体位：如喉头暴露不好，可在肩背部垫一小枕，或助手协助使患者头尽量后仰。对呼吸困难或呼吸骤停患者，插管前使用简易呼吸器给予纯氧进行充分通气，并监护血氧饱和度、心电图和血压，充分吸痰。

（3）操作步骤

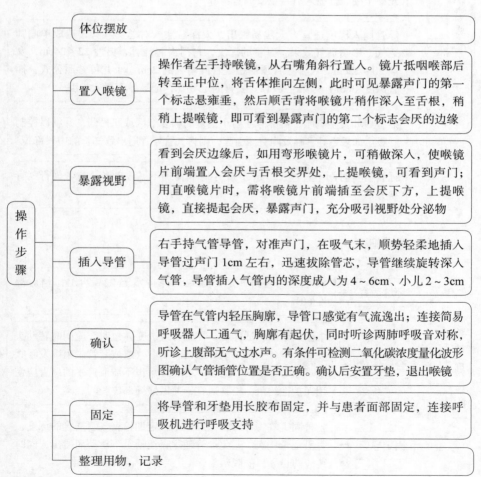

操作步骤	体位摆放	
	置入喉镜	操作者左手持喉镜，从右嘴角斜行置入。镜片抵咽喉部后转至正中位，将舌体推向左侧，此时可见暴露声门的第一个标志悬雍垂，然后顺舌背将喉镜片稍作深入至舌根，稍稍上提喉镜，即可看到暴露声门的第二个标志会厌的边缘
	暴露视野	看到会厌边缘后，如用弯形喉镜片，可稍做深入，使喉镜片前端置入会厌与舌根交界处，上提喉镜，可看到声门；用直喉镜片时，需将喉镜片前端插至会厌下方，上提喉镜，直接提起会厌，暴露声门，充分吸引视野处分泌物
	插入导管	右手持气管导管，对准声门，在吸气末，顺势轻柔地插入导管过声门1cm左右，迅速拔除管芯，导管继续旋转深入气管，导管插入气管内的深度成人为4～6cm、小儿2～3cm
	确认	导管在气管内轻压胸廓，导管口感觉有气流逸出；连接简易呼吸器人工通气，胸廓有起伏，同时听诊两肺呼吸音对称，听诊上腹部无气过水声。有条件可检测二氧化碳浓度量化波形图确认气管插管位置是否正确。确认后安置牙垫，退出喉镜
	固定	将导管和牙垫用长胶布固定，并与患者面部固定，连接呼吸机进行呼吸支持
	整理用物，记录	

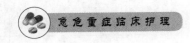

3．注意事项

注意事项

插管前应先行人工呼吸、吸纯氧；插管时，尽量使喉部充分暴露，视野清楚，动作轻柔、准确，以免造成黏膜损伤；动作迅速，勿使缺氧时间过长而致心搏骤停等不良反应

暴露声门的过程中注意以左手腕为支撑点，不能以上门齿作为支撑点

提高插管准确率，以减少胃扩张引起的误吸，30～45秒内插管未成功应先给予纯氧气吸入后再重复插管步骤

导管插入深度适宜。太浅易脱出，太深易插入右总支气管，造成单侧肺通气，影响通气效果。置管的深度，自门齿起计算，男性22～24cm，女性20～22cm。气管导管顶端距气管隆嵴大约2cm。小儿可参照公式：插管深度（cm）＝年龄/2+12。妥善固定导管，记录导管置入长度

插管后如发生呛咳，可静脉注射小剂量的利多卡因或肌松药，并继以控制呼吸。如果系导管触及隆突而引起，则将气管导管退出致气管的中段部位

插管留置时间不宜过长，超过72小时病情仍不见改善者，应考虑行气管切开术

4．护理措施

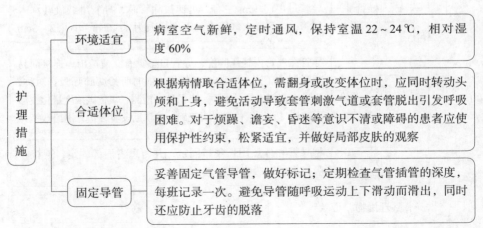

护理措施

环境适宜　病室空气新鲜，定时通风，保持室温22～24℃，相对湿度60%

合适体位　根据病情取合适体位，需翻身或改变体位时，应同时转动头颅和上身，避免活动导致套管刺激气道或套管脱出引发呼吸困难。对于烦躁、谵妄、昏迷等意识不清或障碍的患者应使用保护性约束，松紧适宜，并做好局部皮肤的观察

固定导管　妥善固定气管导管，做好标记；定期检查气管插管的深度，每班记录一次。避免导管随呼吸运动上下滑动而滑出，同时还应防止牙齿的脱落

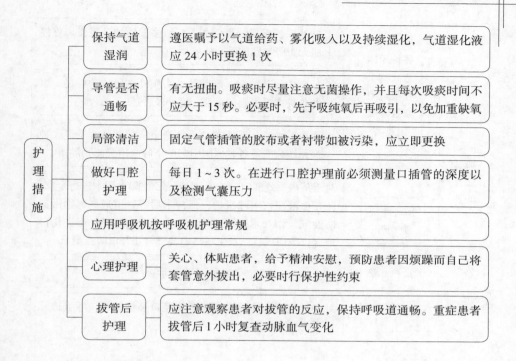

<table>
<tr><td rowspan="7">护理措施</td><td>保持气道湿润</td><td>遵医嘱予以气道给药、雾化吸入以及持续湿化，气道湿化液应24小时更换1次</td></tr>
<tr><td>导管是否通畅</td><td>有无扭曲。吸痰时尽量注意无菌操作，并且每次吸痰时间不应大于15秒。必要时，先予吸纯氧后再吸引，以免加重缺氧</td></tr>
<tr><td>局部清洁</td><td>固定气管插管的胶布或者衬带如被污染，应立即更换</td></tr>
<tr><td>做好口腔护理</td><td>每日1~3次。在进行口腔护理前必须测量口插管的深度以及检测气囊压力</td></tr>
<tr><td colspan="2">应用呼吸机按呼吸机护理常规</td></tr>
<tr><td>心理护理</td><td>关心、体贴患者，给予精神安慰，预防患者因烦躁而自己将套管意外拔出，必要时行保护性约束</td></tr>
<tr><td>拔管后护理</td><td>应注意观察患者对拔管的反应，保持呼吸道通畅。重症患者拔管后1小时复查动脉血气变化</td></tr>
</table>

二、气管切开术

气管切开术是指切开颈段气管前壁，插入气管套管，建立新的通道进行人工通气的一种技术。它可以维持气管通畅，减少气道阻力和呼吸道解剖死腔，保证有效通气量。气管切开术分常规气管切开术、经皮气管切开术。气管切开术较费时，因此不宜在紧急状况下使用。

1. 适应证与禁忌证

（1）适应证

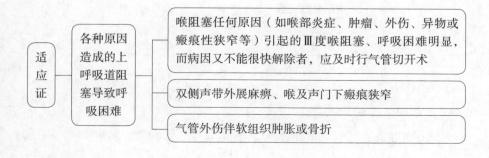

<table>
<tr><td rowspan="3">适应证</td><td rowspan="3">各种原因造成的上呼吸道阻塞导致呼吸困难</td><td>喉阻塞任何原因（如喉部炎症、肿瘤、外伤、异物或瘢痕性狭窄等）引起的Ⅲ度喉阻塞、呼吸困难明显，而病因又不能很快解除者，应及时行气管切开术</td></tr>
<tr><td>双侧声带外展麻痹、喉及声门下瘢痕狭窄</td></tr>
<tr><td>气管外伤伴软组织肿胀或骨折</td></tr>
</table>

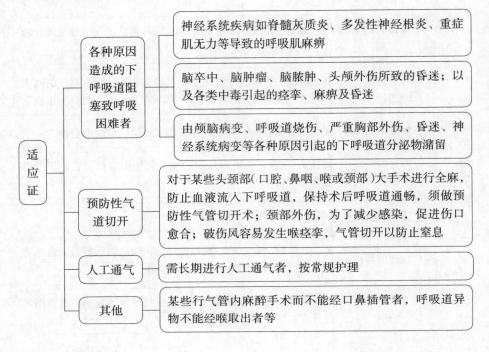

（2）禁忌证

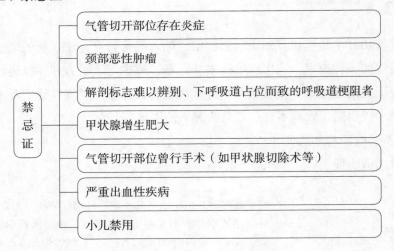

2．操作方法

（1）常规气管切开术

1）用物准备：气管切开手术包、不同型号气管套管、局麻药物、手套、消毒液、吸引器、吸痰管、吸氧装备以及必备的抢救药品等。检查用物性能是否良好。

2）患者准备：患者一般取仰卧位，背肩部垫高，头后仰保持正中位，使下颌、喉结、胸骨切迹在同一直线上，气管向前突出，使气管上提并与皮肤接近，充分暴露。如呼吸困难严重不能平卧时，可采用半卧位，头颈部保持中位线；小孩可由助手协助固定头部。气管切开前先吸纯氧并监护血氧饱和度、心电图和血压；充分吸痰。

3）操作步骤

操作步骤	体位摆放
	消毒、铺巾、局部麻醉。下颌骨下缘至上胸部皮肤常规消毒，戴无菌手套，铺洞巾；用局麻药物于气管切开处行颈前皮下浸润麻醉，昏迷者可免
	暴露气管、定位。用左手拇指和示指固定喉部，自环状软骨下缘至胸骨上凹处上 1～1.5cm 处，沿颈前正中线切开皮肤和皮下组织（切口长度 4～5cm），用止血钳自白线处分离两侧胸骨舌骨肌及胸骨甲状肌，并用拉钩将分离的肌肉牵向两侧，暴露气管前壁及甲状腺峡部。注意止血
	气管切口。用刀尖挑开第2、3或3、4气管环，用止血钳撑开气管切口，吸出气管内分泌物及血液
	置入气管套管。置入口径恰当、带有管芯的气管套管，快速拔除导芯，放入内管套
	固定套管。用手固定气管套管，避免患者用力咳嗽使套管脱出。气管套管插入后，将系带固定于颈后部，松紧以放入一指为宜。为防脱出，可在切口上端缝合1～2针加以固定。最后，用一块剪口纱布垫入伤口和套管之间，再用一块单层的无菌湿纱布盖在套管口外
	整理用物，记录

（2）经皮气管切开术：经皮气管切开术是在 Seldinger 经皮穿刺插管术

基础上发展起来的一种新的气管切开术，具有简便、快捷、安全、微创等优点，已部分取代常规气管切开术。

1）用物准备：一次性 Portex 成套器械盒，包括手术刀片、洞巾、穿刺套管针、注射器、导丝、扩张器、特制的尖端带孔的气管扩张钳及气管套管。此外还有局麻药物、消毒药物、注射器等。检查经皮气管切开包中的器械性能是否良好。

2）患者准备同常规气管切开术。

3）操作步骤

操作步骤	确定插管部位。皮肤消毒、铺巾，麻醉
	在选定插管部位做一长 1.5～2cm 的横行或纵行直切口，皮下组织可用小指或气管扩张钳钝性分离，再次确认选定的插入位置是否位于颈部正中线上
	用注射器接穿刺套管针并抽吸生理盐水，沿中线穿刺回抽见气泡，确认进入气管内。拔出针芯，送入穿刺套管。沿穿刺套管送入导丝，导丝进入约 10cm，抽出穿刺套管。导丝进入气管后常会引起患者一定程度的反射性咳嗽
	气管前壁扩张：先用扩张器沿导丝扩开气管前组织及气管前壁，再用气管扩张钳顺导丝分别扩张气管前组织及气管前壁，拔出扩张钳。气管前壁扩张后气体可从皮肤切口溢出
	置入气管套管：沿导丝将气管套管送入气管，拔出管芯和导丝吸引管插入气管套管，吸净气管套管及气管内的分泌物及血性液体，确保呼吸道畅通，证实气管通畅后，注射器注入少量气体使套囊充盈。若患者带有气管插管，此时予以拔除。以缚带将气管套管的两外缘牢固地缚于颈部，以防脱出。缚带松紧要适度
	固定气管套管，连接氧气装备，包扎伤口。处理用物，记录

3. 注意事项

（1）术前：勿过量使用镇静剂，以免加重呼吸抑制。床边备好氧气、吸引器、急救药品、气管切开包等，以及另一同号气管套管备用。

（2）术中

术中

切开气管时切忌用力过猛，以防穿透气管后壁进入食管，造成气管食管瘘

在分离过程中，切口两侧拉钩的力量应均匀，并经常用手指触摸环状软骨和气管环，以便手术始终沿气管前中线进行，防止损伤颈部两侧大血管及甲状腺，以免引起较大出血

气管切开部位不得高于第2气管环或低于第5气管环，否则日后可引起环状软骨炎及喉狭窄等后遗症

在切开气管时应注意同时切开气管及气管前筋膜，两者的切口应一致，不便分离，以免引起纵隔气肿

气管套管要固定牢靠，太松套管易脱出，太紧影响局部血液循环

（3）术后

术后

气管切开患者的给氧，不可将氧气导管直接插入内套管内，而需用"丁"字形管或氧罩

防脱管窒息：套管一旦脱出，应立即将患者置于气管切开术的体位，用事先备妥的止血钳等器械在良好的照明下分开气管切口，将套管重新置入

保持气管套管通畅：手术初观察切口出血情况，随时清除套管内、气管内及口腔内分泌物

维持下呼吸道通畅：湿化空气，室内应保持适当的温度和湿度，以防止分泌物干结堵管以减少下呼吸道感染的机会。用1~2层生理盐水纱布覆盖套管口，湿化防尘。定时通过气管套管滴入少许无菌生理盐水、糜蛋白酶溶液等，以稀释痰液，便于咳出

防止伤口感染：每班至少更换消毒剪口纱布和伤口消毒一次。经常检查创口周围皮肤有无感染或湿疹

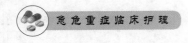
4. 护理措施

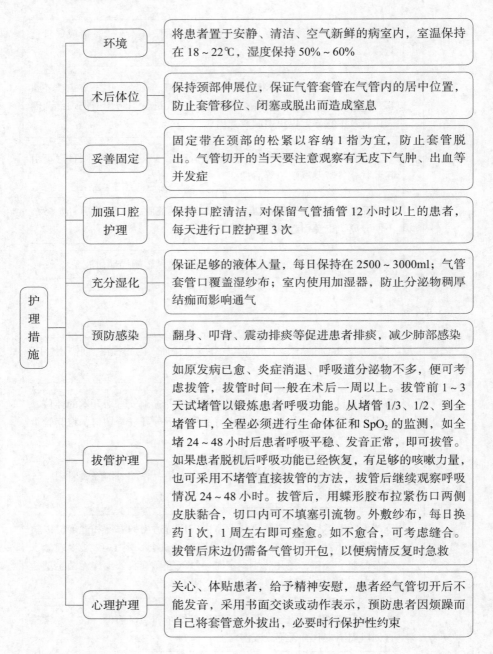

护理措施

环境　将患者置于安静、清洁、空气新鲜的病室内，室温保持在 18 ~ 22℃，湿度保持 50% ~ 60%

术后体位　保持颈部伸展位，保证气管套管在气管内的居中位置，防止套管移位、闭塞或脱出而造成窒息

妥善固定　固定带在颈部的松紧以容纳 1 指为宜，防止套管脱出。气管切开的当天要注意观察有无皮下气肿、出血等并发症

加强口腔护理　保持口腔清洁，对保留气管插管 12 小时以上的患者，每天进行口腔护理 3 次

充分湿化　保证足够的液体入量，每日保持在 2500 ~ 3000ml；气管套管口覆盖湿纱布；室内使用加湿器，防止分泌物稠厚结痂而影响通气

预防感染　翻身、叩背、震动排痰等促进患者排痰，减少肺部感染

拔管护理　如原发病已愈、炎症消退、呼吸道分泌物不多，便可考虑拔管，拔管时间一般在术后一周以上。拔管前 1 ~ 3 天试堵管以锻炼患者呼吸功能。从堵管 1/3、1/2、到全堵管口，全程必须进行生命体征和 SpO_2 的监测，如全堵 24 ~ 48 小时后患者呼吸平稳、发音正常，即可拔管。如果患者脱机后呼吸功能已经恢复，有足够的咳嗽力量，也可采用不堵管直接拔管的方法，拔管后继续观察呼吸情况 24 ~ 48 小时。拔管后，用蝶形胶布拉紧伤口两侧皮肤黏合，切口内不可填塞引流物。外敷纱布，每日换药 1 次，1 周左右即可痊愈。如不愈合，可考虑缝合。拔管后床边仍需备气管切开包，以便病情反复时急救

心理护理　关心、体贴患者，给予精神安慰，患者经气管切开后不能发音，采用书面交谈或动作表示，预防患者因烦躁而自己将套管意外拔出，必要时行保护性约束

三、环甲膜穿刺术

环甲膜位于甲状软骨和环状软骨之间，前仅有柔软的甲状腺并无坚硬遮挡组织，后通气管，它仅为一层薄膜，周围无要害部位，因此利于穿刺。环甲膜穿刺术是在确切的气道建立之前，借助刀、穿刺针或其他任何锐器穿刺环甲膜迅速建立一个新的临时呼吸通道，是临床上帮助患者进行有效气体交换、快速缓解患者呼吸困难或窒息、简便快捷而有效的一项急救技术。

1. 适应证与禁忌证

（1）适应证

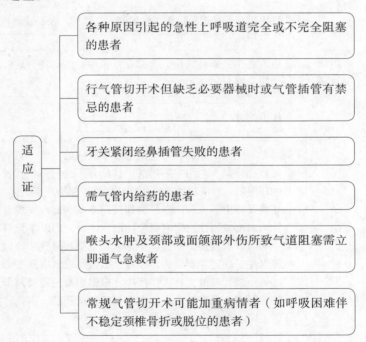

适应证
- 各种原因引起的急性上呼吸道完全或不完全阻塞的患者
- 行气管切开术但缺乏必要器械时或气管插管有禁忌的患者
- 牙关紧闭经鼻插管失败的患者
- 需气管内给药的患者
- 喉头水肿及颈部或面颌部外伤所致气道阻塞需立即通气急救者
- 常规气管切开术可能加重病情者（如呼吸困难伴不稳定颈椎骨折或脱位的患者）

（2）禁忌证：一般无绝对禁忌证。但如果遇到以下情况时，要谨慎选用环甲膜穿刺术。

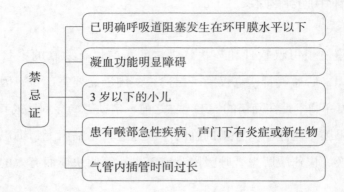

禁忌证
- 已明确呼吸道阻塞发生在环甲膜水平以下
- 凝血功能明显障碍
- 3 岁以下的小儿
- 患有喉部急性疾病、声门下有炎症或新生物
- 气管内插管时间过长

2. 操作方法

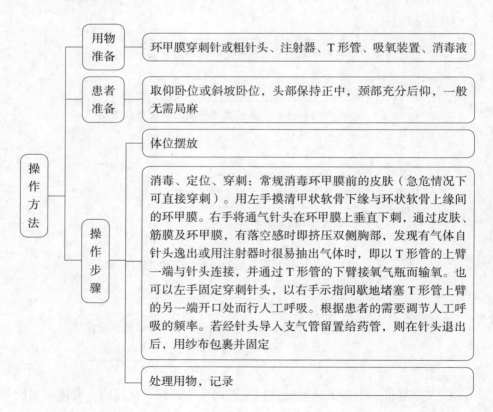

操作方法

用物准备
- 环甲膜穿刺针或粗针头、注射器、T 形管、吸氧装置、消毒液

患者准备
- 取仰卧位或斜坡卧位，头部保持正中，颈部充分后仰，一般无需局麻

操作步骤
- 体位摆放
- 消毒、定位、穿刺：常规消毒环甲膜前的皮肤（急危情况下可直接穿刺）。用左手摸清甲状软骨下缘与环状软骨上缘间的环甲膜。右手将通气针头在环甲膜上垂直下刺，通过皮肤、筋膜及环甲膜，有落空感时即挤压双侧胸部，发现有气体自针头逸出或用注射器时很易抽出气体时，即以 T 形管的上臂一端与针头连接，并通过 T 形管的下臂接氧气瓶而输氧。也可以左手固定穿刺针头，以右手示指间歇地堵塞 T 形管上臂的另一端开口处而行人工呼吸。根据患者的需要调节人工呼吸的频率。若经针头导入支气管留置给药管，则在针头退出后，用纱布包裹并固定
- 处理用物，记录

3. 注意事项

注意事项

> 环甲膜穿刺术，穿刺针留置时间不宜过久（一般不超过 24 小时）。因此，待患者情况稳定后，应改做气管切开或立即消除病因

> 环甲膜穿刺不能偏离气管中线，以免碰到大血管，造成出血

> 穿刺时进针不宜过深，避免损伤喉后壁黏膜；尤其在使用代用的针头时要注意不要刺入食管

> 以消毒干棉球压迫穿刺点片刻，同时针头拔出以前应防止喉部上下运动，否则容易损伤喉部的黏膜

> 环甲膜穿刺针头与 T 形管接口连接时，必须连接紧密确保不漏气

> 若穿刺点皮肤出血，干棉球压迫的时间可适当延长。穿刺部位如有较为明显的出血时应注意止血，以免血液返流入气管内

> 如遇血凝块或分泌物阻塞穿刺针头，可用注射器注入空气，或用少许生理盐水冲洗，以保证其通畅

4. 护理措施

护理措施

> 术前向患者说明施行环甲膜穿刺术的目的，消除不必要的顾虑

> 注射药物前，必须回抽空气，确定针尖在喉腔内才能注射药物；注射药物时，嘱患者勿吞咽及咳嗽，注射速度要快，注射完毕后迅速拔出注射器及针头

> 注入的药物应以等渗盐水配制，pH 值要适宜，以减少对气管黏膜的刺激

> 术后如患者咳出带血的分泌物，嘱患者勿紧张，一般在 1～2 天内即消失

> 术后可经穿刺针接氧气管给患者吸氧，缓解患者缺氧和呼吸困难

> 环甲膜穿刺通气用的针头及 T 形管应作为急救常规装备而消毒备用，接口紧密不漏气

> 心理护理关心、体贴患者，给予精神安慰

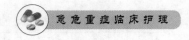

四、环甲膜切开术

环甲膜切开术在临床上主要用于病情危急，需立即抢救的患者，等患者呼吸困难缓解后，再做常规气管切开术。环甲膜切开术简便、快捷、有效。

1. 适应证与禁忌证

（1）适应证

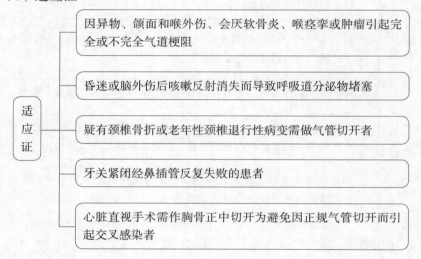

适应证
- 因异物、颌面和喉外伤、会厌软骨炎、喉痉挛或肿瘤引起完全或不完全气道梗阻
- 昏迷或脑外伤后咳嗽反射消失而导致呼吸道分泌物堵塞
- 疑有颈椎骨折或老年性颈椎退行性病变需做气管切开者
- 牙关紧闭经鼻插管反复失败的患者
- 心脏直视手术需作胸骨正中切开为避免因正规气管切开而引起交叉感染者

（2）禁忌证

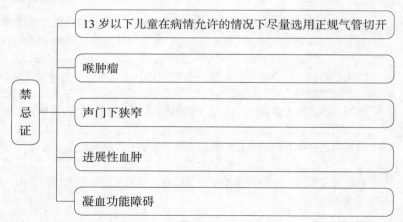

禁忌证
- 13 岁以下儿童在病情允许的情况下尽量选用正规气管切开
- 喉肿瘤
- 声门下狭窄
- 进展性血肿
- 凝血功能障碍

2．操作方法

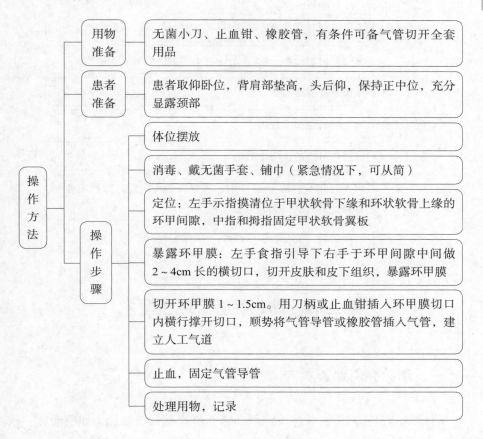

操作方法

- 用物准备：无菌小刀、止血钳、橡胶管，有条件可备气管切开全套用品
- 患者准备：患者取仰卧位，背肩部垫高，头后仰，保持正中位，充分显露颈部
- 操作步骤
  - 体位摆放
  - 消毒、戴无菌手套、铺巾（紧急情况下，可从简）
  - 定位：左手示指摸清位于甲状软骨下缘和环状软骨上缘的环甲间隙，中指和拇指固定甲状软骨翼板
  - 暴露环甲膜：左手食指引导下右手于环甲间隙中间做2～4cm长的横切口，切开皮肤和皮下组织，暴露环甲膜
  - 切开环甲膜1～1.5cm。用刀柄或止血钳插入环甲膜切口内横行撑开切口，顺势将气管导管或橡胶管插入气管，建立人工气道
  - 止血，固定气管导管
  - 处理用物，记录

3．注意事项

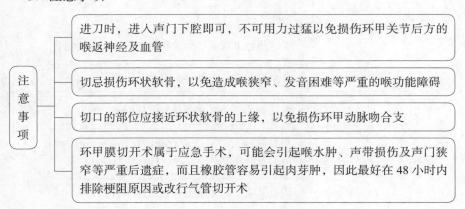

注意事项

- 进刀时，进入声门下腔即可，不可用力过猛以免损伤环甲关节后方的喉返神经及血管
- 切忌损伤环状软骨，以免造成喉狭窄、发音困难等严重的喉功能障碍
- 切口的部位应接近环状软骨的上缘，以免损伤环甲动脉吻合支
- 环甲膜切开术属于应急手术，可能会引起喉水肿、声带损伤及声门狭窄等严重后遗症，而且橡胶管容易引起肉芽肿，因此最好在48小时内排除梗阻原因或改行气管切开术

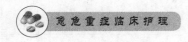
4. 护理措施

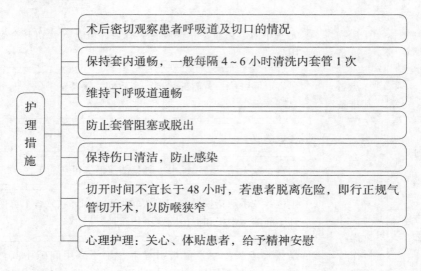

护理措施

- 术后密切观察患者呼吸道及切口的情况
- 保持套内通畅，一般每隔 4～6 小时清洗内套管 1 次
- 维持下呼吸道通畅
- 防止套管阻塞或脱出
- 保持伤口清洁，防止感染
- 切开时间不宜长于 48 小时，若患者脱离危险，即行正规气管切开术，以防喉狭窄
- 心理护理：关心、体贴患者，给予精神安慰

第二节 动、静脉穿刺置管术

一、动脉穿刺置管术

动脉穿刺置管术是一种经皮穿刺动脉并留置导管于动脉（如桡动脉、肱动脉、股动脉）腔内，经此通路进行治疗或监测的方法。

1. 适应证与禁忌证

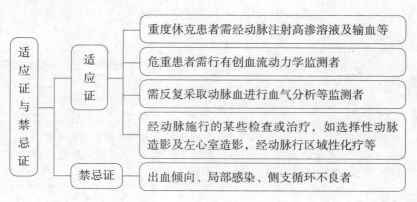

适应证与禁忌证

- 适应证
  - 重度休克患者需经动脉注射高渗溶液及输血等
  - 危重患者需行有创血流动力学监测者
  - 需反复采取动脉血进行血气分析等监测者
  - 经动脉施行的某些检查或治疗，如选择性动脉造影及左心室造影，经动脉行区域性化疗等
- 禁忌证
  - 出血倾向、局部感染、侧支循环不良者

2. 操作方法

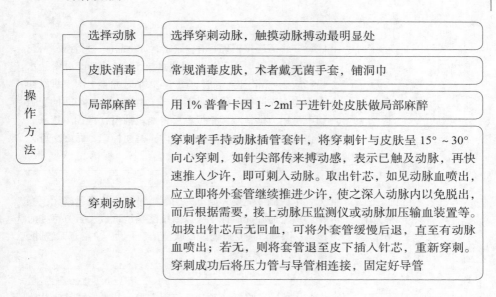

操作方法

- 选择动脉 — 选择穿刺动脉，触摸动脉搏动最明显处
- 皮肤消毒 — 常规消毒皮肤，术者戴无菌手套，铺洞巾
- 局部麻醉 — 用 1% 普鲁卡因 1 ~ 2ml 于进针处皮肤做局部麻醉
- 穿刺动脉 — 穿刺者手持动脉插管套针，将穿刺针与皮肤呈 15° ~ 30° 向心穿刺，如针尖部传来搏动感，表示已触及动脉，再快速推入少许，即可刺入动脉。取出针芯，如见动脉血喷出，应立即将外套管继续推进少许，使之深入动脉内以免脱出，而后根据需要，接上动脉压监测仪或动脉加压输血装置等。如拔出针芯后无回血，可将外套管缓慢后退，直至有动脉血喷出；若无，则将套管退至皮下插入针芯，重新穿刺。穿刺成功后将压力管与导管相连接，固定好导管

3. 注意事项

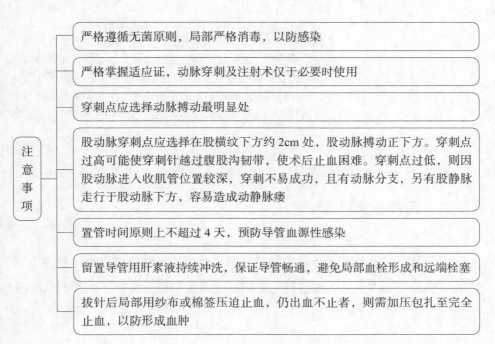

注意事项

- 严格遵循无菌原则，局部严格消毒，以防感染
- 严格掌握适应证，动脉穿刺及注射术仅于必要时使用
- 穿刺点应选择动脉搏动最明显处
- 股动脉穿刺点应选择在股横纹下方约 2cm 处，股动脉搏动正下方。穿刺点过高可能使穿刺针越过腹股沟韧带，使术后止血困难。穿刺点过低，则因股动脉进入收肌管位置较深，穿刺不易成功，且有动脉分支，另有股静脉走行于股动脉下方，容易造成动静脉瘘
- 置管时间原则上不超过 4 天，预防导管血源性感染
- 留置导管用肝素液持续冲洗，保证导管畅通，避免局部血栓形成和远端栓塞
- 拔针后局部用纱布或棉签压迫止血，仍出血不止者，则需加压包扎至完全止血，以防形成血肿

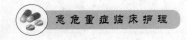

4. 护理措施

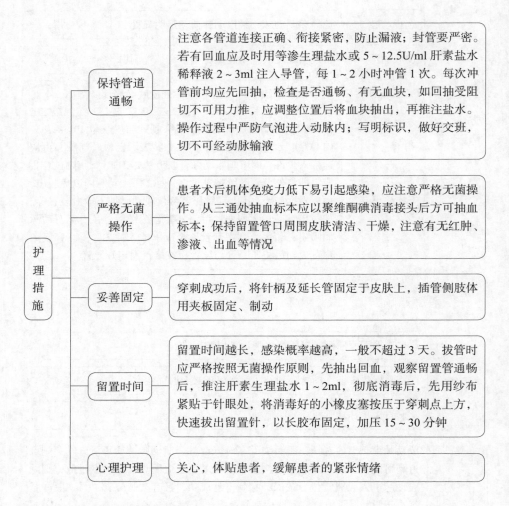

护理措施

保持管道通畅
注意各管道连接正确、衔接紧密，防止漏液；封管要严密。若有回血应及时用等渗生理盐水或 5～12.5U/ml 肝素盐水稀释液 2～3ml 注入导管，每 1～2 小时冲管 1 次。每次冲管前均应先回抽，检查是否通畅、有无血块，如回抽受阻切不可用力推，应调整位置后将血块抽出，再推注盐水。操作过程中严防气泡进入动脉内；写明标识，做好交班，切不可经动脉输液

严格无菌操作
患者术后机体免疫力低下易引起感染，应注意严格无菌操作。从三通处抽血标本应以聚维酮碘消毒接头后方可抽血标本；保持留置管口周围皮肤清洁、干燥，注意有无红肿、渗液、出血等情况

妥善固定
穿刺成功后，将针柄及延长管固定于皮肤上，插管侧肢体用夹板固定、制动

留置时间
留置时间越长，感染概率越高，一般不超过 3 天。拔管时应严格按照无菌操作原则，先抽出回血，观察留置管通畅后，推注肝素生理盐水 1～2ml，彻底消毒后，先用纱布紧贴于针眼处，将消毒好的小橡皮塞按压于穿刺点上方，快速拔出留置针，以长胶布固定，加压 15～30 分钟

心理护理
关心，体贴患者，缓解患者的紧张情绪

二、深静脉穿刺置管术

深静脉穿刺置管是一种以特制的穿刺管经皮肤穿刺并留置于深静脉（如锁骨下静脉、颈内静脉、股静脉）腔内。经此通路进行补液、治疗或监测的方法。

1. 适应证与禁忌证

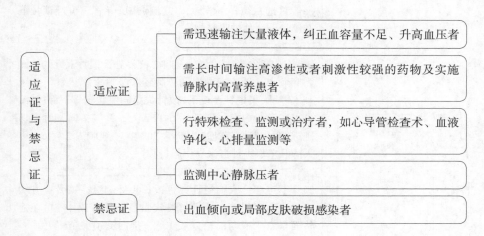

适应证与禁忌证
- 适应证
  - 需迅速输注大量液体，纠正血容量不足、升高血压者
  - 需长时间输注高渗性或者刺激性较强的药物及实施静脉内高营养患者
  - 行特殊检查、监测或治疗者，如心导管检查术、血液净化、心排量监测等
  - 监测中心静脉压者
- 禁忌证
  - 出血倾向或局部皮肤破损感染者

2. 操作方法

（1）物品准备：注射盘，深静脉穿刺包，静脉导管套件（含穿刺套管针、扩张管、导丝、静脉导管），抗凝剂（枸橼酸钠或肝素生理盐水），5ml注射器及针头，利多卡因或 1% 普鲁卡因，消毒液（氯己定、聚维酮碘、碘剂和 70% 酒精溶液）。

（2）患者准备：患者准备分为患者体位与穿刺点定位。其中患者体位是根据穿刺部位准备体位。

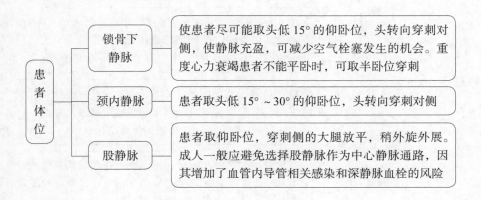

患者体位
- 锁骨下静脉：使患者尽可能取头低 15° 的仰卧位，头转向穿刺对侧，使静脉充盈，可减少空气栓塞发生的机会。重度心力衰竭患者不能平卧时，可取半卧位穿刺
- 颈内静脉：患者取头低 15° ~ 30° 的仰卧位，头转向穿刺对侧
- 股静脉：患者取仰卧位，穿刺侧的大腿放平，稍外旋外展。成人一般应避免选择股静脉作为中心静脉通路，因其增加了血管内导管相关感染和深静脉血栓的风险

一般首选右锁骨下静脉，以防损伤胸导管。可经锁骨下及锁骨上两种进路穿刺

锁骨下静脉

锁骨下进路：取锁骨中、内 1/3 交界处，锁骨下方约 1cm 为穿刺点，针尖向内向同侧胸锁关节后上缘进针，如未刺入静脉，可退针至皮下，改针尖指向甲状软骨下缘进针，也可取锁骨中点，锁骨下方 1cm 处，针尖指向胸锁骨上切迹进针。针身与胸壁成 15°～30°，一般刺入 2～4cm 可入静脉。如进针过深易引起气胸

锁骨上进路：取胸锁乳突肌锁骨头外侧缘，锁骨上方约 1cm 处为穿刺点，针身与矢状面及锁骨各成 45°，在冠状面呈水平或向前略偏成 15°，指向胸锁关节进针，一般进针 1.5～2cm 可进入静脉。此路指向锁骨下静脉与颈内静脉交界处，可避免胸膜损伤或刺破锁骨下动脉

首选右颈内静脉穿刺，依照穿刺点与胸锁乳突肌的关系分 3 种进路

穿刺点定位

颈内静脉

中路：由胸锁乳突肌的锁骨头、胸骨头和锁骨组成的三角形称胸锁乳突肌三角，在其顶端处（距锁骨上缘 2～3 横指）进针，针身与皮面（冠状面）呈 30°，与中线平行针尖指向同侧乳头（或指向骶尾），一般刺入 2～3cm 即入颈内静脉

前路：在胸锁乳突肌前缘中点（距中线约 3cm），术者用左手食、中指向内推开颈总动脉后进针，针身与皮面呈 30°～50°，针尖指向锁骨中、内 1/3 交界处或同侧乳头

后路：在胸锁乳突肌外缘中、下 1/3 交界处进针，针身水平位，在胸锁乳突肌深部向胸骨柄上窝方向穿刺。针尖勿向内侧过深刺入，以防损伤颈总动脉

股静脉

先摸出腹股沟韧带和股动脉搏动处。在腹股沟韧带内、中 1/3 的交界外下方二横指（约 3cm）处，股动脉搏动点内侧约 1cm 处，定为穿刺点

3. 注意事项

注意事项

避免反复穿刺，以免形成血肿

短期留置导管者每 2 天更换 1 次纱布，或 1 周更换 1 次透明敷料。敷料潮湿、松弛或有明显污染时应及时更换

对于长期置管的患者若在严格无菌操作情况下，仍多次发生导管相关感染，可采用预防性抗微生物药物溶液封管

患者有发热时，应根据临床表现判断是否有导管源性感染，在排除其他部位的感染证据或发热为非感染性因素所致后，再考虑拔管并做细菌培养

深静脉穿刺置管常见的并发症有出血与血肿、感染、血管损伤、血气胸、血栓与栓塞，导管放置期间应严密观察，一旦发现可疑征象，及时通知医生处理

4. 护理措施

护理措施

导管固定要牢固

用缝线固定导管，防止导管受压或扭曲，每次更换敷贴时应注意避免将导管脱出，昏迷躁动患者适当约束双手

防止感染

采用置管输液者每日必须更换输液装置（含正压接头等附加装置），每次注药、输液应严格无菌操作，无菌透明敷料至少每 7 天更换 1 次保持局部干燥。对于长期置管的患者，若在执行严格无菌操作情况下，仍多次发生导管相关感染，可采用预防性抗微生物溶液封管。如发现有不明原因的发热反应，应根据临床表现判断是否有管源性感染，在排除其他部位的感染证据或发热为非感染性因素所致后再考虑拔管并做细菌培养

穿刺局部的观察和护理

定期观察有无渗血及导管是否通畅，如局部有渗血及时更换敷贴。当输液治疗完毕时抽取 5ml 肝素稀释液（125U/ml）刺入肝素帽，利用肝素抗凝作用预防留置导管内血液凝固而堵管。固定导管末端并交待患者和家属关注注意事项。短期留置导管者每 2 天更换一次纱布，或一周更换一次透明敷料

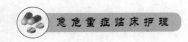

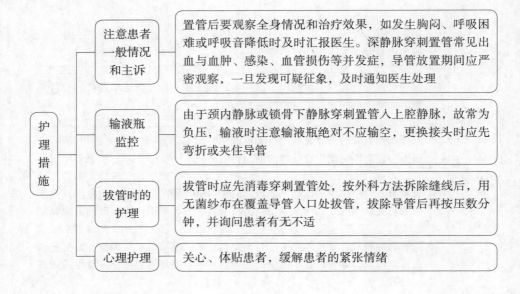

护理措施	注意患者一般情况和主诉	置管后要观察全身情况和治疗效果，如发生胸闷、呼吸困难或呼吸音降低时及时汇报医生。深静脉穿刺置管常见出血与血肿、感染、血管损伤等并发症，导管放置期间应严密观察，一旦发现可疑征象，及时通知医生处理
	输液瓶监控	由于颈内静脉或锁骨下静脉穿刺置管入上腔静脉，故常为负压，输液时注意输液瓶绝对不应输空，更换接头时应先弯折或夹住导管
	拔管时的护理	拔管时应先消毒穿刺置管处，按外科方法拆除缝线后，用无菌纱布在覆盖导管入口处拔管，拔除导管后再按压数分钟，并询问患者有无不适
	心理护理	关心、体贴患者，缓解患者的紧张情绪

第三节　创伤止血、包扎、固定、搬运

一、止血

　　正常成年人全身血量占体重的 7%～8%。体重 60kg 的成年人，全身血量为 4200～4800ml。若失血量≤10%（约 400ml），可有头昏、交感神经兴奋症状或无任何反应；若失血量达 20% 左右（约 800ml），则会出现失血性休克的症状，如血压下降、脉搏细速、肢端厥冷、意识模糊等；若失血量≥30%，伤员将发生严重的失血性休克，如不及时抢救，短时间可危及伤员的生命或发生严重的并发症。因此，在保证呼吸道通畅的同时，应及时准确地进行止血。

1. 适应证

凡是出血的伤口均需要止血。判断患者是否出血的同时还要判断出血部位、血管性质，以便选择正确有效的止血方法。

根据血管性质不同可将出血分为动脉出血、静脉出血和毛细血管出血。具体内容如下。

血管类型	出血性状	颜色	出血点	危险性
动脉	快速大量涌出，呈喷射状	鲜红	易发现	可能会危及生命
静脉	持续缓慢涌出状	暗红	较易发现	危险性小于动脉出血
毛细血管	从创面呈点状或片状渗出	鲜红	不易判明	危险性一般较小

2. 用物准备

无菌敷料、三角巾、绷带、纱布垫、止血带等；野外环境就地取材如干净毛巾、衣服、鞋带等。

3. 操作方法

（1）指压止血法：该方法是中等或较大动脉出血最迅速的一种临时止血法。用手指或手掌、拳头甚至肘关节压迫伤口近心端的动脉，将动脉压向深部的骨骼上，阻断血液通过，迅速止血。一般只适用于头面颈部及四肢的动脉出血急救。指压止血法属于临时止血法，效果有限，应及时根据实际情况准备材料换用其他止血方法。

人体出血常见部位的指压点及方法如下：

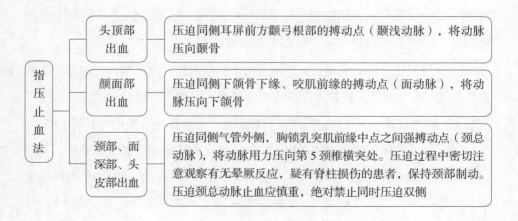

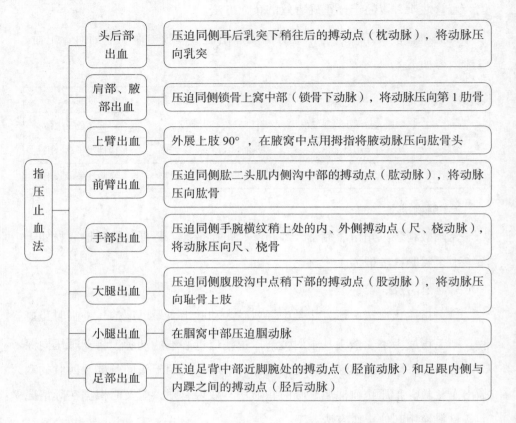

（2）加压包扎止血法：加压包扎止血法用于体表及四肢伤出血，大多数可用加压包扎和抬高肢体达到暂时止血的目的。以无菌敷料覆盖伤口，以绷带或三角巾绞紧包扎，情况紧急时可用手直接压在无菌敷料上，同时受伤部位抬高。适应于小动脉、小静脉和毛细血管的出血。

（3）堵塞止血法：填塞止血法用无菌敷料填入伤口内压紧，外加大块敷料加压包扎。此法应用范围较局限，适用于腋窝、肩部、大腿根部出血，用指压法或包扎法难以止血时使用。此外还有鼻出血中前鼻孔、后鼻孔的填塞止血。

（4）屈曲肢体加垫止血法：屈曲肢体加垫止血法多用于肘或膝关节以下的出血，在无骨关节损伤时可使用。在肘窝或腘窝部放置一绷带卷，然后强屈关节，并用绷带、三角巾扎紧。此法伤员痛苦较大，有可能压迫到神经、血管，且不便于搬动伤员，不易首选，对疑有骨折或关节损伤的伤员，禁止使用。

（5）止血带止血法：止血带止血法一般适用于四肢大动脉出血，或采用加压包扎后不能有效控制的大出血可选用。

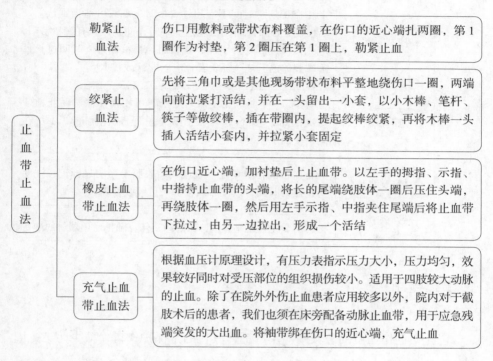

止血带止血法

勒紧止血法：伤口用敷料或带状布料覆盖，在伤口的近心端扎两圈，第1圈作为衬垫，第2圈压在第1圈上，勒紧止血

绞紧止血法：先将三角巾或是其他现场带状布料平整地绕伤口一圈，两端向前拉紧打活结，并在一头留出一小套，以小木棒、笔杆、筷子等做绞棒，插在带圈内，提起绞棒绞紧，再将木棒一头插入活结小套内，并拉紧小套固定

橡皮止血带止血法：在伤口近心端，加衬垫后上止血带。以左手的拇指、示指、中指持止血带的头端，将长的尾端绕肢体一圈后压住头端，再绕肢体一圈，然后用左手示指、中指夹住尾端后将止血带下拉过，由另一边拉出，形成一个活结

充气止血带止血法：根据血压计原理设计，有压力表指示压力大小，压力均匀，效果较好同时对受压部位的组织损伤较小。适用于四肢较大动脉的止血。除了在院外外伤止血患者应用较多以外，院内对于截肢术后的患者，我们也须在床旁配备动脉止血带，用于应急残端突发的大出血。将袖带绑在伤口的近心端，充气止血

4．注意事项

止血带止血法使用不当可造成神经或软组织损伤、肌肉坏死，甚至危及生命，特别强调使用止血带的注意事项。

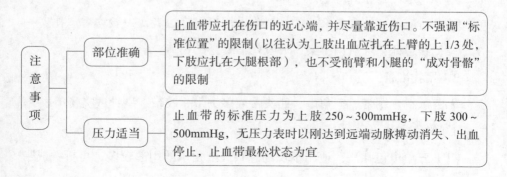

注意事项

部位准确：止血带应扎在伤口的近心端，并尽量靠近伤口。不强调"标准位置"的限制（以往认为上肢出血应扎在上臂的上1/3处，下肢应扎在大腿根部），也不受前臂和小腿的"成对骨骼"的限制

压力适当：止血带的标准压力为上肢250～300mmHg，下肢300～500mmHg，无压力表时以刚达到远端动脉搏动消失、出血停止，止血带最松状态为宜

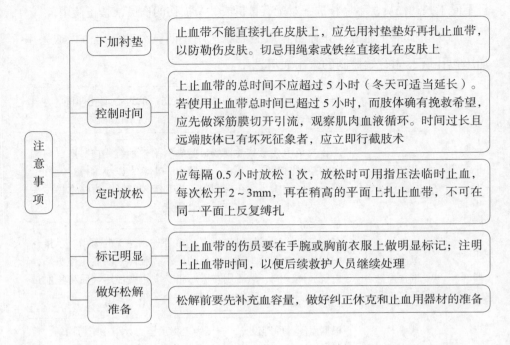

注意事项	下加衬垫	止血带不能直接扎在皮肤上，应先用衬垫垫好再扎止血带，以防勒伤皮肤。切忌用绳索或铁丝直接扎在皮肤上
	控制时间	上止血带的总时间不应超过 5 小时（冬天可适当延长）。若使用止血带总时间已超过 5 小时，而肢体确有挽救希望，应先做深筋膜切开引流，观察肌肉血液循环。时间过长且远端肢体已有坏死征象者，应立即行截肢术
	定时放松	应每隔 0.5 小时放松 1 次，放松时可用指压法临时止血，每次松开 2～3mm，再在稍高的平面上扎止血带，不可在同一平面上反复缚扎
	标记明显	上止血带的伤员要在手腕或胸前衣服上做明显标记；注明上止血带时间，以便后续救护人员继续处理
	做好松解准备	松解前要先补充血容量，做好纠正休克和止血用器材的准备

二、包扎

包扎在创伤伤员的急救中应用广泛，其目的是保护伤口，减少污染，固定敷料、药品和骨折位置，压迫止血及减轻疼痛等。包扎之前要覆盖创面，包扎松紧要适度，包扎部位要准确，使肢体保持功能位，打结时要避开伤口和骨隆突处。

1．适应证与禁忌证

（1）适应证：体表各部位的伤口除采用暴露疗法者，一般均需包扎。

（2）禁忌证：厌氧菌感染、犬咬伤需暴露的伤口。

2．用物准备

无菌敷料，绷带、三角巾、四头带或多头带，胶带、别针或夹子等。

3．操作方法

（1）三角巾包扎法：适用于现场急救。三角巾的用途较多，可折叠成带

460

状包扎较小伤口或作为悬吊带，可展开或折成燕尾巾包扎躯干或四肢较大的伤口，也可将两块三角巾连接在一起包扎更大范围的创面。进行三角巾包扎前，应先在伤口上垫敷料，再行包扎。

1）头面部包扎法

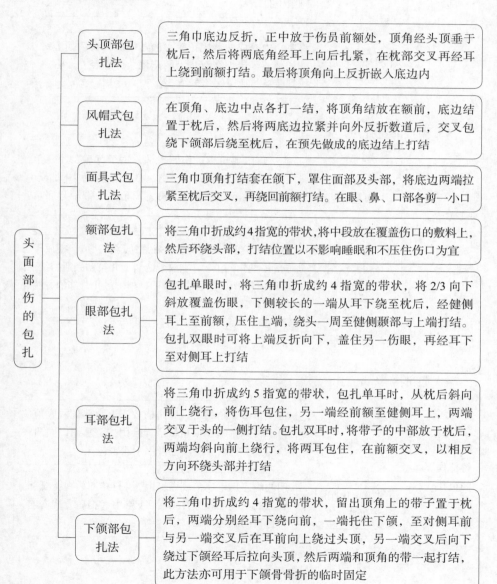

	头顶部包扎法	三角巾底边反折，正中放于伤员前额处，顶角经头顶垂于枕后，然后将两底角经耳上向后扎紧，在枕部交叉再经耳上绕到前额打结。最后将顶角向上反折嵌入底边内
头面部伤的包扎	风帽式包扎法	在顶角、底边中点各打一结，将顶角结放在额前，底边结置于枕后，然后将两底边拉紧并向外反折数道后，交叉包绕下颌部后绕至枕后，在预先做成的底边结上打结
	面具式包扎法	三角巾顶角打结套在颌下，罩住面部及头部，将底边两端拉紧至枕后交叉，再绕回前额打结。在眼、鼻、口部各剪一小口
	额部包扎法	将三角巾折成约4指宽的带状，将中段放在覆盖伤口的敷料上，然后环绕头部，打结位置以不影响睡眠和不压住伤口为宜
	眼部包扎法	包扎单眼时，将三角巾折成约4指宽的带状，将2/3向下斜放覆盖伤眼，下侧较长的一端从耳下绕至枕后，经健侧耳上至前额，压住上端，绕头一周至健侧颞部与上端打结。包扎双眼时可将上端反折向下，盖住另一伤眼，再经耳下至对侧耳上打结
	耳部包扎法	将三角巾折成约5指宽的带状，包扎单耳时，从枕后斜向前上绕行，将伤耳包住，另一端经前额至健侧耳上，两端交叉于头的一侧打结。包扎双耳时，将带子的中部放于枕后，两端均斜向前上绕行，将两耳包住，在前额交叉，以相反方向环绕头部并打结
	下颌部包扎法	将三角巾折成约4指宽的带状，留出顶角上的带子置于枕后，两端分别经耳下绕向前，一端托住下颌，至对侧耳前与另一端交叉后在耳前向上绕过头顶，另一端交叉后向下绕过下颌经耳后拉向头顶，然后两端和顶角的带一起打结，此方法亦可用于下颌骨骨折的临时固定

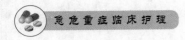

2）肩部包扎法

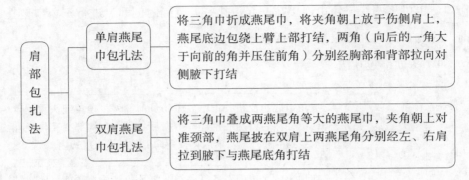

肩部包扎法
- 单肩燕尾巾包扎法：将三角巾折成燕尾巾，将夹角朝上放于伤侧肩上，燕尾底边包绕上臂上部打结，两角（向后的一角大于向前的角并压住前角）分别经胸部和背部拉向对侧腋下打结
- 双肩燕尾巾包扎法：将三角巾叠成两燕尾角等大的燕尾巾，夹角朝上对准颈部，燕尾披在双肩上两燕尾角分别经左、右肩拉到腋下与燕尾底角打结

3）胸背部包扎法

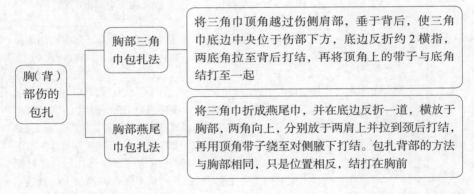

胸（背）部伤的包扎
- 胸部三角巾包扎法：将三角巾顶角越过伤侧肩部，垂于背后，使三角巾底边中央位于伤部下方，底边反折约2横指，两底角拉至背后打结，再将顶角上的带子与底角结打至一起
- 胸部燕尾巾包扎法：将三角巾折成燕尾巾，并在底边反折一道，横放于胸部，两角向上，分别放于两肩上并拉到颈后打结，再用顶角带子绕至对侧腋下打结。包扎背部的方法与胸部相同，只是位置相反，结打在胸前

4）腹部及臀部包扎法

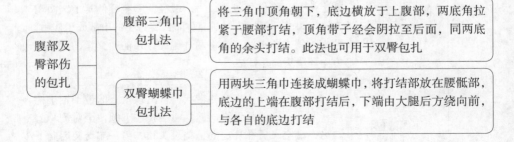

腹部及臀部伤的包扎
- 腹部三角巾包扎法：将三角巾顶角朝下，底边横放于上腹部，两底角拉紧于腰部打结，顶角带子经会阴拉至后面，同两底角的余头打结。此法也可用于双臀包扎
- 双臀蝴蝶巾包扎法：用两块三角巾连接成蝴蝶巾，将打结部放在腰骶部，底边的上端在腹部打结后，下端由大腿后方绕向前，与各自的底边打结

5）四肢包扎法

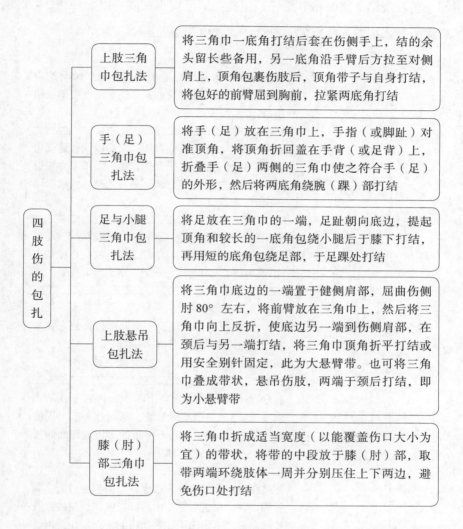

四肢伤的包扎

上肢三角巾包扎法：将三角巾一底角打结后套在伤侧手上，结的余头留长些备用，另一底角沿手臂后方拉至对侧肩上，顶角包裹伤肢后，顶角带子与自身打结，将包好的前臂屈到胸前，拉紧两底角打结

手（足）三角巾包扎法：将手（足）放在三角巾上，手指（或脚趾）对准顶角，将顶角折回盖在手背（或足背）上，折叠手（足）两侧的三角巾使之符合手（足）的外形，然后将两底角绕腕（踝）部打结

足与小腿三角巾包扎法：将足放在三角巾的一端，足趾朝向底边，提起顶角和较长的一底角包绕小腿后于膝下打结，再用短的底角包绕足部，于足踝处打结

上肢悬吊包扎法：将三角巾底边的一端置于健侧肩部，屈曲伤侧肘80°左右，将前臂放在三角巾上，然后将三角巾向上反折，使底边另一端到伤侧肩部，在颈后与另一端打结，将三角巾顶角折平打结或用安全别针固定，此为大悬臂带。也可将三角巾叠成带状，悬吊伤肢，两端于颈后打结，即为小悬臂带

膝（肘）部三角巾包扎法：将三角巾折成适当宽度（以能覆盖伤口大小为宜）的带状，将带的中段放于膝（肘）部，取带两端环绕肢体一周并分别压住上下两边，避免伤口处打结

（2）绷带包扎法：绷带是传统实用的包扎用物，绷带包扎是包扎技术的基础，用于制动、固定敷料和夹板、加压止血、促进组织液吸收或防止组织液流失、支撑下肢以促进静脉回流。常用绷带有棉布、纱布、弹力及石膏绷带等类型，宽度和长度有多种规格。缠绕绷带时，应一手拿绷带的头端并将其展平；另一手握住绷带卷，由伤员肢体远端向近端包扎，用力均匀。为防

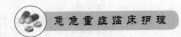

止绷带在肢体活动时逐渐松动滑脱，开始包扎时应先环绕2圈，并将绷带头折回一角在绕第2圈时将其压住，包扎完毕后应再在同一平面环绕2~3圈，然后将绷带末端剪开或撕成2股打结，或用胶布固定。

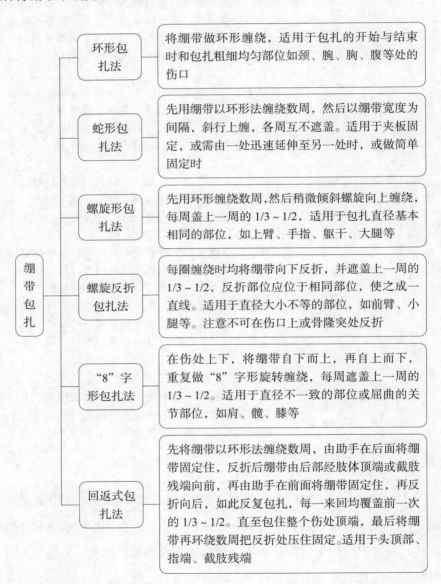

绷带包扎

环形包扎法 — 将绷带做环形缠绕，适用于包扎的开始与结束时和包扎粗细均匀部位如颈、腕、胸、腹等处的伤口

蛇形包扎法 — 先用绷带以环形法缠绕数周，然后以绷带宽度为间隔，斜行上缠，各周互不遮盖。适用于夹板固定，或需由一处迅速延伸至另一处时，或做简单固定时

螺旋形包扎法 — 先用环形缠绕数周，然后稍微倾斜螺旋向上缠绕，每周盖上一周的1/3~1/2，适用于包扎直径基本相同的部位，如上臂、手指、躯干、大腿等

螺旋反折包扎法 — 每圈缠绕时均将绷带向下反折，并遮盖上一周的1/3~1/2，反折部位应位于相同部位，使之成一直线。适用于直径大小不等的部位，如前臂、小腿等。注意不可在伤口上或骨隆突处反折

"8"字形包扎法 — 在伤处上下，将绷带自下而上，再自上而下，重复做"8"字形旋转缠绕，每周遮盖上一周的1/3~1/2。适用于直径不一致的部位或屈曲的关节部位，如肩、髋、膝等

回返式包扎法 — 先将绷带以环形法缠绕数周，由助手在后面将绷带固定住，反折后绷带由后部经肢体顶端或截肢残端向前，再由助手在前面将绷带固定住，再反折向后，如此反复包扎，每一来回均覆盖前一次的1/3~1/2。直至包住整个伤处顶端，最后将绷带再环绕数周把反折处压住固定。适用于头顶部、指端、截肢残端

4. 注意事项

注意事项

包扎伤口前，先简单清创并盖上消毒纱布，然后再行包扎，不能用手和脏物触摸伤口，不能用水冲洗伤口（化学伤除外），不准轻易取出伤口内异物，不准把脱出的内脏还纳。操作时需小心谨慎，以免加重疼痛或导致伤口出血或污染。包扎要牢固，松紧适宜

包扎时松紧要适宜，打结注意避开伤口、骨隆突处或易于受压的部位。过紧会影响局部血液循环，过松容易使敷料脱落或移动。松紧度适宜，要能扪及远端动脉的搏动

患者的位置保持舒适，皮肤皱褶处与骨隆突处要用纱布或棉垫作衬垫，需要抬高肢体时，应给予适当的扶托物，包扎的肢体必须保持于功能位置

选用宽度适宜的绷带和大小合适的三角巾

包扎方向为自下而上、由左向右，从远心端向近心端包扎，以阻止静脉血液的回流。包扎四肢时，应将指（趾）端外露。绷带固定时的结应放在肢体的外侧面，忌在伤口上、骨隆突处或易于受压的部位打结

防止滑脱，绷带包扎要求在活动肢体时不应滑脱。防止方法是在开始缠绕时将绷带头压好，然后再缠绕。如需续加绷带，就将两端重叠

不要用潮湿的绷带，因绷带干后收缩可能造成包扎过紧

解除绷带时，先解开固定结或取下胶布，然后以两手互相传递松解。紧急时或绷带已被伤口分泌物浸透干涸时，可以用剪刀剪开

三、固定

固定技术在创伤伤员的急救中具有重要意义。固定的作用是为了减少受伤部位的活动，避免骨折断端因摩擦而损伤血管及重要器官、神经，减轻疼痛，预防休克，避免神经、血管、骨骼及软组织的再次损伤，同时也便于伤员的搬运。

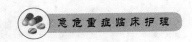

1．适应证与禁忌证

（1）适应证：所有的四肢骨折均应进行固定，脊椎损伤、骨盆骨折及四肢广泛软组织损伤在急救中也应相对固定。

（2）禁忌证：一般无禁忌证。

2．用物准备

固定器材最理想的是夹板，类型有木质、金属、充气性塑料夹板或树脂做的可塑性夹板。紧急情况下应注意因地制宜，就地取材，选用竹板、树枝、木棒、镐把、枪托等代替。还可直接用伤员的健侧肢体或躯干进行临时固定。固定时还需另备纱布、绷带、三角巾或毛巾、衣物等。

3．操作方法

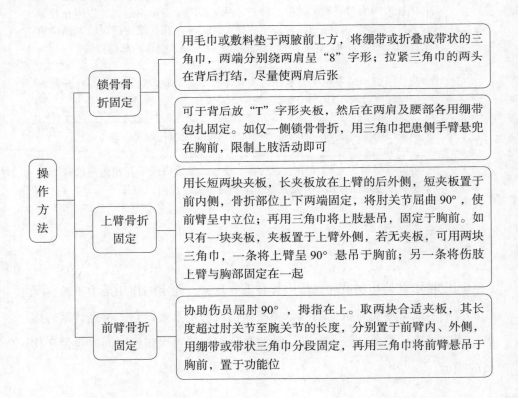

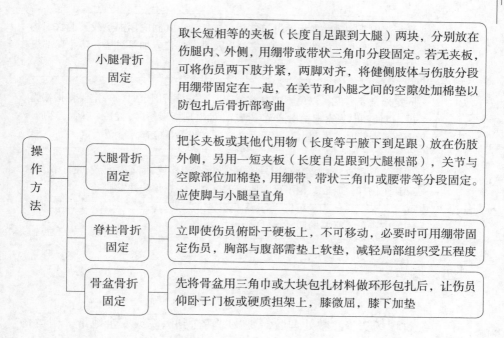

	小腿骨折固定	取长短相等的夹板（长度自足跟到大腿）两块，分别放在伤腿内、外侧，用绷带或带状三角巾分段固定。若无夹板，可将伤员两下肢并紧，两脚对齐，将健侧肢体与伤肢分段用绷带固定在一起，在关节和小腿之间的空隙处加棉垫以防包扎后骨折部弯曲
操作方法	大腿骨折固定	把长夹板或其他代用物（长度等于腋下到足跟）放在伤肢外侧，另用一短夹板（长度自足跟到大腿根部），关节与空隙部位加棉垫，用绷带、带状三角巾或腰带等分段固定。应使脚与小腿呈直角
	脊柱骨折固定	立即使伤员俯卧于硬板上，不可移动，必要时可用绷带固定伤员，胸部与腹部需垫上软垫，减轻局部组织受压程度
	骨盆骨折固定	先将骨盆用三角巾或大块包扎材料做环形包扎后，让伤员仰卧于门板或硬质担架上，膝微屈，膝下加垫

4. 注意事项

	对于各部位的骨折，其周围软组织、血管、神经可能有不同程度的损伤，或有体内器官的损伤，应先行止血、包扎，然后再固定骨折部位；若有休克，应先行抗休克处理
注意事项	就地取材。在野外时，可以灵活选择材料当作夹板，如竹板、树枝、甚至是报纸、书本、雨伞都可以用于当夹板。还可以直接用伤员的健侧肢体或躯干进行临时固定
	处理开放性骨折时，注意不可把暴露的骨折端送回伤口，以免发生感染
	上下关节固定牢。夹板固定时，其长度与宽度要与骨折的肢体相适应，长度必须超过骨折上、下两个关节；固定时除骨折部位上、下两端外，还要固定上、下两个关节

骨折部位要加垫。夹板不可与皮肤直接接触，其间应用棉垫或其他软织物衬垫，尤其是夹板两端、骨隆突处以及悬空部位应加厚衬垫，防止局部组织受压或固定不稳

固定松紧要适度，以免影响血液循环。肢体骨折固定时，一定要将指端露出，以便随时观察末梢血液循环情况，如发现指端苍白、发冷、麻木、疼痛、水肿或青紫时，说明血液循环不良，应立即松开检查并重新固定

功能位置要放好。固定的目的是防止骨折断端移位，而不是复位。对于伤员，看到受伤部位畸形，也不可随便矫正拉直。注意预防并发症

固定中避免不必要的搬动

注意事项

四、搬运

伤员经过现场初步急救处理后，要及时转送到医院或安全地带，搬运伤员的方法是创伤急救的重要技术之一。其目的是使伤员迅速脱离危险地带，防止再次损伤。搬运伤员的方法应根据当地、当时的器材和人力而选定。担架是搬运伤病员的专用工具，紧急情况下多为徒手搬运，或用临时制作的替代工具，但不可因为寻找搬运工具而贻误搬运时机。

1. 适应证与禁忌证

（1）适应证：适用于转移活动受限的患者。

（2）禁忌证：一般无禁忌证。

2. 用物准备

各式担架（板式担架、铲式担架、帆布担架、吊装担架、四轮担架、自制担架），无担架时徒手。

3. 操作方法

（1）担架搬运法：担架搬运法适用于病情重和运送远途的伤患者。担架的种类很多，根据不同的环境条件和伤情选择不同的担架。担架搬运的具体

方法：由2~4人合成一组，将患者移上担架，患者头部在后，脚在前，抬担架的人脚步、行动要一致，前面的人左脚先行那么后面的人右脚先行，平稳前进。向低处抬时（下楼），前面的人要抬高，后面的人要放低，使患者保持在水平状态；上台阶时则相反，走在担架后面的人要随时注意观察患者的病情变化。

（2）徒手搬运法

1）单人搬运法

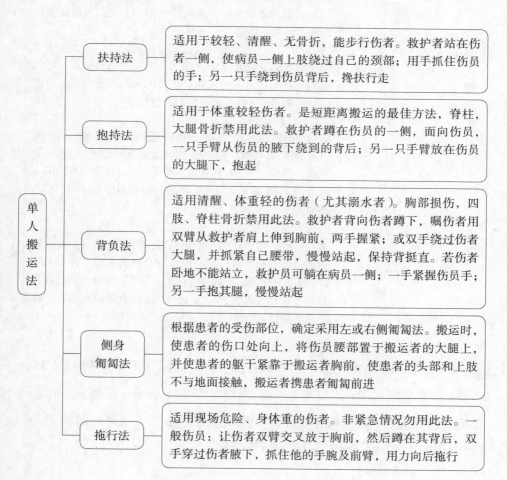

单人搬运法	扶持法	适用于较轻、清醒、无骨折，能步行伤者。救护者站在伤者一侧，使病员一侧上肢绕过自己的颈部；用手抓住伤员的手；另一只手绕到伤员背后，搀扶行走
	抱持法	适用于体重较轻伤者。是短距离搬运的最佳方法，脊柱、大腿骨折禁用此法。救护者蹲在伤员的一侧，面向伤员，一只手臂从伤员的腋下绕到的背后；另一只手臂放在伤员的大腿下，抱起
	背负法	适用清醒、体重轻的伤者（尤其溺水者）。胸部损伤，四肢、脊柱骨折禁用此法。救护者背向伤者蹲下，嘱伤者用双臂从救护者肩上伸到胸前，两手握紧；或双手绕过伤者大腿，并抓紧自己腰带，慢慢站起，保持背挺直。若伤者卧地不能站立，救护员可躺在病员一侧；一手紧握伤员手；另一手抱其腿，慢慢站起
	侧身匍匐法	根据患者的受伤部位，确定采用左或右侧匍匐法。搬运时，使患者的伤口处向上，将伤员腰部置于搬运者的大腿上，并使患者的躯干紧靠于搬运者胸前，使患者的头部和上肢不与地面接触，搬运者携患者匍匐前进
	拖行法	适用现场危险、身体重的伤者。非紧急情况勿用此法。一般伤员：让伤者双臂交叉放于胸前，然后蹲在其背后，双手穿过伤者腋下，抓住他的手腕及前臂，用力向后拖行

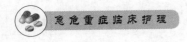

2）双人搬运法

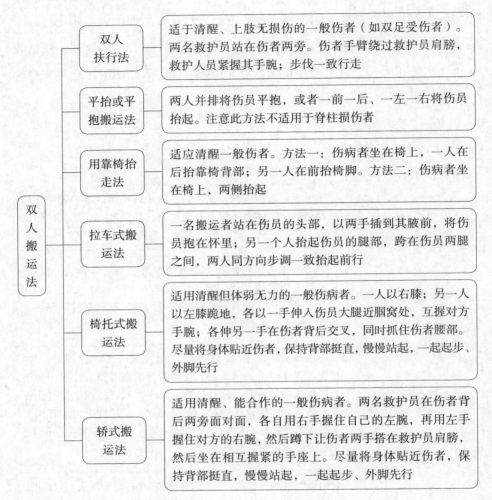

双人搬运法

双人扶行法
适于清醒、上肢无损伤的一般伤者（如双足受伤者）。两名救护员站在伤者两旁。伤者手臂绕过救护员肩膀，救护人员紧握其手腕；步伐一致行走

平抬或平抱搬运法
两人并排将伤员平抱，或者一前一后、一左一右将伤员抬起。注意此方法不适用于脊柱损伤者

用靠椅抬走法
适应清醒一般伤者。方法一：伤病者坐在椅上，一人在后抬靠椅背部；另一人在前抬椅脚。方法二：伤病者坐在椅上，两侧抬起

拉车式搬运法
一名搬运者站在伤员的头部，以两手插到其腋前，将伤员抱在怀里；另一个人抬起伤员的腿部，跨在伤员两腿之间，两人同方向步调一致抬起前行

椅托式搬运法
适用清醒但体弱无力的一般伤病者。一人以右膝；另一人以左膝跪地，各以一手伸入伤员大腿近腘窝处，互握对方手腕；各伸另一手在伤者背后交叉，同时抓住伤者腰部。尽量将身体贴近伤者，保持背部挺直，慢慢站起，一起起步、外脚先行

轿式搬运法
适用清醒、能合作的一般伤病者。两名救护员在伤者背后两旁面对面，各自用右手握住自己的左腕，再用左手握住对方的右腕，然后蹲下让伤者两手搭在救护员肩膀，然后坐在相互握紧的手座上。尽量将身体贴近伤者，保持背部挺直，慢慢站起，一起起步、外脚先行

3）三人或多人搬运法：三人可并排将伤员抱起，齐步一致向前；3～4名救护者单膝跪在伤者未受伤的一侧，分别托头颈、肩背、腰臀、下肢，同步抬起前进。严禁脊柱扭转或弯曲，保持身体平直；6人可面对面站立，将伤员平抱进行搬运。适用于脊柱骨折的伤者。

（3）特殊患者搬运法

特殊患者的搬运方法

腹部内脏脱出患者
将伤员双腿屈曲，腹肌放松。已脱出的内脏严禁回纳腹腔。先用其他合适的替代物扣住内脏或取伤员的腰带做成略大于脱出物的环，围住脱出的内脏，再用腹部三角巾包扎法包扎。对脱出的内脏在包裹时不能让容器压住内脏的边缘。包扎后取仰卧位，屈曲下肢，并注意腹部保温，防止肠管过度胀气，再行搬运

身体带有刺入物患者
先包扎好伤口，妥善固定好刺入物，搬运。用绷带等用物将刺入物固定。搬运途中避免震动、挤压、碰撞，刺入物外露部分较长时，应有专人负责保护刺入物，严禁震动。刺入物一旦拔除应立即用填塞止血法进行填塞，注意无菌操作

脊柱、脊髓损伤患者
严防颈部与躯干前屈或扭转，应使脊柱保持伸直。对于颈椎伤的伤员，需4人一起搬运，1人专管头部的牵引固定，保持头部与躯干成一直线，其余3人蹲在伤员的同一侧，两人托躯干，1人托下肢，同时起立，将患者放在硬质担架上。患者的头部两侧用沙袋固定住。腰部垫一软枕，保持脊椎的生理弯曲。对于胸、腰椎伤的患者，由3人于患者一侧搬运，同颈椎伤患者的搬运

昏迷患者
使伤员仰卧或俯卧于担架上，头偏向一侧

骨盆损伤患者
用三角巾或大块布料环形包扎骨盆。三人平托法抬放在硬质担架上搬运。伤员仰卧，髋、膝关节半屈、膝下加垫（衣卷），两大腿略向外展

颅脑损伤患者
有脑内容物膨出先保护后包扎。患者取半卧位或健侧卧位，以保持呼吸道通畅；头部两侧用衣卷固定，防止摇动并迅速送医院

颌面伤患者
患者取健侧卧位或俯卧位，便于口内血液和分泌液向外流出，保持呼吸道的通畅。若伴颈椎伤时，应按颈椎伤处理

开放性气胸患者
首先封闭开放性气胸为闭合性气胸后再搬运，患者取半坐位，以座椅式双人搬运法或单人抱扶搬运法为宜

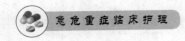

4. 注意事项

注意事项

移动患者首先应检查头、颈、胸、腹和四肢是否有损伤，如果有损伤，应先做急救处理

搬运过程中，动作要轻巧、敏捷、步调一致，避免震动，以减少伤病员的痛苦

做好途中护理，注意观察神志、呼吸、脉搏以及病（伤）势的变化

担架搬运，一般头略高于脚，行进时伤者脚在前，头在后，以便观察伤者病情变化

用汽车、大车运送时，床位要固定，防止启动、刹车时晃动使伤者再度受伤